Kohlhammer

Mickey Keenan,
Ken P. Kerr,
Karola Dillenburger

Eltern als Therapeuten von Kindern mit Autismus-Spektrum-Störungen

Selbständigkeit fördern mit
Applied Behaviour Analysis

Aus dem Englischen übersetzt und für Deutschland adaptiert von Hanns Rüdiger Röttgers
Unter Mitarbeit von Ulrike Brugger, Miriam Gralla, Katrin Kottnik, Caterina Metje, Schide Nedjat und Felicitas Schliermann

Verlag W. Kohlhammer

Dieses Werk einschließlich aller seiner Teile ist urheberrechtlich geschützt. Jede Verwendung außerhalb der engen Grenzen des Urheberrechts ist ohne Zustimmung des Verlags unzulässig und strafbar. Das gilt insbesondere für Vervielfältigungen, Übersetzungen, Mikroverfilmungen und für die Einspeicherung und Verarbeitung in elektronischen Systemen.
Die Wiedergabe von Warenbezeichnungen, Handelsnamen und sonstigen Kennzeichen in diesem Buch berechtigt nicht zu der Annahme, dass diese von jedermann frei benutzt werden dürfen. Vielmehr kann es sich auch dann um eingetragene Warenzeichen oder sonstige geschützte Kennzeichen handeln, wenn sie nicht eigens als solche gekennzeichnet sind.

Englischsprachige Originalausgabe:
Parents' Education as Autism Therapists
Alle Rechte vorbehalten
© copyright 2000 Jessica Kingsley Publishers

This translation of Parents' Education as Autism Therapists is published by arrangement with Jessica Kingsley Publishers Ltd.

Deutschsprachige Ausgabe:

1. Auflage 2015
© W. Kohlhammer GmbH, Stuttgart
Gesamtherstellung: W. Kohlhammer GmbH, Stuttgart

Print:
ISBN 978-3-17-022198-7

E-Book-Formate:
pdf: ISBN 978-3-17-028574-3
epub: ISBN 978-3-17-028575-0
mobi: ISBN 978-3-17-028576-7

Für den Inhalt abgedruckter oder verlinkter Websites ist ausschließlich der jeweilige Betreiber verantwortlich. Die W. Kohlhammer GmbH hat keinen Einfluss auf die verknüpften Seiten und übernimmt hierfür keinerlei Haftung.

Danksagungen

Wir danken all jenen, die uns praktisch oder anderweitig bei der Gründung von PEAT und beim Abfassen dieses Buchs geholfen haben.

Mickey Keenan
Ken P. Kerr
Karola Dillenburger

Inhaltsverzeichnis

Vorwort 11
Geleitwort 14

1 Aktueller Wissensstand und Versorgungslandschaft bei
  Autismus-Spektrum-Störungen in Deutschland 17
1.1 Zur Terminologie in diesem Buch: ABA und
  autismusspezifische Verhaltenstherapie (AVT) 17
1.2 Grundsätzliches zum Autismusbegriff 19
1.3 Ursachen: von der »Kühlschrank-Mutter«
  zur Neurobiologie 21
1.4 Versorgungssituation in Deutschland: verzögerte Diagnostik,
  therapeutische Beliebigkeit und ungünstige Langzeitverläufe 24
1.5 Zuständigkeiten im deutschen Sozialsystem: wer ist für die
  Hilfen bei ASS zuständig? 31
1.6 Rechtsprechung und Verwaltungshandeln 38
1.7 Autismus im Jugend- und Erwachsenenalter 39
1.8 Autismus und Schulwahl 41
1.9 Autismus und Arbeitsmarkt 43
1.10 Einzelinitiativen und AVT-/ABA-Angebote
  in der Bundesrepublik 44
1.11 Zum Abschluss: Was können Sie als Eltern eines autistischen
  Kindes in Deutschland tun? 47

2 Applied Behaviour Analysis: Die Elternperspektive 50
2.1 Was versteht man unter ABA? 51
2.2 Wie sieht die Behaviour Analysis Autismus? 51
2.3 Was sind die Ziele der Behaviour Analysis? 52
2.4 Warum nutze ich ABA für mein Kind? 53
2.5 Wie wende ich die Behaviour Analysis an? 53
2.6 Zusammenfassung 68

3 Angewandte Verhaltensanalyse: »Die Therapie der Wahl« 69
3.1 Was ist Autismus? 69
3.2 Was sagen uns die Forschungsergebnisse? 70
3.3 Kriterien einer effektiven Behandlung 73
3.4 Elterntraining: ABA ist leicht zugänglich 76

3.5	Worüber man sich im Klaren sein muss	78
3.6	Das Treffen fundierter Entscheidungen	81
3.7	Zusammenfassung	82
4	**Funktionale Beurteilung, Funktionale Analyse und Problemverhalten**	**85**
4.1	Angewandte Verhaltensanalyse (ABA)	85
4.2	Die Notwendigkeit von anhaltenden Verhaltensveränderungen	86
4.3	Warum mangelt es an langfristiger Verhaltensveränderung?	86
4.4	Bestimmung der Ursachen des Problemverhaltens vor einer Intervention	87
4.5	Gründe für Problemverhalten	87
4.6	Gefahren für die Veränderung des problematischen Verhaltens beim Einsatz von Maßnahmen ohne Berücksichtigung der Ursachen	89
4.7	Hilfestellung zur Identifikation der auslösenden Bedingungen und Konsequenzen des Verhaltens	89
4.8	Funktionale Verhaltensbeurteilung und Funktionale Verhaltensanalyse	90
4.9	Funktionale Beurteilung von Verhalten	91
4.10	Funktionale Verhaltensanalyse	93
4.11	Fallbeispiel	95
4.12	Schlussfolgerung	98
5	**Colins Geschichte**	**101**
5.1	Colins erste Jahre	101
5.2	Wie war Colins Weg zur ABA-Behandlung?	104
5.3	Eltern in ABA schulen	105
5.4	Setting	106
5.5	Verhaltensmessung	106
5.6	Applied Behaviour Analysis mit Colin	108
5.7	Generelle Diskussion	161
5.8	Fazit	166
6	**Was wollen wir unseren Kindern beibringen?**	**169**
6.1	Planung des Curriculums	169
6.2	Überblick über ein allgemeines ABA-Programm	170
6.3	Lernverhalten	172
6.4	Schulische und vorschulische Fähigkeiten	178
6.5	Spielen und Beschäftigung	183
6.6	Fallbeispiel: Chris	185
6.7	Zusammenfassung	187
7	**Zusammenfassung und Ausblick**	**189**
7.1	Einführung	189
7.2	Das Recht des Kindes auf eine effektive Behandlung	190

7.3	Vorurteile und Fehlwahrnehmungen	190
7.4	Ausbildung in Applied Behaviour Analysis	193
7.5	Schlussüberlegung	196

Anhang 1: Colins Sprache, 4 Monate nach Therapiebeginn 198

Anhang 2: Colins Wortschatz 200

Anhang 3: Sprachtherapie 206

Anhang 4: Colins Tag 210

Register 221

Vorwort

Ich besitze weder einen Pullover noch eine Jacke mit dem Logo der Universität, an der ich studiert habe. Nicht etwa, dass Queens College keine gute Einrichtung wäre, aber ich habe irgendwie niemals das brennende Verlangen oder den Wunsch verspürt, so etwas zu besitzen. Das einzige College-Kleidungsstück, das ich besitze, ist eines der University of Ulster (UU) in Coleraine in Nordirland. Die UU wird mir immer im Gedächtnis bleiben, weil sie für das steht, was eine Universität tun sollte: nämlich Erkenntnisse zu erarbeiten und anzuwenden, damit diese praktischen und wissenschaftlichen Nutzen bringen.

Ich kam erstmals für einen einwöchigen Aufenthalt zur UU, nachdem mich Dr. Michael (»Mickey«) Keenan nach Nordirland eingeladen hatte. Wir kannten uns aus dem Internet und von einer kurzen Begegnung auf einer Konferenz in Washington, DC. Mickey studiert und praktiziert die Wissenschaft, die als ABA bekannt ist. Wir nahmen Kontakt auf, als er in einem Internetforum mitteilte, dass er sich als Behaviour Analyst (nachfolgend: BA) in seinem Heimatland ohne Kollegen, mit denen er sich austauschen könnte, ein wenig isoliert fühle. Ich versicherte ihm, dass sogar in den USA Behaviour Analysts dazu neigen, sich isoliert zu fühlen, obwohl dort die meisten Mitglieder des internationalen Dachverbands, der International Association for Behavior Analysis, tätig sind. ABA ist einfach kein weithin studiertes Fach.

Mickey beeindruckte mich zuerst mit seinem Wissen über das Fach und dem Wunsch, dies an andere weiterzugeben. Da er immer auf der Suche nach neuen Wegen war, seine Studenten zu unterrichten und zu inspirieren, fragte er mich, ob ich interessante Demonstrationen für die Studenten hätte. Ich schickte ihm die Kopie eines Artikels von mir und einigen Kollegen über ein spaßiges kleines Experiment, bei dem meine Studenten im Fach »Experimentelle Psychologie« die klassische Konditionierung erlernen, indem sie sich gegenseitig kitzeln. An diesem Punkt bewies mir Mickey seinen Computersachverstand, indem er eine Computeranimation schuf, mit der er das Vorgehen in dem Experiment illustrierte. Diese EDV-gestützte Anleitung zur Durchführung von Mickey ist die beste Einführung in die Behaviour Analysis, die ich je gesehen habe.

Meine eigene Arbeit befasst sich schwerpunktmäßig mit ABA für die Probleme von Menschen, bei denen Autismus oder eine verwandte Störungen diagnostiziert wurde. Daraus ergab sich, dass ich meine Beschäftigung mit Mickeys Arbeit noch einmal aufleben ließ. Man muss wissen, dass ABA zu Beginn meiner wissenschaftlichen Laufbahn nicht sehr angesehen war. Sie wurde häufig als ein eher reduktionistischer Zugang zum menschlichen Verhalten abgelehnt. In den 1970er Jahren gab es in einigen US-Bundesstaaten sogar Gesetzesinitiativen, die

Anwendung von ABA zu verbieten. Um es mit Richard Foxx, einem der besten derzeitig tätigen Behaviour Analysts, zu sagen, ist das Ausmaß, mit dem Menschen ABA diffamieren, in der Regel umgekehrt proportional zu dem Ausmaß, zu dem sie ABA verstanden haben.

Aus meiner Sicht ist ABA mittlerweile so ausgereift, dass sie als ein eigenes Fach und nicht länger als Bestandteil der Psychologie verstanden werden sollte. Die für mich naheliegendste Analogie ist die zwischen Chiropraktikern und Osteopathen. Sie beschäftigen sich mit einigen identischen Phänomenen, aber ihre Methoden und ihre Verpflichtung gegenüber wissenschaftlichen Methoden liegen so weit auseinander, dass es wenige Gesprächsmöglichkeiten gibt[1].

Im Jahre 1987 wurde eine Untersuchung veröffentlicht, die die Arbeit von Otto Ivar Lovaas und seinen Kollegen beschrieb. In dieser wegweisenden Untersuchung wurden autistische Kinder im Vorschulalter intensiv mit ABA behandelt. Nach dem Ende der Studie war fast die Hälfte der so behandelten Kinder nicht mehr von ihren Alterskameraden zu unterscheiden. Sie hatten jeden Anschein ihrer früheren Diagnose verloren.

Verblüffend war nicht so sehr das Ergebnis dieser Studie als vielmehr dessen Aufnahme. Die meisten versuchten, die Ergebnisse wegzuerklären. Wenn der Zustand der Kinder sich gebessert hatte, waren sie nicht wirklich autistisch. Andere bemängelten, dass die Teilnehmer nicht nach dem Zufallsprinzip in Experimental- und Kontrollgruppen aufgeteilt worden waren, sondern nach dem Kriterium, ob ein qualifizierter Anleiter für die Therapie vorhanden war. Diese Reaktion war ein typischer Fall davon, vor lauter Bäumen den Wald nicht zu sehen, und die meisten Menschen nahmen ABA nicht zur Kenntnis.

Diese Wahrnehmung von ABA änderte sich in den frühen 1990ern drastisch. Damals erschien das Buch »Let Me Hear Your Voice«[2]. Die Verfasserin, Catherine Maurice, war keine ausgebildete BA. Sie war auch keine Wissenschaftlerin. Sie war eine Mutter. Eine Mutter, die beschrieb, wie ihre Kinder durch ABA aus dem Autismus herausfanden. Die Schleusentore öffneten sich und plötzlich verlangte JEDER nach ABA. Mein Anrufbeantworter genau wie der aller anderen bekannten Anbieter von ABA für Autismus war täglich voll mit Nachrichten von Menschen, die davon gehört hatten und unsere Nummern nachgeschlagen hatten. Ich weiß noch, wie ich damals gedacht habe, dass, falls es einen anderen Bobby Newman im Telefonbuch gegeben haben sollte, dieser mich sicher verflucht haben muss, weil so viele Leute ihn auf der Suche nach mir angerufen haben.

Diese schlagartige Popularität hatte zwei Seiten. Auf der einen Seite erhalten immer mehr Menschen qualitativ hochwertige behaviorale Interventionen und ernten die Früchte, auf der anderen Seite gibt es nicht ansatzweise genügend ausgebildete Behaviour Analysts, um den Bedarf zu decken. Die Natur verabscheut

---

1 Die US-amerikanischen Heilberufsbezeichnungen sind nicht 1:1 ins Deutsche zu übersetzen. Im Deutschen wäre eine passende Analogie die zwischen universitär ausgebildeten Ärzten und Heilpraktikern ohne fachliche Ausbildung (Anm. d. Übersetzers).
2 Deutsche Fassung: »Ich würde euch so gern verstehen!« (Anm. des Übersetzers).

das Leere (Aristoteles): So treten weniger qualifizierte Personen auf den Plan, wo es einen Bedarf gibt und nicht genügend Fachpersonal vorhanden ist.

In den meisten Staaten der Welt ist ABA kein kontrolliertes Betätigungsfeld in dem Sinne, dass es Zulassungsprüfungen oder staatliche Anerkennungen gäbe. Dieser Prozess beginnt erst jetzt langsam. Solange das so ist, sind die, die ABA-Unterstützung suchen, sich auf Mundpropaganda und Behauptungen angewiesen, um sich der Qualität der entsprechenden Dienstleister zu versichern. Viele »Behaviour Analysts« haben keine anerkannten Berufsqualifikationen. Bestenfalls haben sie einmal als Assistenten eines Behaviour Analysts gearbeitet. Bedauerlicherweise kann Unkenntnis in diesem Feld für den Betroffenen einen großen Schaden nach sich ziehen.

Dieses schlagartige Interesse an ABA aber brachte mich nach Nordirland, wo ich die erste Reihe von Kursen an der University of Ulster gab. Die Eltern und Professionellen, die Autoren des Textes, den Sie gerade lesen, fragten mich, ob ich eine Reihe von einführenden Seminaren zu dem faszinierenden Gebiet der ABA veranstalten könne: Ich fühlte mich geehrt und sagte zu.

Anfangs gab es sprachliche Missverständnisse (mit dem nordirischen Englisch, Anm. d. Übersetzers). Ich beschrieb etwa eine Technik zur häuslichen Anwendung für Eltern. Sie kamen am nächsten Tag zurück und sagten »It worked a treat«[3]. Ich stockte und fragte: »Ist das gut oder schlecht?«. Eine andere Mutter beschrieb das Verhalten ihres Kindes und schloss dies ab mit: »Am Ende des Tages spricht er nicht.« Da ich nicht wusste, dass mit »am Ende des Tages« eine Zusammenfassung des Gesagten gemeint ist, antwortete ich: »Nun, spricht er denn am Morgen?«. Die folgende Stille in der Zuhörerschaft war ohrenbetäubend.

ABA reitet nun auf einer Welle der Popularität, und das Einzige, was ihr gefährlich werden kann, ist die Ausbreitung von Leuten, die behaupten, Behaviour Analysts zu sein, aber tatsächlich nichts davon verstehen. Jedes Mal, wenn eine unqualifizierte Person mit einer angeblichen ABA-Intervention scheitert, untergräbt dies das Vertrauen in ABA. Wir müssen mehr Personen seriös ausbilden, vermitteln was ABA wirklich ist und was nicht, und für die wirklich Qualifizierten klare Nachweise schaffen. Dieses Buch steht für das Bemühen von Menschen, genau das zu tun, und ich bin stolz, daran mitzuwirken.

Eine meiner ersten Ausbilderinnen, Claire Poulson, hat mich seinerzeit gewarnt, ABA werde niemals eine besonders populäre Behandlungsmethode werden. Sie bietet keine Wunderheilung an, sondern regelmäßige und teils anstrengende Arbeit über viele Jahre. Diese Feststellung charakterisierte den Stand der Dinge vor dem Erscheinen von »Let me hear your voice«. In manchen Stadtvierteln sind Behaviour Analysts nun die beliebtesten Kinder auf der Straße. Diesen Ruf haben sie verdient. Ich lade Sie ein, zu verstehen, warum das so ist.

Prof. Bobby Newman
»Association in Manhattan for Autistic Children«

---

3 Wörtlich: Es hat wie ein leckeres Dessert funktioniert. Sinngemäß: Es hat sehr gut geklappt.

Geleitwort

Am 17. März 1997 veröffentlichte der *Belfast Telegraph*, eine nordirische Lokalzeitung, einen Artikel über den Jungen »Colin« (ein Pseudonym), bei dem die Diagnose eines Asperger-Syndroms gestellt worden war.

Darin wurden die Fortschritte dargestellt, die mit dem Jungen erzielt worden waren, nachdem ihn sein Hausarzt an den Behaviour Analyst Mickey Keenan an der University of Ulster überwiesen hatte.

Das öffentliche Interesse an diesem Artikel war so groß, dass eine Informationsveranstaltung für Eltern über behaviorale (lernpsychologisch fundierte, verhaltenstherapeutische, Anm. des Übersetzers) Methoden zur Unterrichtung ihrer Kinder mit Autismus angesetzt wurde.

Im Juni 1997 bot Prof. Newman von der Association of Behavior Analysis in Manhattan eine Woche lang Workshops in Behaviour Analysis für Eltern und an Autismus interessierte Fachleute an. Als ein Ergebnis dieses Workshops gründeten Eltern den Verein »Parents' Education as Autism Therapists (PEAT)«, der als gemeinnützig anerkannt wurde.

Außerhalb dieses Vereins und der ehrenamtlichen Arbeit von Dr. Keenan und der Beratung von Dr. Kerr (Ausbildungsleiter von PEAT) gibt es keine Organisation, die sich der Ausbildung von Eltern in Behaviour Analysis angenommen hat. Tatsächlich gibt es in ganz Irland (also Nordirland [Großbritannien] und Republik Irland, Anm. des Übersetzers) keine Behaviour Analysts, die in Frühinterventionsmethoden für diese Kinder qualifiziert sind.

Die Motivation dieses Buchs rührt aus dem Gedanken, dies zu ändern. Die PEAT-Eltern und Behaviour Analysts machten sich auf den Weg, ein Buch anzubieten, das zu einer effektiven Ausbildung und Förderung für andere Eltern und deren autistische Kinder beitragen kann.

Dieses Buch umfasst sieben Kapitel[4]. In Kapitel 2 schildern Hillary Johnston, Barbara Hanna, Laura McKay und Mary O'Cahan den elterliche Blickwinkel auf das, was ABA für sie und ihre Kinder bedeutet. Sie erläutern die zugrunde liegenden Prinzipien für die Entwicklung von verhaltensanalytischen Programmen und beschreiben einige der Verfahren, die am häufigsten für autistische Kinder angewandt werden.

In Kapitel 3 setzt Ken P. Kerr die elterliche Perspektive in den wissenschaftlichen Kontext. Behaviour Analysis wird schon seit sehr langer Zeit bei autistischen

---

4   In der deutschen Fassung kommt ein zusätzliches Kapitel dazu, deshalb wurden die Zahlenangaben gegenüber dem Original geändert.

Kindern eingesetzt und ihre Wirksamkeit ist in der wissenschaftlichen Literatur überzeugend belegt. Dieses Kapitel beschreibt die Schlüsselergebnisse, identifiziert die Kriterien für eine effektive behaviorale Intervention, stellt die Bedeutung des Beitrags von Eltern bzw. Familie dar und korrigiert einige der Ungenauigkeiten, die sich in die öffentliche Wahrnehmung eingeschlichen haben. Die wissenschaftliche Beweislage spricht eindeutig dafür, dass ABA tatsächlich die Therapie der Wahl für autistische Kinder ist.

In Kapitel 4 führt Ian Taylor in das wichtige Gebiet der funktionalen Beurteilung und der funktionalen Analyse ein, dies in Bezug auf das herausfordernde Problemverhalten, das nur all zu oft bei autistischen Kindern beobachtet wird. Er erläutert, wie mithilfe solcher Techniken effektive Interventionen entwickelt werden können, die den Bedürfnissen des Kindes angemessen sind.

Kapitel 5 beschreibt das erste Behandlungsjahr von Colin. Seine Mutter, Laura McKay, Mickey Keenan und Karola Dillenburger skizzieren viele der Verfahren, die im ersten Jahr von Colins Behandlung eingesetzt wurden. Die Daten, die Colins Mutter erhoben hat, werden in der Reihenfolge vorgestellt, in der die Behandlungselemente eingesetzt wurden. Auf diese Weise illustrieren die Autoren den Umfang und die Präzision der Arbeit, die für eine korrekte Anwendung von ABA erforderlich sind. Gleichzeitig werden bedeutsame Fragen, die im Zusammenhang mit ABA auftreten, diskutiert.

In Kapitel 6 beantwortet Ken P. Kerr die Frage »Was wollen wir unsere Kinder lehren?« mit Blick auf ein ABA-Curriculum und identifiziert einige der Hauptaufgaben, die häufig in der ABA vermittelt werden. Er zeigt, welch ausgeklügelte ABA-Interventionen von den Eltern von PEAT entwickelt worden sind.

In Kapitel 7 schließen Mickey Keenan, Ken P. Kerr und Karola Dillenburger das Buch ab und schildern, dass die überzeugende Beweislage für die Effektivität von ABA und der Schulung von Eltern zu Autismustherapeuten noch nicht von der gesamten Fachöffentlichkeit zur Kenntnis genommen worden ist. Sie unterstreichen das Recht eines jeden Kindes auf eine wissenschaftlich abgesicherte und effektive Behandlung und zeigen einige der Probleme auf, mit denen Eltern konfrontiert werden können, wenn sie sich für eine Schulung in behavioralen Methoden entscheiden.

Mickey Keenan, Ken P. Kerr und Karola Dillenburger im Jahr 2000

1 Aktueller Wissensstand und Versorgungslandschaft bei Autismus-Spektrum-Störungen in Deutschland

Hanns Rüdiger Röttgers und Schide Nedjat

Das vorliegende Buch schildert anhand fachlicher Überlegungen und an konkreten Beispielen die erfolgreiche Anwendung der Applied Behaviour Analysis (ABA) bei Menschen mit Autismus-Spektrum-Störungen (ASS) in Nordirland. Die ABA hatte und hat sich dort trotz überzeugender wissenschaftlicher Wirkungsnachweise gegen massive institutionelle Interessen und finanzielle Hindernisse durchzusetzen.

In Deutschland können wir von den dortigen Erfahrungen profitieren. Einerseits gilt dies natürlich für die ABA als das einzige evidenzbasierte Bezugssystem zur wirksamen Hilfe bei ASS: Das ist das Hauptanliegen dieses Buchs. Andererseits gilt dies ebenso für die Schwierigkeiten der praktischen Umsetzung und Verbreitung, da hier ähnliche strukturelle Probleme wie in Nordirland bestehen. Auch in Deutschland bejahen Fachgesellschaften (Dt. Ges. für Kinder- und Jugendpsychiatrie 2007) und Bundesbehörden (Weinmann et al. 2009) die Anwendung genau der evidenzbasierten lernpsychologischen Prinzipien, die der ABA zugrunde liegen, um damit Menschen mit ASS die bestmöglichen Chancen zu bieten, ihre Fähigkeiten zu entfalten und ein möglichst selbstbestimmtes Leben zu führen. Sie benennen ebenso klar die offenkundige Nutzlosigkeit, teilweise sogar Gefährlichkeit anderer, nicht wissenschaftlich fundierter Ansätze. Dies entspricht den Einschätzungen anderer Länder, exemplarisch seien die italienischen Leitlinien (Sistema nazionale per le linee guida 2011) und aus den USA die des Bundesstaates Maine genannt (Maine Dept. of Health and Human Services 2009). Auch in Deutschland spielt dies allerdings im Versorgungsalltag an vielen Orten und in vielen Einrichtungen derzeit noch keine Rolle.

Zunächst soll daher eine kurze Überblicksdarstellung zum derzeitigen Wissensstand gegeben werden, ehe wir uns mit der tatsächlichen Versorgungsrealität beschäftigen.

1.1 Zur Terminologie in diesem Buch: ABA und autismusspezifische Verhaltenstherapie (AVT)

Vorausgeschickt werden soll aber eine terminologische Festlegung. Im Buch selbst, also der Übersetzung des englischsprachigen Originals, wird durchgängig von *Behaviour Analysis (BA)* bzw. *Applied Behaviour Analysis (ABA)* die Rede sein. Dieser Begriff wäre wörtlich mit »Verhaltensanalyse« bzw. »Angewandter Verhaltensanalyse« zu übersetzen. Eine solch wörtliche Übersetzung birgt aber die Gefahr von Missverständnissen. Mit »Analyse« im Sinne der Theorien Sigmund Freuds hat ABA nichts zu tun; psychoanalytische Interventionen sind bei dem neurobiologisch verursachten Bild des Autismus nicht zielführend. Viele Jahre lang hatten autistische Menschen und ihre Familien gerade in Deutschland mit der pseudo-psychoanalytischen Irrlehre von Bruno Bettelheim, nach der die Interaktionsschwierigkeiten autistischer Menschen auf einen angeblichen emotionalen Mangel ihrer Mütter (»Kühlschrank-Mütter«) zurückzuführen seien, zu kämpfen. Noch heute bieten einige »therapeutische« Einrichtungen eine sogenannte »analytische Spieltherapie« für Kinder mit ASS an – nichts könnte mehr an den Bedürfnissen dieser Menschen vorbeigehen.

Verhaltens-»Analyse« könnte aber auch als eine rein betrachtende, auf eine Intervention verzichtende Vorgehensweise missverstanden werden. Im Englischen wirkt das vorangesetzte »Applied« dem entgegen: Die Erkenntnisse aus der Verhaltensanalyse werden »angewandt«. Dieser Begriff ist nicht ohne das Risiko von Missverständnissen ins Deutsche zu übersetzen. In der hiesigen Diskussion geht es neben der terminologischen Korrektheit zudem immer auch um die sozial- und leistungsrechtlichen Konsequenzen einer Benennung. Im Gesundheitswesen, das in Deutschland sozialrechtlich für »Behandlung« zuständig ist, wird daher oft der Begriff der »Autismusspezifischen Verhaltenstherapie« (AVT) genutzt (vgl. Bernard-Opitz in Bölte 2009, S. 242–259). Da hinter »ABA« im angloamerikanischen Sinne eine umfassende Theorie, eine Fachgesellschaft und ein ausdifferenziertes Curriculum mit verschiedenen Qualifikationsniveaus stehen, ist nicht jede Maßnahme der Autismusspezifischen Verhaltenstherapie notwendigerweise eine »ABA«-Maßnahme. Die Begriffe decken zudem jeweils ein unterschiedliches Spektrum mit der Schnittmenge »ABA bei Autismus« ab: Die ABA befasst sich mit vielen Themen jenseits der Autismustherapie und überhaupt außerhalb des Gesundheitssektors. Andererseits umfasst das praktische Methodenrepertoire der AVT Elemente aus anderen Bereichen der Verhaltenstherapie, etwa solche des sozialen Kompetenztrainings (Häußler 2008; Matzies 2010; Jenny 2011), die unten noch genauer vorgestellt werden.

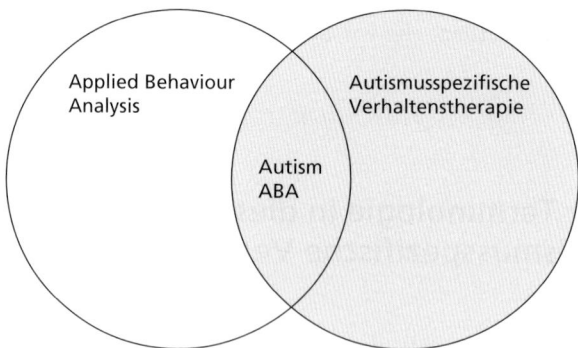

Abb. 1.1: Das Verhältnis von ABA, ABA bei Autismus und autismusspezifischer Verhaltenstherapie

Deshalb halten wir für die Übersetzung am Originalterminus »ABA« fest, während der Begriff »AVT« nicht in jedem Fall deckungsgleich mit »Autism ABA« ist.

Es ist offen, wie in Deutschland die Expertise und die Qualifikation von zertifizierten ABA-Fachkräften anerkannt und optimal genutzt werden können, da die von der Fachgesellschaft (Behaviour Analyst Certification Board/BACB) nach einem anspruchsvollen Curriculum vergebenen Grade eines Board Certified Assistent Behaviour Analyst (BCaBA), eines Board Certified Behaviour Analyst (BCBA) und eines Board Certified Behaviour Analyst auf dem Niveau eines Doktorgrads (BCBA-D) formal nur Zertifikate einer privaten ausländischen Fachgesellschaft sind, die ohne hiesige heilkundliche Qualifikation als Arzt/Ärztin oder Psychologische/r Psychotherapeut/in bzw. Kinder- und Jugendpsychotherapeut/in nicht zur eigenständigen Tätigkeit im Gesundheitswesen berechtigen. In Deutschland sind zudem nur wenige Inhaber dieser Grade tätig. In dem Buch nutzen wir folglich die Originaltermini »behavioral analyst« (US-amerikanisches Englisch) bzw. »behaviour analyst« (britisches Englisch), wenn es um formal qualifizierte Inhaber einer »Board-Certification« geht, und beschreiben in diesem Kapitel die deutschen Akteure mit ihren jeweiligen Berufsbezeichnungen sowie die hiesigen Programme nicht als »ABA«. Auf der Suche nach qualifiziertem Fachpersonal ist in der deutschen Versorgungsrealität eine analoge wissenschaftliche und methodische Fundierung am ehesten bei verhaltenstherapeutisch qualifizierten psychologischen und ärztlichen Psychotherapeuten zu erwarten. Trotz aller Unterschiede etwa im Verständnis des »Verhaltens«, das die BA terminologisch anders fasst als Teile der psychotherapeutischen Landschaft im deutschsprachigen Raum, gibt es doch eine breite gemeinsame Basis im Hinblick auf die Rolle lernpsychologischer Mechanismen sowie die Art und Weise der Interventionen. Dieser Konsens ist für Therapieentscheidungen praktisch bedeutsamer als die professionspolitisch und wissenschaftstheoretisch zweifellos hochinteressante Grundsatzdebatte um die Rolle und das Selbstverständnis der BA als eigenständiger, von der klinischen Psychologie unabhängiger Humanwissenschaft. Festzuhalten ist aber auch, dass die ABA im Bereich der autismusspezifischen Interventionen weit über den angloamerikanischen Raum hinaus eine konzeptionelle Schrittmacherrolle hatte und weiterhin hat.

1.2 Grundsätzliches zum Autismusbegriff

Autismus-Spektrum-Störungen (ASS) gehören zu den tiefgreifenden Entwicklungsstörungen des Menschen und gehen mit dauerhaften Beeinträchtigungen der Kommunikation und sozialen Interaktion sowie stereotypen Interessen und Handlungen einher.

Die Erstbeschreiber Leo Kanner und Hans Asperger beschrieben unabhängig voneinander in den 40er Jahren des 20. Jahrhunderts zwei Gruppen von auffälligen Kindern bzw. Jugendlichen als »autistisch«, mit einem Adjektiv, das in der Begrifflichkeit der Psychopathologie ein abnormes Auf-sich-bezogen-Sein beschreibt. Bei der von Kanner beschriebenen Gruppe handelte es sich um Kleinkinder, deren auffälligstes Symptom eine extrem verzögerte oder ganz ausbleibende Sprachentwicklung war, hinzu kam eine reduzierte oder scheinbar fehlende soziale Interaktion mit den Müttern. Die meisten Kinder waren nach den Kriterien der Entwicklungs- und Intelligenzdiagnostik geistig behindert, Interventionsversuche blieben ohne Erfolg.

Asperger hingegen beschrieb Jugendliche, deren Sprach- und Intelligenzniveau altersgerecht waren, deren Bedürfnis nach und Kompetenz bei sozialen Interaktionen aber massiv beeinträchtigt schienen.

Lange Zeit wurden diese beiden Symptomkomplexe, die nach ihren Erstbeschreibern benannt wurden, als getrennte Phänomene verstanden.

Tab. 1.1: Herkömmliches Verständnis »Kanner«- vs. »Asperger-Syndrom«

	Frühkindlicher Autismus/ »Kanner-Syndrom«	**Asperger-Syndrom**
Sprache	• oft ausbleibende Sprachentwicklung • bei sprechenden Kindern typische Besonderheiten wie die Pronominalumkehr (Kinder reden von sich in der 2. Person)	• zeitgerechte Sprachentwicklung • Besonderheiten in Sprachmodulation und Wortschatz (oft »älter« wirkend, umfangreiches Lexikon bezüglich spezieller Interessen)
Soziale Interaktion	Blickkontakt zur Mutter/zu Angehörigen vermindert oder ausbleibend	• (scheinbar) vermindertes Interesse an sozialer Interaktion • wenig Kompetenz bezüglich informeller Konversation (»small talk«) und Kontaktanbahnung
Intellektuelles Niveau	• mehrheitlich verminderte Intelligenz • »High functioning-Autismus« als Untergruppe nicht intellektuell beeinträchtigter Kinder	• Normalverteilung wie in der Allgemeinbevölkerung • oft zusätzlich besondere Einzelfähigkeiten
Interessenwahrnehmung	• Ausbleiben spontanen Rollenspiels • wenig Interaktion mit Gleichaltrigen • kein funktionaler Umgang mit Spielzeug • später ausgeprägte Routinen und Stereotypien • oft Widerstand gegen Veränderungen	• oft Spezialinteressen, eingeengte »Interessenpalette« und -Flexibilität • hohe Expertise in umschriebenen Themengebieten möglich

Tab. 1.1: Herkömmliches Verständnis »Kanner«- vs. »Asperger-Syndrom« – Fortsetzung

	Frühkindlicher Autismus/ »Kanner-Syndrom«	Asperger-Syndrom
Erste Auffälligkeiten	• Veränderung der sozialen Interaktion schon mit 18 Monaten erkennbar • Konsultation von Fachleuten meist anlässlich nicht einsetzender Sprachentwicklung oder des Verlusts bereits vorhandener Sprache	• frühkindliche Entwicklung weniger auffällig • Konsultation oft erst beim ersten Besuch von Kindergarten oder Schule wegen der Auffälligkeiten in der Interaktion

In der internationalen Klassifikation der Krankheiten ICD, 10. Revision, werden der »frühkindliche Autismus«, also das »Kanner-Syndrom«, und das »Asperger-Syndrom« im Kapitel F 84 als Unterformen der »tiefgreifenden Entwicklungsstörung« verstanden, zudem findet sich der Begriff des »Atypischen Autismus«.

Mittlerweile besteht in der Fachwelt ein weitgehender Konsens dahingehend, dass die bisherige strikte Trennung zwischen »Asperger« und »Kanner« zwar wissenschaftshistorisch etabliert ist, aber autistische Störungen weniger als kategorial per »Schublade« gegeneinander abgrenzbare Entitäten als vielmehr als kontinuierliches Spektrum mit gemeinsamen Grundcharakteristika, wenn auch individuell sehr stark variierender Ausprägung zu verstehen sind.

In der 11. ICD-Revision wird deshalb wie im amerikanischen DSM-V voraussichtlich der Begriff der »Autismus-Spektrum-Störung« mit den beiden Kernmerkmalen »qualitative Veränderung der Interaktion und Kommunikation« sowie »eingeschränkte Interessenwahrnehmung und repetitives Verhalten« eingeführt werden. Zusatzmerkmale wie körperliche Begleiterkrankungen (z.B. eine Epilepsie) oder das kognitive Niveau (z.B. eine Intelligenzminderung) werden ergänzend klassifiziert, das Asperger-Syndrom als Unterform des Autismus mit normaler Intelligenz und funktionaler Sprache wird dann nicht mehr eigenständig aufgeführt.

1.3 Ursachen: von der »Kühlschrank-Mutter« zur Neurobiologie

Eine Klärung der Ursachen gelang lange Zeit nicht und ist auch heute noch in vielen Details im Fluss. Wir hatten oben schon die folgenschwere Fehlannahme genannt, autistische Menschen seien Opfer einer mangelnden Emotionalität der Mütter und zögen sich deshalb sozusagen »freiwillig« aus dem sozialen Miteinander zurück. Diese diffamierende, die Familien massiv mit Schuldvorwürfen belastende »Kühlschrank-Mutter«-Hypothese wurde von psychoanalytischer Seite lange vertreten, auch wenn es hierfür niemals empirische Belege gab.

Folgenschwerer, weil in der Bevölkerung weiter verbreitet, ist die Ansicht, Autismus habe mit der Impfung gegen Masern, Mumps und Röteln zu tun und sei dem Impfstoff selbst oder einem quecksilberhaltigen Konservierungsmittel zuzuschreiben. Dass Eltern diesen Zusammenhang annahmen, da autistische Kinder oft ungefähr zeitgleich mit der Impfung »auffällig« werden bzw. die dann anstehenden Entwicklungsaufgaben nicht meistern, ist menschlich nachvollziehbar, die Inszenierung (wegen finanzieller Interessen von angeblichen Impfopfern) gefälschter Daten durch den britischen Arzt Andrew Wakefield dagegen nicht. In der Folge der betreffenden Veröffentlichung in dem angesehenen Blatt »Lancet« ging die Impfbeteiligung in einigen Ländern massiv zurück, sodass diesem Wissenschaftsskandal wahrscheinlich etliche schwere Verläufe von Masern (Lungenentzündungen, Gehirnentzündungen, lebenslange Schwerstbehinderungen), Mumps (Unfruchtbarkeit bei Jungen) und Röteln (schwere Schädigungen ungeborener Kinder) zuzuschreiben sind – die Autismus-Zahlen waren dagegen unberührt. Wegen der teils verfälschten, teils frei erfundenen Daten hat der »Lancet« die Veröffentlichung mittlerweile zurückgezogen (Lancet 02.02.2010; online verfügbar unter http://download.thelancet.com/flatcontentassets/pdfs/¬S0140673610601754.pdf) – in der esoterisch-alternativmedizinischen Szene, die in Deutschland besonders viel Zulauf hat, kursieren aber weiter die alten Mythen (http://www.zeitenschrift.com/magazin/53-autismus.pdf).

Auch die Theorien, Autismus sei eine Folge des Mangels bestimmter Vitamine oder »Mikronährstoffe« oder von deren Minderverwertung im Verdauungstrakt (und dementsprechend mit »Diäten« oder Nahrungsergänzungsmitteln zu bekämpfen) sind sämtlich als haltlos zu betrachten.

In der wissenschaftlichen Medizin besteht heute ein Konsens darüber, dass Autismus auf eine neurobiologische Ursache, eine Entwicklungsstörung des Gehirns, zurückzuführen ist. Es wurden etliche »Kandidatengene« identifiziert, die in der Regel mit Veränderungen in der Verbindung zwischen Nervenzellen zu tun haben. Unter dem gemeinsamen »Dach« der typischen Symptome sind möglicherweise individuell verschiedene neurobiologische Grundlagen zu finden.

Diese neurobiologische Grundlage des Autismus (ein wichtiger Teilaspekt ist eine kürzerstreckige Vernetzung zwischen bestimmten Hirnarealen) wirkt sich objektiv messbar auf das Funktionieren des Gehirns aus. Als Beispiel sei genannt, dass im nichtautistischen Gehirn bei einer komplexen Aufgabe wie der Erkennung und dem Verständnis eines gesprochenen Satzes die beteiligten Areale ein hohes Maß an »Synchronisierung« aufweisen. Die Nervenzellen arbeiten sozusagen »im Takt«. Bei autistischen Menschen ist diese gemeinsame »Taktung« der beteiligten Areale deutlich schwächer ausgeprägt.

Auf dem Boden der neurobiologischen Veränderung (quasi einer »Hardware-Veränderung«), so der heutige Wissensstand, entwickeln sich neuropsychologische Veränderungen (also Veränderungen der Verarbeitung, der »Software«). Hierzu gehört wahrscheinlich eine Störung der »Spiegelneurone«, die beobachtete Handlungen anderer Personen nachvollziehen und eine bedeutende Rolle beim Imitationslernen spielen könnten. Gerade das spontane Imitationslernen, mit dem etwa nichtautistische Kinder durch Beobachten und Nachmachen Alltagsfähigkeiten ohne spezifische Anleitung erwerben, ist bei autistischen Kindern beeinträchtigt, weswegen sie eine maßgeschneiderte Lernumgebung und ein ihren Besonderheiten angepasstes Konzept benötigen, um ihr Potenzial auszuschöpfen: Dies ist ein Schwerpunkt dieses Buchs.

Theory of Mind 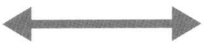 **Zentrale Kohärenz**
- Mentalisierungsschwäche
- Empathieschwäche
- Metaphorik/-Interaktionsschwäche

- Bruchstückhafte Info-Verarbeitung
- Detailorientierung
- Kontext-/Sinnerfassungsschwäche

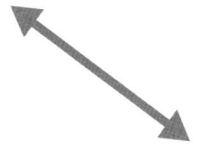

Exekutive Funktionen
- Defizit in Planung
- Flexibilität
- Zeitliches Strukturieren
- Initiierung

Abb. 1.2: Neuropsychologische Modellvorstellungen zu autistischen Störungen

Wie am Beispiel des Parameters »Zentrale Kohärenz« deutlich wird (▶ Abb. 1.2), kann sich aus dem Autismus durchaus auch eine Stärke oder eine besondere Kompetenz ergeben: Eine wenig ausgeprägte »Wahrnehmung im Zusammenhang« bedeutet im Umkehrschluss eine Stärke im Blick auf Details. Dies kann sich im ungünstigen Fall in Stereotypien und unflexiblen Interessen erschöpfen, im günstigen Fall ergibt sich daraus aber eine hohe Detailgenauigkeit, Präzision und Zuverlässigkeit. In bestimmten beruflichen Feldern sind genau diese Stärken gefragt. Wer mit offenem Auge durch IT-Unternehmen geht, wird dort eine große Zahl von Experten finden, die ihren Erfolg Eigenschaften aus dem autistischen Spektrum verdanken. Ein dänisches Unternehmen (»specialisterne«) hat sich sogar darauf spezialisiert, diese Fähigkeiten zielgerichtet zu nutzen, und beschäftigt Autisten auf dem freien Arbeitsmarkt. In Deutschland bemüht sich seit 2013 die bekannte Softwarefirma SAP speziell um Mitarbeiter aus dem autistischen Spektrum.

Einen interessanten Ansatz wählt die Theorie des Londoner Psychologen Simon Baron-Cohen, der autistische Menschen in das für alle Menschen angenommene Kontinuum zwischen »Systemizern«, das sind Personen mit hoher Präferenz zur »objektivierenden« Systematisierung, und »Empathizern«, also Menschen mit hoher Kompetenz in individueller Empathie, einzuordnen versucht. Männer finden sich (gruppenstatistisch, nicht notwendigerweise als Einzelperson) eher am »Systemizer«-Ende des Kontinuums, Frauen gruppenstatistisch bei den »Empathizern«. Baron-Cohen versteht in diesem Sinne Autismus als Ausprägung eines »extreme male brain«, eine Variante der menschlichen Gehirnentwicklung, in der ein typisch männliches Fähigkeitsprofil vorherrscht (Baron-Cohen 2004). Dazu passt der Befund, dass im Tiermodell durch eine erhöhte Gabe von männlichen Sexualhormonen während der Schwangerschaft autismusparallele Besonderheiten erzeugt werden können.

Einige Vertreter von Selbsthilfe- und Betroffenengruppen verstehen Autismus analog dazu in »nichtpathologischer« Weise: als eine Spezialisierung der Aufmerksamkeit und der Fähigkeiten auf ein bedeutsames Thema, eine Art Tunnelblick, der dafür im Detail wesentlich tiefer geht als ein allgemeiner Überblick über viele parallele Sachverhalte (»Monotropismus-Theorie«), damit aber auch erhebliche Konsequenzen für das Lernen autistischer Menschen nach sich zieht (vgl. hierzu Lawson 2010).

Diese Diskussionen sind zweifellos theoretisch und philosophisch von großer Bedeutung und wirken pauschalisierenden Diskriminierungen und ausschließlich auf das Defizitäre eingeschränkten Wahrnehmungen autistischer Menschen entgegen.

Richtig ist aber auch, dass die überwiegende Zahl autistischer Menschen mangels kommunikativer Möglichkeiten diese Theoriediskussion weder mitverfolgen noch von ihr praktisch profitieren kann.

1.4 Versorgungssituation in Deutschland: verzögerte Diagnostik, therapeutische Beliebigkeit und ungünstige Langzeitverläufe

Verzögerte Diagnostik

Alltagsrealität in Deutschland ist, dass Kinderärzte und pädagogische Fachkräfte autistische Störungen oft erst spät erkennen. Dies ist nicht auf mangelndes Bemühen oder gar bösen Willen zurückzuführen, sondern bis zu einem gewissen Maß sogar verständlich: Tatsächlich ist längst nicht jeder Entwicklungsrückstand und jede verzögerte Sprachentwicklung auf eine Autismus-Spektrum-Störung zurückzuführen, umgekehrt wird oft nicht an eine ASS als mögliche Ursache gedacht. Eine kompetente Diagnostik verzögert sich oft bis zum Vorschul- oder sogar Schulalter, Wartezeiten bei Kinder- und Jugendpsychiatern, Fachkliniken und sozialpädiatrischen Zentren sind die Regel. Ein typisches Problem ist, dass eine fachliche Richtung den Verdacht auf eine dort verbreitete Erkrankung hat und zunächst monate- oder jahrelang auf eine Besserung oder einen Behandlungserfolg gewartet wird, man dabei aber den Blick auf weitere mögliche Ursachen außer Acht lässt. Nicht selten etwa wird bei Sprachentwicklungsrückständen und mangelnder Reaktion bei normalen Hörtests eine Mittelohrschwerhörigkeit angenommen, wenn die Eltern über Mittelohrentzündungen berichten (die fast alle Kleinkinder einmal haben), es werden Paukenröhrchen zur Ableitung eingebracht und eine Kontrolle nach 6 oder 12 Monaten vereinbart: Diese Zeit geht aber dann für eine Frühintervention verloren, wenn das zugrunde liegende Problem tatsächlich nicht ein Hörproblem, sondern eine ASS ist.

Tab. 1.2: Wichtige Differenzialdiagnosen (für Einzelsymptome) bei frühkindlichen ASS

Verzögerte, ausbleibende, rückläufige Sprachentwicklung	• Schwerhörigkeit verschiedener Ursache • bestimmte Epilepsieformen • Formen der intellektuellen Retardierung • neurologische Syndrome
Allgemeine Entwicklungsverzögerung	• »späte Starter« • Folgen von Frühgeburtlichkeit • Stoffwechselerkrankungen • genetische Faktoren
Störungen der nonverbalen Kommunikation	• Sinnesbehinderungen • intellektuelle Retardierung

Es gibt jedoch einfach handhabbare und international erprobte Screeninginstrumente wie die »Checkliste für Autismus bei Kleinkindern« (CHAT; Checklist for Autism in Toddlers). Mit deren Hilfe kann ohne großen Aufwand der Verdacht auf eine ASS ausgeschlossen oder bestätigt werden. Man könnte solche Verzögerungen damit weitgehend vermeiden und bei »Verdachtsfällen« schnell eine Detaildiagnostik und ebenso rasch eine spezifische Förderung einleiten.

Der CHAT ist ein Elternfragebogen, der 23 Einzelitems abfragt. Die Anwendung und Auswertung ist einfach, wird allerdings von den Krankenkassen im Rahmen der U-Untersuchungen nicht bezahlt. Wenn z. B. zwei der in Tabelle 1.3 aufgeführten Fragen mit »Nein« beantwortet werden, ist bereits eine detaillierte Autismus-Diagnostik angezeigt:

Tab. 1.3: Ausgewählte Fragen aus dem CHAT

CHAT-Fragen-Nr.	Frage
2	Zeigt Ihr Kind Interesse an anderen Kindern?
7	Hat Ihr Kind jemals den Zeigefinger benutzt, um auf etwas zu zeigen oder um Interesse an etwas zu bekunden?
9	Bringt Ihr Kind Ihnen jemals Dinge, um Ihnen etwas zu zeigen?
13	Imitiert Ihr Kind Sie (z. B. wenn Sie eine Grimasse schneiden)?
14	Reagiert Ihr Kind auf seinen Namen, wenn Sie es rufen?
15	Wenn Sie auf ein Spielzeug am anderen Ende des Zimmers zeigen, schaut Ihr Kind es dann an?

Wirksame und unwirksame Interventionen

Auch mit einer frühen und korrekten Diagnosestellung ist aber selbstverständlich nichts gewonnen, wenn daraus nicht die richtigen Schlüsse gezogen werden. Da es sich um eine Veränderung in der Gehirnanlage handelt, existieren »ursächliche« Therapien im Sinne einer »Heilung« nicht. Das hindert Anbieter von »Wunderbehandlungen« aller Art selbstverständlich nicht, mit der Not und Verzweiflung der Familien Geschäfte zu machen. Das Angebot an wohlklingenden Versprechungen wächst beständig und würde ein eigenes Buch füllen. Als verbreitete Pseudointerventionen seien die »gestützte Kommunikation« (nicht: Unterstützung bei der Kommunikation, das ist Bestandteil jeder sachgerechten Intervention), Delfintherapien, das sog. Tomatis-Verfahren, Behandlungen mit menschlichen Stammzellen und Angebote zu Nahrungsergänzungsermitteln sowie Diäten und »Schadstoffausleitungen« genannt.

Tab. 1.4: Verbreitete Pseudotherapien für Autismus

Verfahren	Behauptung zum Wirkmechanismus	Wissenschaftliche Bewertung	Chancen und Risiken
Gestützte Kommunikation/»Facilitated Communication«/»FC« Anbieter: diverse, auch einige Autismustherapiezentren	Autisten können ihre Gefühle und Gedanken wegen einer motorischen Bewegungsstörung, die das eigentliche Problem des Autismus darstellen soll, nicht mitteilen, ein »Stützer« erleichtert dies, indem er den Autisten über leichte Handführung etc. ermöglicht, sich z. B. über eine Computertastatur »authentisch« auszudrücken.	Schon die Grundannahme ist in keiner Weise belegt. Autismus ist keine isolierte Störung motorischer Zentren oder Funktionsabläufe. In allen methodisch »sauberen« Untersuchungen wurde zudem belegt, dass die »Stützer« bewusst oder unbewusst ihre eigenen Ideen dazu, was der Autist denken könnte oder sollte, formulieren und das Eingabemedium beeinflussen.	Das Verfahren ist an sich unschädlich, weckt aber falsche Hoffnungen und verhindert wirksame Interventionen. Außerdem werden die echten Interessen des autistischen Menschen von den Pseudo-Erkenntnissen der »Stützer« übergangen.
Delfintherapie I: Delfine als spezifisches Hilfsmittel Anbieter: diverse, u. a. »dolphin aid« mit pauschalen Heilungsversprechungen	Delfine »öffnen« wegen der »besonderen Verbindung« zum Menschen »verschlossene« Kommunikationsmöglichkeiten. Ein Anbieter behauptet sogar einen spezifischen »heilenden« Einfluss der Sonarwellen der Delfine auf das autistische Gehirn.	Die Grundannahme, eine Kommunikation könnte über eine andere Spezies ermöglicht werden, ist aus wissenschaftlicher Sicht nicht haltbar. Unspezifische Effekte wie Aufmerksamkeit, gemeinsames Handeln und Erleben der Familie	Das Verfahren ist an sich nicht unschädlich, weckt aber falsche Hoffnungen, beutet die Familien finanziell massiv aus und verhindert wirksame Interventionen. Viele Kinder kommen mit Durchfallerkrankungen aus dem engen, verschmutzten

Tab. 1.4: Verbreitete Pseudotherapien für Autismus – Fortsetzung

Verfahren	Behauptung zum Wirkmechanismus	Wissenschaftliche Bewertung	Chancen und Risiken
		und Autosuggestion wegen der hohen investierten Mittel sorgen gelegentlich für positive Erfahrungsberichte.	Delfinbecken zurück. Nebenbemerkung: Auch der Tierschutz wird zugunsten des Profits vernachlässigt.
Delfintherapie II: Delfine als Verstärker im Rahmen lernpsychologisch fundierter Konzepte	Eine realitätsnähere Variante des Delfineinsatzes setzt die Tiere als hochwirksame Verstärker im Rahmen von Lernprogrammen ein.		Viele Tiere haben eine hohe Attraktivität für Kinder (auch autistische) und können daher als wirksame Verstärker bei der Förderung eingesetzt werden. Allerdings könnte man mit weniger Ressourcen und gleichem Nutzen heimische Tiere wie Hunde und Pferde einsetzen; zugegebenermaßen erregt dies weniger Aufmerksamkeit und Wirksamkeitserwartungen.
Tomatis-Therapie Anbieter: diverse, vor allem im europäischen Ausland	Bestimmte Tonfolgen/Musikarten wirken über das Ohr segensreich auf das Gehirn und sorgen für eine Regeneration/»Reparatur« gestörter Subsysteme bei allen Arten neurologischer Erkrankungen.	Aus neurobiologischer und medizinischer Sicht nicht belegte Grundannahme, erwartungsgemäß keinerlei Wirkungsnachweise	Das Verfahren ist an sich unschädlich, weckt aber falsche Hoffnungen, beutet die Familien finanziell massiv aus und verhindert wirksame Interventionen.
Stammzelltherapie Anbieter: chinesisches Unternehmen in Zusammenarbeit mit dortigen staatlichen Universitäten und Kliniken	Stammzellen werden als »Allheilmittel« für alle möglichen Erkrankungen und Behinderungen, u. a. auch Autismus, Down-Syndrom, Demenz, Multiple Sklerose und Querschnittslähmung angepriesen.	Aus wissenschaftlich-medizinischer Sicht ist keinerlei plausibler Wirkungsmechanismus erkennbar. Die Homepage des Anbieters formuliert rechtssicher geschickt an direkten Heilungsversprechen vorbei.	Die Risiken der Stammzelltherapie in anderen Bereichen bis hin zu Todesfällen sind bekannt, bei Interventionen in China sicher noch deutlich höher als in Deutschland.

1 Aktueller Wissensstand und Versorgungslandschaft in Deutschland

Tab. 1.4: Verbreitete Pseudotherapien für Autismus – Fortsetzung

Verfahren	Behauptung zum Wirkmechanismus	Wissenschaftliche Bewertung	Chancen und Risiken
»Ausleitung« von »Umweltgiften«, Nahrungsergänzungsmittel Anbieter: etliche Heilpraktiker, teils auch Zahnärzte	Autismus ist Folge z. B. einer Quecksilber- oder Umweltschadstoffbelastung	Die angebliche Verbindung von Autismus mit Impfungen und ggfs. quecksilberhaltigen Konservierungsmitteln für Impfstoffe (»Wakefield-Hypothese«) ist nachgewiesenermaßen Produkt einer Fälschung aus Profitgründen, die Veröffentlichung in der Zeitschrift »Lancet« mittlerweile zurückgezogen.	Nahrungsergänzungsmittel sind teuer und in aller Regel überflüssig, wenn nicht neben dem Autismus eine definierte Stoffwechselerkrankung vorliegt, die diese erfordert. Die »Ausleitung« von Schwermetallen mit sogenannten Chelatbildnern ist z. B. bei Chemieunfällen, also echten Belastungen, eine Option. Im Kontext von Autismus gibt es hierfür keinerlei Grund. Mindestens ein autistischer Junge wurde lt. Literatur durch die schweren Nebenwirkungen der dabei eingesetzten Medikamente getötet.
Restriktive Diäten mit Auslassung bestimmter Substanzen, z. B. Gluten-Kasein-freie Diät	Autismus soll, ohne dass ein spezifischer Mechanismus angegeben werden könnte, Folge einer Nahrungsmittelunverträglichkeit sein.	Es gibt keinerlei Belege für die den verschiedenen »Auslassdiäten« zugrunde liegenden Modelle, ebensowenig existieren Wirkungsnachweise.	Die in »alternativmedizinischen« Kreisen verbreitete kaseinfreie Diät birgt bei langer Durchführung das Risiko von Mangelerkrankungen der Knochen, z. B. einer Osteoporose, eine glutenfreie Diät ist bei bestimmten Darmerkrankungen tatsächlich indiziert und kann bei korrekter Durchführung ohne gesundheitliche Schäden, aber hier natürlich auch ohne jeden Nutzen und mit hohem finanziellem Aufwand ablaufen.

Gesundheitlicher Verbraucherschutz im Bereich Autismus?

Die in Tabelle 1.4 aufgeführten exemplarischen »Therapieangebote« sind mit Ausnahme des Einsatzes von Tieren im Rahmen lernpsychologischer Settings nicht belegt und können keine wissenschaftlichen Wirksamkeitsnachweise vorweisen. Sie werden dennoch häufig wider besseres Wissen vermarktet, um aus der Not verzweifelter Eltern Profit zu schlagen. Es gibt zudem wie bei anderen unfundierten Angeboten im Gesundheitssektor auch »Überzeugungstäter«, die von der eigenen Mission eingenommen sind und tatsächlich in gutem Glauben handeln. Für die Nutzer dieser Angebote ist dieser Unterschied allerdings zweitrangig. In jedem Falle verursachen sie einen finanziellen Schaden, schlimmstenfalls ernsthafte Nebenwirkungen, in aller Regel hindern sie die Familien zudem daran, sich um wirksame Hilfe zu bemühen, und kosten so wertvolle Zeit.

Verbraucherschutz wird etwa bei der Material- und Lebensmittelsicherheit in Deutschland großgeschrieben, im gesundheitlichen Bereich kommt er aber außerhalb des staatlich kontrollierten Sektors (krankenkassenfinanzierte Leistungen, geprüfte Heilberufe, zugelassene Arzneimittel) rasch an seine Grenzen. Ein grundlegendes Problem ist, dass Autismustherapie aufgrund der Strukturen des deutschen Sozialsystems rechtlich in der Regel außerhalb des Gesundheitswesens stattfindet, sodass dessen Kompetenzen und Standards zu Wirksamkeits- und Verträglichkeitsnachweisen nicht genutzt werden können. Formal dürfen nach den übereinstimmenden Formulierungen in allen Sozialgesetzbüchern auch im Bereich der Eingliederunghilfe selbstverständlich nur notwendige *und* geeignete Hilfen finanziert werden. Eine Prüfung der Eignung einer Hilfe setzt aber ein Verständnis für die tatsächlichen Ursachen eines Problems sowie das Wissen um eine wissenschaftliche Wirksamkeitsprüfung voraus. Während Sozialämter bei ihren Entscheidungen zu Kostenübernahmen in der Regel mit Gesundheitsämtern zusammenarbeiten, verlassen sich Jugendämter in ihren Kostenübernahmeentscheidungen häufig vollständig auf die eigene Fachlichkeit und die Professionalität der Leistungsanbieter. Eine schwere, biologisch begründete gesundheitliche Beeinträchtigung wie ASS wird aber mit den dort erkenntnisleitenden Ursachenmodellen oft nicht ausreichend erfasst. Entsprechende Fehlentscheidungen seien an zwei realen Fallbeispielen illustriert:

> Das Jugendamt der Stadt Münster lehnte 2011 die Kostenübernahme für eine private, im Umgang mit Kindern mit ASS erfahrene Realschule im Falle eines autistischen Jungen ab, obwohl er diese erfolgreich besucht hatte. Den Eltern war von der städtischen Realschule trotz der guten Leistungen des Kindes ein Hauptschulbesuch nahegelegt worden: Die Schule kam mit den Besonderheiten des Jungen nicht zurecht. Die Eltern beantragten dann erfolglos die Übernahme des Schulgelds im Rahmen des § 35 a SGB VIII. Das Jugendamt stufte den Jungen demgegenüber als Fall für die sogenannte »Erziehungshilfe« ein, nahm also praktisch pädagogische Fehlleistungen als Ursache der Problematik an. Die Eltern wandten sich nach dem Scheitern aller Überzeugungs- und fachlichen Vermittlungsversuche an das zuständige Verwaltungsgericht. Dieses regte zunächst einen Vergleich an, den das Jugendamt der Stadt Müns-

ter ablehnte. Daraufhin verurteilte das Gericht Anfang 2012 das Jugendamt dazu, zumindest die Hälfte der Schulgebühren zu übernehmen (Verwaltungsgericht Münster vom 6.1.2012, Az. 6 K 2204/10). Das Jugendamt Münster jedoch beharrte auf seiner Einschätzung, betonte, die Eltern hätten grundsätzlich (also auch in einem Fall, in dem wie hier der Erfolg ihr Vorgehen bestätigt) kein Recht, gegen die fachliche Entscheidungshoheit des Jugendamts zu handeln, und legte Rechtsmittel ein. Allerdings bestätigte die letzte Instanz den Elternstandpunkt.

Dasselbe Jugendamt der Stadt Münster lehnt fortlaufend ohne fachliche Begründung eine geringe Kostenbeteiligung für ein evidenzbasiertes verhaltenstherapeutisches Frühinterventionsprogramm ab (persönliche Mitteilung der betroffenen Eltern sowie Mitteilung des Jugendamts an das Frühinterventionsprojekt MIA der Fachhochschule Münster), zahlt aber ohne Bedenken laufend wesentlich höhere Beträge für Anbieter mit sogenannten tanz- und spieltherapeutischen »Qualifikationen« (laufende Genehmigungspraxis der Stadt Münster).

Erfreulicherweise wächst hier das Problembewusstsein. Viele Jugendämter spezialisieren einzelne Fachkräfte für den Bereich der »Eingliederungshilfe« bei »seelisch behinderten Jugendlichen« im Sinne des § 35 a SGB VIII. 2014 ist zudem mit der Verabschiedung einer fachlich fundierten Arbeitshilfe der Landesjugendämter Rheinland und Westfalen-Lippe zu rechnen.

Spezifische und unspezifische Interventionen

Abgesehen von der Erkennung betrügerischer und/oder offensichtlich unseriöser Verfahren ist im Spektrum der Angebote eine weitere Differenzierung bedeutsam: die zwischen spezifischen und unspezifischen Verfahren und Interventionen.

Wie bei allen Erkrankungen und Behinderungen gibt es Verfahren, die spezifisch sind, sich also auf die Besonderheiten der jeweiligen Erkrankung beziehen, diese im Idealfall beseitigen oder doch deren Folgen gezielt bekämpfen, und solche, die zwar begleitend Symptome abmildern, hilfreich oder wohltuend sein können, aber nicht gegen die Störung ursächlich oder zumindest in ihrer Besonderheit angehen.

Dieser abstrakte Sachverhalt wird an einem Beispiel aus der körperlichen Medizin deutlich: Wenn man einen Beinbruch behandelt, könnte eine spezifische Intervention die operative Stabilisierung der Knochenfragmente mit Metallplatten sein. Nur dadurch wird das eigentliche Problem angegangen. Unspezifisch hinzu wird möglicherweise die Gabe von Schmerzmitteln, die Verordnung von Gehstützen und eine Aufklärung über die Schonung des gebrochenen Beins hinzukommen und auch zeitweise erforderlich sein. Niemand käme aber auf den Gedanken, ausschließlich mit Gehstützen, Schmerzmitteln und Information zu arbeiten, aber auf die Operation zu verzichten: Nur die spezifische Maßnahme ist ja geeignet, das Problem ursächlich anzugehen.

Im Bereich der Autismustherapien ist die Unterscheidung zwischen spezifischen und unspezifischen Maßnahmen für Laien dagegen teils schwer zu treffen: Selbstverständlich sind Aufklärung der Umgebung, Lobbying für eine höhere Akzeptanz autistischer Menschen, Information der Eltern und Verwandten, aber auch Freizeit- und Entspannungsangebote für die Betroffenen hilfreich und nützlich. Dies gilt auch für allgemeine Angebote der Ergo- und Physiotherapie und allgemeine heilpädagogische Förderung. Solange diese aber nicht exakt auf die spezifischen Besonderheiten und Notwendigkeiten ausgerichtet sind, können sie trotz guten Willens und aufopfernden Bemühens aller Beteiligten nicht dazu beitragen, dem autistischen Menschen tatsächlich in seinen besonderen Bedürfnissen zu kognitiver, kommunikativer und sozialer Entwicklung zu nützen und dessen Selbständigkeit zu fördern. Teils wirken unspezifische Maßnahmen sogar symptomaufrechterhaltend und -stabilisierend: Die sogenannte »nondirektive Spieltherapie« etwa, ein weitverbreitetes Angebot im Autismusbereich, bietet einen geradezu idealen Rahmen für das Verharren in autistischen Stereotypien und eingeschränkten Interessen und Verhaltensweisen. Solche Interventionen schaden nicht unmittelbar, sie stellen aber verpasste Chancen dar.

In dieser unübersichtlichen Situation führt Unkenntnis über die heutigen Möglichkeiten der Intervention häufig zu Resignation und Fatalismus. Eltern wird etwa geraten, Kinder frühzeitig in eine Heimeinrichtung abzugeben, da man »nichts machen« könne und das Kind zeitlebens komplett hilfebedürftig sein werde.

Bedauerlicherweise ist dieser Fall nicht selten. Es wird selbstverständlich immer Menschen geben, die aufgrund einer ASS und z. B. einer begleitenden schweren Intelligenzminderung lebenslang institutionelle Hilfen benötigen. Das Anliegen dieses Buchs ist allerdings, darzustellen, dass bei vielen Menschen mit einer ASS effektive Möglichkeiten bestehen, die Selbständigkeit und Lebensqualität durch eine gezielte Förderung deutlich zu verbessern.

Die Rahmenbedingungen hierfür sind in Deutschland jedoch trotz der allgemein zugänglichen wissenschaftlichen Erkenntnisse, die ja sogar seitens der oben erwähnten bundesbehördlichen Stellungnahme des DIMDI »amtlich« gemacht wurden, nicht günstig, wie im Folgenden dargestellt werden wird.

1.5 Zuständigkeiten im deutschen Sozialsystem: Wer ist für die Hilfen bei ASS zuständig?

In der Regel können Menschen mit ASS bzw. ihre Angehörigen bei der Suche nach Behandlung von den Krankenkassen wenig Hilfe erwarten. Krankenkassen betrachten ASS als dauerhafte Behinderung, bezahlen zwar die psychiatrische Diagnostik und Krisenintervention, sehen sich als Kostenträger für die sonstige Behandlung aber nicht gefordert und werden in dieser (fachlich unzutreffenden) Auffassung von der Rechtsprechung bedauerlicherweise gestützt. Exemplarisch sei ein jüngeres Urteil zitiert:

»Die gesetzlichen Krankenkassen sind aufgrund der Unheilbarkeit autistischer Störungen nicht für eine Autismustherapie zuständig. Selbst wenn sich im Rahmen der Autismustherapie Anteile von Krankenbehandlung finden lassen würden, sind diese lediglich untergeordneter Natur und begründen keine Leistungspflicht der Krankenkassen.« (SG Freiburg vom 22.9.2009, Az. SG S 12 SO 1819/06).

Um dieses Urteil und die fachlich schwer nachvollziehbare, aber formalrechtlich vertretbare Haltung der Krankenkassen zu verstehen, muss man ein wenig ausholen. Das deutsche Sozialsystem ist aus historischen Gründen stark zersplittert, die jeweils zuständigen Institutionen achten sehr darauf, die Zuständigkeiten zu wahren, nicht zuletzt sicherlich, da ihr Überleben als Behörde bzw. Institution davon abhängt. Auf der Basis der Bismarckschen Reformen Ende des 19. Jahrhunderts lebt diese Zersplitterung auch heute in den verschiedenen Sozialgesetzbüchern fort. Am Ende des 19. Jahrhunderts waren diese Reformen in vielerlei Hinsicht revolutionär und verdienstvoll, weil sie erstmals eine soziale und gesundheitliche Absicherung vieler Bevölkerungsgruppen sicherstellten. Allerdings hat der institutionelle Rahmen, der dem damaligen Kenntnisstand zu körperlichen Krankheiten und Leiden durchaus angemessen war, nahezu unverändert zwei Jahrhundertwenden überlebt und ist heutzutage ein wesentlicher Grund für die enorme Ineffizienz, administrative Überlastung und Ressourcenverschwendung im deutschen Gesundheitswesen. Ein Beispiel mag dies erläutern: Stellen wir uns vor, ein körperlich-praktisch berufstätiger Mann verliert durch einen Unfall einen Unterschenkel. Für die Krankenbehandlung ist die Krankenkasse zuständig, er wird operiert und die Wunde versorgt. Allerdings bleibt er unterschenkelamputiert und erhält im Krankenhaus allenfalls eine Standard-Unterschenkelprothese. Er benötigt eine Rehabilitationsbehandlung mit Physiotherapie und intensivem Training des Beins und einer Anpassung einer speziellen Unterschenkelprothese, da er ansonsten nicht mehr berufsfähig wird. Für diese »Rehabilitationsbehandlung« ist traditionell die Rentenversicherung zuständig, da durch eine erfolgreiche Rehabilitation ein Wiedereinstieg in den Beruf gelingen und ein vorzeitiger Rentenbezug vermieden werden kann. Außerdem kann er nach Entlassung aus dem Krankenhaus zumindest zunächst nicht Fahrrad oder Auto fahren und benötigt für die Haushaltsführung einen Badezimmerumbau, einen Rollstuhl und gelegentlich ein Taxi. Das ist weder eine Aufgabe der Krankenversicherung noch eine der Rentenversicherung, da es ja »nur« seine Alltagsfähigkeiten betrifft. Hier tritt die nächste Institution auf den Plan: Nun wird die Sozialhilfe in Form der sogenannten Eingliederungshilfe zuständig, um technische Hilfen und Dienstleistungen zur Wahrung der Selbständigkeit zu finanzieren.

Besteht eine gesundheitliche Einschränkung nämlich länger als 6 Monate, wird sie sozialrechtlich zu einer »Behinderung«, deren Folgen (Beeinträchtigung der »Teilhabe«) mit nichtkurativen Hilfen zur »Eingliederung« (z.B. bei Wohnen, Arbeit und Freizeitgestaltung) in die Gesellschaft entgegengewirkt werden soll. Innerhalb der Eingliederungshilfe existieren unterschiedliche Kostenträgerschaften (s.u.). Das Zeitkriterium stellt eine legislatorische Setzung dar und ist nicht inhaltlich begründet.

1.5 Zuständigkeiten im deutschen Sozialsystem: Wer ist für die Hilfen bei ASS zuständig?

Ist eine Hilfe nur auf die Wahrung des Status quo oder die Sicherung des Überlebens gerichtet, hat also weder kurativen noch wiedereingliedernden Anspruch, kommt ein weiterer Kostenträger ins Spiel: Hier ist die Pflegeversicherung (SGB XI) zuständig, die im § 14 explizit auch psychische Erkrankungen einbezieht. Hierzu könnten in dem Beispielfall die Versorgung des Unterschenkelstumpfs oder die Unterstützung bei der Körperpflege (Hilfe beim Duschen) gehören, bei autistischen Menschen wird etwa die Anleitung zum An- und Auskleiden und zum Essen im Rahmen der Pflegeeinstufung berücksichtigt.

Tab. 1.5: Zuständigkeitskriterien und -konstellationen im deutschen Sozialsystem

Kriterium	Merkmal	Zuständigkeit	Prototyp	Leistung des Systems
Krankheitssymptom, mit medizinischen Mitteln kurativ zu beeinflussen	Akut	SGB V – Krankenversicherung	Oberschenkelhalsbruch	Operation oder konservative Behandlung, Krankengymnastik, Medikation
Krankheitssymptom, mit medizinischen/pflegerischen Mitteln nicht kurativ zu beeinflussen	Chronisch, Hilfe auf Erhaltung des Status quo gerichtet, keine Besserung zu erwarten	SGB XI – Pflegeversicherung	Körperliche Hinfälligkeit, Unfähigkeit zur selbständigen Nahrungsaufnahme, unbehandelbare Inkontinenz	Ambulante oder stationäre Pflege
Dauerhaft (> 6 Monate) bestehende Beeinträchtigung der gesellschaftlichen Teilhabe	Geistige Behinderung	SGB XII – Behindertenhilfe	Down-Syndrom	Betreuung in Wohnheim und Werkstatt für behinderte Menschen
Dauerhaft (> 6 Monate) bestehende Beeinträchtigung der gesellschaftlichen Teilhabe	Seelische Behinderung eines Kindes oder Jugendlichen	SGB VIII – Jugendhilfe	Anorexia nervosa	Betreuung in einer Wohngruppe
Dauerhaft (> 6 Monate) bestehende Beeinträchtigung der gesellschaftlichen Teilhabe	Seelische Behinderung eines Erwachsenen	SGB XII	Schizophrenie	Betreuung in einem Wohnheim, Beschäftigung in einer WfbM
Dauerhaftes Funktionsdefizit, mit medizinischen Mitteln nicht wirksam zu behandeln	Körperliche Behinderung	SGB XII	Beinamputation	Rollstuhl, Umbau des Badezimmers

Tab. 1.5: Zuständigkeitskriterien und -Konstellationen im deutschen Sozialsystem – Fortsetzung

Kriterium	Merkmal	Zuständigkeit	Prototyp	Leistung des Systems
Dauerhaftes Funktionsdefizit, mit medizinischen Mitteln nicht wirksam zu behandeln	Seelische Behinderung	SGB XII	Demenz, Autismus mit geistiger Behinderung	Sogenannte ergänzende Pflegeleistungen bei Personen mit hohem Beaufsichtigungsaufwand

Bei körperlichen Erkrankungen mag das Nebeneinander von drei bis vier vollkommen unterschiedlichen, nach jeweiliger Eigenlogik funktionierenden und zudem jeweils eine eigene Bürokratie unterhaltenden Behördenzuständigkeiten noch ansatzweise nachvollziehbar sein.

Bei psychischen Störungen im Allgemeinen und einer tiefgreifenden Entwicklungsstörung wie dem Autismus im Besonderen gehen aber die Einschränkungen, Bedürfnisse und Notwendigkeiten quer durch die Zuständigkeitsgrenzen. Eltern autistischer Kinder können ein Lied davon singen, wie das Bemühen um Hilfe und Unterstützung nicht selten vor dem Sozial- oder Verwaltungsgericht endet, weil die verschiedenen Systeme jeweils die eigene Nichtzuständigkeit behaupten oder die Kostenübernahme für aus der Not selbstbeschaffte Hilfen ablehnen.

Die gesetzliche Krankenversicherung wird von den gesetzlichen Krankenkassen als öffentlich-rechtlichen Körperschaften im Wesentlichen bundeseinheitlich ausgeführt. Die Finanzierung der (kinder- und jugend-)psychiatrischen Diagnostik autistischer Störungen wie auch die von begleitenden Erkrankungen ist daher bundesweit sichergestellt, wenn sie auch auf unterschiedlichem Niveau stattfindet und Wartezeiten und Verzögerungen häufig sind. Das Sozialhilferecht ist zwar auch Bundesrecht, wird aber im Wesentlichen von Kommunen ausgeführt. Diese kommunale Zuständigkeit und Trägerschaft ist nicht einheitlich organisiert, sondern teilt sich wiederum in die »örtliche« und die »überörtliche« Sozialhilfe. Zudem ist für einen Teil der Bevölkerung, nämlich Kinder und Jugendliche, nach dem SGB VIII die Jugendhilfe zuständig. Für einige typische Fallkonstellationen zwischen Jugend- und Sozialhilfe haben sich regional abgestimmte Verfahrensabläufe etabliert, um in der Zersplitterung des Systems angelegten Zuständigkeitsstreitigkeiten vorzubeugen (vgl. LVR 2005). Teils entscheiden aber selbst in einer Kommune Jugend- und Sozialamt bei Autismustherapien jeweils genau gegensätzlich. Es ist daher begrüßenswert, dass seit Ende 2011 erstmals eine Kommune, nämlich der nordrhein-westfälische Kreis Steinfurt, nicht nur den Maßstab der Evidenzbasierung an autismusspezifische Maßnahmen der Eingliederungshilfe anlegt und in Leistungsvereinbarungen festschreibt, sondern zudem eine gemeinsame Vorgehensweise der beiden Kostenträger etabliert (Kreis Steinfurt 2011; http://bit.ly/zzL7Ox). Er bildet damit allerdings noch eine Ausnahme.

1.5 Zuständigkeiten im deutschen Sozialsystem: Wer ist für die Hilfen bei ASS zuständig?

Tab. 1.6: Systematik der Eingliederungshilfe

Sozialhilfe (§ 53 SGB XII): allgemeine Zuständigkeit für »körperliche, geistige und seelische Behinderungen«, wenn nicht andere zuständig sind	Jugendhilfe (§ 35 a SGB VIII): Zuständigkeit für »seelisch behinderte oder von seelischer Behinderung bedrohte« Kinder und Jugendliche bis 21/27 Jahre
Ambulante Hilfen: örtlicher Sozialhilfeträger (Gemeinde, Stadt, Landkreis)	In der Regel örtlicher Träger (Stadt, Kreis; große kreisangehörige Städte haben gelegentlich ein eigenes Jugendamt)
Stationäre Hilfen: überörtlicher Sozialhilfeträger (je nach Bundesland zum Beispiel Landschaftsverband, Bezirk, Landeswohlfahrtsverband, Landesamt für zentrale soziale Aufgaben …)	
Hilfegewährung in unterschiedlichen Verfahrensweisen, in der Regel fachliche Begutachtung durch externe Stellen (Gesundheitsamt, externe Gutachter)	Hilfegewährung im Rahmen der (primär für pädagogische Problemstellungen entwickelten) Jugendhilfeplanung, die mit raschen Veränderungen bei psychischen Erkrankungen nicht selten überfordert ist; in der Regel fachliche Begutachtung aufgrund eigener (tatsächlicher oder in Anspruch genommener) Kompetenz

Tab. 1.7: Mögliche Kostenträgerstreitigkeiten

»Mehrfachbehinderung«: Es entscheidet die »führende Behinderung« über die gesamte Kostenzuständigkeit. Hier entstehen oft Auseinandersetzungen zwischen den Behörden mithilfe jeweils »geeigneter« Gutachten, um die Kostenverantwortung zu vermeiden. Beispiel: psychische Erkrankung eines geistig oder körperlich behinderten Jugendlichen, Autismus-Spektrum-Störungen mit strittiger kognitiver Beeinträchtigung
Überschreitung der Altersgrenze von 18/21 Jahren: Wenn die Behinderung bereits vor dem 18. LJ bestanden hat und die Jugendhilfe vorher tätig geworden ist, bleibt sie zuständig. Jugendämter argumentieren nicht selten mit »neu aufgetretener« Behinderung, um die Zuständigkeit an das Sozialamt abzugeben, das Sozialamt versucht zu belegen, dass die derzeitige Problematik dem Grunde nach vorher begonnen hat bzw. begründet ist.
Zuständigkeiten des Schul- bzw. des Sozialsystems: Es können Streitigkeiten um die Finanzierung von Integrationshelfern/Schulbegleitern entstehen, ebenso solche um die Finanzierung des Schulwegs oder einer Betreuung bei Übermittags- und Ganztagsangeboten.

In Deutschland folgt nach der Diagnosestellung durch die Kinder- und Jugendpsychiatrie folglich meist die Verweisung an ein sog. Autismus-Therapie-Zentrum (ATZ). Die Leistungen dieser Zentren, die z. B. von etablierten Sozialdienstleistern wie dem DRK oder Regionalgliederungen des Elternvereins Autismus Deutschland e. V. getragen werden, werden nach der oben dargestellten Systematik von den jeweils zuständigen Trägern der Eingliederungshilfe finanziert.

Die Zentren offerieren in der Regel niederfrequente Interventionen. Die Frequenz richtet sich dabei in der Regel nach pauschalen Vereinbarungen mit den Sozial- und Jugendhilfeträgern, die typischerweise ein bis zwei Stunden Einzelfallbetreuung pro Woche finanzieren. Ein großer Teil der Leistungen der ATZ ist zudem unspezifisch. Soweit sich diese auf die Aufklärung der Eltern und der Umgebung und allgemeine Entwicklungsförderung über Ergo- und Musiktherapie und Angebote der Frühförderung beziehen, sind sie selbstverständlich zu begrüßen, bewirken aber nachweislich im Bezug auf den Verlauf und die Prognose des Autismus selbst nichts Spezifisches. Nur wenige ATZ setzen ausschließlich oder zumindest überwiegend evidenzbasierte, also in ihrer Wirksamkeit belegte Interventionen ein. Die Spannweite der Qualität ist sehr weit, eine externe Qualitätskontrolle oder Evaluation der Ergebnisse findet in der Regel nicht statt. Als eines der fachlich führenden ATZ und Beispiel dessen, was unter den Bedingungen der Eingliederungshilfe möglich ist, sei das ATZ in Köln genannt, dessen Arbeit national und international Anerkennung findet.

Eine große Anzahl von ATZ bietet allerdings auch oder sogar vorwiegend Maßnahmen an, die fachlich nicht fundiert sind. Da die Verträge in der Regel zwischen den Kommunen und den regionalen ATZ abgeschlossen werden, entscheidet faktisch der Wohnsitz eines autistischen Menschen über die Qualität der Maßnahmen. Eine freie Wahl des Leistungserbringers wie im Gesundheitswesen kennt das Sozialhilferecht in der Praxis nicht. Die Kommunen finanzieren im Rahmen von Leistungsvereinbarungen das, was der jeweilige Anbieter vor Ort für sinnvoll hält, ohne die inhaltliche Fundierung von dessen Handeln beurteilen zu können. Sie beschränken sich vor allem auf eine quantitative Kontrolle, wachen also darüber, dass nicht mehr als die zugesagte Anzahl von »Therapieeinheiten« abgerechnet wird. Die Landschaft ist also von einer großen Beliebigkeit geprägt, fachlich spricht man von »Eklektizismus« (Dillenburger 2011). Aktuelle Untersuchungen der Fachhochschule Münster illustrieren, dass fachlich zweifelhafte Entscheidungen keine seltene Ausnahme, sondern ein verbreitetes Phänomen sind (Porta 2010; Lechtenböhmer 2011; Wenderdel 2011).

Wenn tatsächlich intellektuelle und sprachliche Entwicklung vorangebracht und damit auf lange Sicht auch Bildungsfähigkeit und Selbständigkeit in Alltagskompetenzen verbessert werden sollen, bedarf es statt einer unwissenschaftlichen Beliebigkeit besonderer, auf die Lern-, Wahrnehmungs- und Kommunikationsbesonderheiten autistischer Menschen ausgerichteter Programme. Mit solchen individualisierten lernpsychologisch fundierten Strategien sind erhebliche Verbesserungen in allen Bereichen möglich. Nach gegenwärtigem Wissensstand stellen hochfrequente häusliche bzw. alltagsnahe verhaltenstherapeutische Therapiemodelle unter Einbeziehung der Familien, die möglichst im Vorschulalter beginnen, den »Goldstandard« dar (Eikeseth 2007).

In einzelnen Bundesstaaten der USA sowie anderen Ländern, in denen eine solche Förderung stattfindet, hat sich die Prognose autistischer Menschen deutlich verändert: die Integration in Schule und Arbeitsleben und die Selbständigkeit der Alltagsbewältigung gelingen deutlich besser, wesentlich mehr Kinder erlernen eine funktionale Sprache und soziale Kompetenzen.

1.5 Zuständigkeiten im deutschen Sozialsystem: Wer ist für die Hilfen bei ASS zuständig?

Dies ist nicht nur für die betroffenen Menschen und ihre Familien von Bedeutung. Die Vernachlässigung der überwiegenden Mehrheit der autistischen Menschen ist auch wirtschaftlich unverantwortlich. Nach Untersuchungen in anderen westlichen Industrieländern betragen die direkten (Behandlung) und indirekten Kosten des Autismus (Produktivitätsausfall, Kosten für Werkstätten, Wohnheime etc.) pro Person über 2 Millionen Euro. Investitionen in eine frühe, intensive und wirksame Intervention würden sich also durch spätere Einsparungen »rechnen« (Ganz 2008) – in Zeiten der Debatte um »Nachhaltigkeit« in vielen gesellschaftlichen Bereichen wäre dies ein wichtiger Beitrag.

Qualitätskriterien einer evidenzbasierten Intervention bei ASS

- Orientierung an lernpsychologischen Erkenntnissen und Prinzipien
- Individuelle Diagnostik von Entwicklungsstand und Fähigkeiten
- Individuelle Festlegung der Lern- und Therapieziele
- Präzise Angaben zu Methoden der Verlaufs- und Erfolgskontrolle
- Störungsspezifische Gestaltung der Lernumgebung und der Lernmethodik
- Ggfs. Nutzung von Sprachersatz- und optischen Hinweis- und Strukturierungssystemen
- Verhaltensbeobachtung und -analyse als Voraussetzung jeder Intervention
- Nutzung des »discrete trial formats«, des Lernens in wiederholten, kleinen Einzelschritten in einer Eins-zu-eins-Situation zur Anbahnung und Entwicklung des Lernverhaltens
- Später stufenweise Generalisierung in allen Dimensionen und in natürliche Lernsituationen
- Keine isolierte Förderung im »Therapiezentrum«, sondern Einbeziehung der Lebensumgebung des Kindes (Kindergarten, Schule, Familie, Freizeit) in das Programm
- Einbeziehung typisch entwickelter Alterskameraden als Lernmodell
- Elternschulung in den Grundprinzipien autismusspezifischer Verhaltenstherapie
- Bei größeren Kindern, Jugendlichen und Erwachsenen: Einsatz von Methoden des Sozialen Kompetenztrainings in Gruppen

Hinweise für eine unzureichende/fehlende Qualität von Interventionen bei ASS

- Allgemeinphrasen wie »Ganzheitlichkeit«
- Heilungsversprechen
- Verzicht auf Angaben zu einer wissenschaftlichen Orientierung/ausschließlicher Verweis auf eigene Erfahrungen oder »Praxisbewährung« des eigenen Handelns
- Verweis auf »allgemeine Prinzipien« statt störungsspezifischer Angaben

- Fehlende Angaben zu Methoden der Verlaufs- und Erfolgskontrolle
- (Pseudo)tiefenpsychologische/psychoanalytische Orientierung
- »Buntes« Methodenspektrum
- »Bunter« Qualifikationshintergrund des Fachpersonals (z. B. sog. Tanz- und Spieltherapie-ausbildungen privater Institute statt lernpsychologischer Qualifikation)
- Einbeziehung spekulativer und/oder unseriöser »Therapieelemente« (▶ Tab. 1.4), insbesondere der »Gestützten Kommunikation«
- Beschränkung auf/Überwiegen von unspezifischen Interventionsverfahren
- Durchführung der Interventionen vorwiegend im Therapiezentrum statt in der Lebenswelt des Kindes
- Fehlende aktive Einbeziehung der Eltern in die Interventionen, Beschränkung auf deren Information
- Verzicht auf Gruppeninterventionen bei Jugendlichen und jungen Erwachsenen

1.6 Rechtsprechung und Verwaltungshandeln

Eltern sind im Bereich der Autismusförderung also einer sehr unterschiedlichen, teils willkürlichen wirkenden örtlichen Verwaltungspraxis unterworfen. Damit finden sich nicht alle Eltern ab: In einem langjährigen Verfahren einer Familie gegen eine hessische Kommune hat das Verwaltungsgericht Frankfurt den Anspruch auf Eingliederungshilfe für eine intensive verhaltenstherapeutische Frühintervention und ABA-Schulung der Eltern bejaht (VG Frankfurt vom 01.06.2006, Geschäftsnummer 3 E 3201/04 (V)) und in der Begründung insbesondere die wissenschaftliche Fundierung des Vorgehens angeführt. Dank des Erfolgs der Intervention gelang dem betroffenen Jungen der Regelschulbesuch.

Eine Bindungswirkung geht hiervon allerdings für andere Kommunen nicht aus. Es gibt aus unterschiedlichsten Motiven weiterhin massiven Widerstand gegen ein evidenzbasiertes Vorgehen. Ein fachlicher Tiefpunkt ist die »Arbeitshilfe Ergänzende Erläuterungen zur FA zu § 54 I SGB XII« der Behörde für Soziales, Familie, Gesundheit und Verbraucherschutz Hamburg, die ihrerseits explizit ABA von den dort finanzierten heilpädagogischen Leistungen ausschließt, stattdessen aber unspezifische Allgemeinmaßnahmen wie »heilpädagogische Spielförderung« sowie »Förderpflege und basale Aktivierung« progagiert (Behörde für Arbeit, Soziales, Familie und Integration Hamburg 2009; http://www.hamburg.de/ah-sgbxii-¬kap06-54/1239714/ah-sgbxii-kap06-54-hpl.html). Demgegenüber werden die Arbeitshilfen der Landschaftsverbände Rheinland und Westfalen-Lippe zur Eingliederungshilfe im Rahmen des § 35 a SGB VIII, die sich bei Abschluss dieses Buchs noch im Abstimmungsverfahren befanden, voraussichtlich eine zutreffende und wissenschaftlich fundierte Darstellung wirksamer Hilfen bei ASS enthalten.

Unterstützung zu allgemeinen sozialrechtlichen Gegebenheiten können Eltern grundsätzlich bei dem größten und ältesten deutschen Elternverband im Autismusbereich, dem Bundesverband Autismus, finden. Auf der Homepage (www.autismus.de) finden sich auch Stellungnahmen zu leistungsrechtlichen Fragen. Allerdings ist der Bundesverband selbst nicht strikt wissenschaftlich ausgerichtet. Dies ist aus Sicht einer Elterninitiative durchaus nachvollziehbar: Niemand will sich dort zum Fachmann oder Schiedsrichter bezüglich der individuellen Präferenzen und therapeutischen Entscheidungen anderer Eltern stilisieren, sodass in den Publikationen des Bundesverbands neben evidenzbasierten Verfahren nicht nur unspezifische Vorgehensweisen, sondern auch unfundierte Interventionen unterstützt, zumindest ohne wissenschaftliche Bewertung vorgestellt werden. Der Bundesverband versäumt damit allerdings die Gelegenheit, als einziger bundesweit gehörter Lobbyverband politischen Einfluss für ein stärkeres Gewicht der Wissenschaftlichkeit im Bereich Autismus auszuüben.

1.7 Autismus im Jugend- und Erwachsenenalter

Es existiert wenig quantitativ belegtes Wissen über die Langzeitverläufe und Lebenswege autistischer Menschen. Grob lassen sich zwei typische Wege unterscheiden: Der eine Weg ist der von stärker beeinträchtigten Menschen, die aufgrund der Schwere der Störung und/oder fehlender wirksamer Förderung keine bzw. keine ausreichende funktionale Sprache erwerben konnten und/oder kognitiv stark beeinträchtigt sind oder scheinen. Hier folgt auf die Schule (Förderschule für geistige Entwicklung/Tagesbildungsstätte), wenn überhaupt, eine Beschäftigung in einer Werkstatt für Menschen mit Behinderungen und eine dauerhafte Betreuung im Elternhaus, auf lange Sicht in Heimeinrichtungen. Insbesondere die Heimeinrichtungen, die sich auf die Betreuung autistischer Menschen spezialisiert haben, bemühen sich nach Kräften um eine gute Lebensqualität und -zufriedenheit. Auch hier kann die Einbeziehung lernpsychologischen Wissens und die Schulung des Personals die Betreuungsqualität und die Autonomie der Betroffenen verbessern. Der Bedarf an freiheitsbeschränkenden Maßnahmen wie Fixierungen, der Nutzung von »Auszeiträumen« und sedierenden Medikamenten in Krisensituationen sowie bei eigen- und fremdaggressivem Verhalten sinkt in dem Maße, wie den autistischen Bewohnern eine Artikulation ihrer Bedürfnisse und Wünsche gelingt.

Der andere Weg einer (mit evidenzbasierter Förderung immer größer werdenden) Gruppe von Menschen mit ASS ist der einer eigenständigen Lebensgestaltung. Notwendige Voraussetzung hierfür ist neben einer guten kognitiven Leistung vor allem eine funktionale Sprache. Sind diese Voraussetzungen gegeben (nach der klassischen Begrifflichkeit geht es hier also um Menschen mit dem Asperger-Syndrom und mit dem sogenannten High functioning-Autismus), ergeben sich lebenspraktische Probleme und solche im Privat- und Berufsleben vor allem aus den autismustypischen Beeinträchtigungen der sozialen Interaktion. Dieser Bereich ist die Domäne von gruppentherapeutischen Angeboten. In der Gruppe von Menschen mit einer ähnlichen Problematik können autistische Menschen einerseits positive soziale Erfahrungen in einer sicheren Umgebung machen und andererseits auch »risikolos« Kommunikation und Interaktion trainieren. Bestandteile solcher gruppentherapeutischer Angebote sind unter anderem:

- Psychoedukation, das heißt Vermittlung spezifischen Wissens über die eigene Erkrankung und die Möglichkeiten der Unterstützung und Behandlung
- Wissensvermittlung über mögliche komorbide Störungen
- Training emotionaler Kompetenzen anhand von Übungen in der Gruppe, aber auch anhand von Medien wie Emotions-Erkennungs-Computerprogrammen und durch die Analyse emotionaler Inhalte etwa in populären Fernsehsendungen
- Training lebenspraktischer Fähigkeiten wie der Alltagsorganisation und der Verbesserung des eigenen Alltagsmanagements

Es gibt auch im deutschen Sprachraum mittlerweile aktuelle Publikationen, in denen solche Gruppenprogramme und die damit gewonnenen Erfahrungen beschrieben werden (Häußler 2008; Matzies 2010; Jenny 2011).

Eine solche störungsspezifische Gruppentherapie wird in Deutschland in der Regel von autismuserfahrenen ärztlichen und psychologischen Psychotherapeuten mit verhaltenstherapeutischer Qualifikation angeboten, neben einigen Universitätsambulanzen sind dies auch niedergelassene Praxen. Die Finanzierung erfolgt wie bei anderen psychotherapeutischen Indikationen als reguläre Leistung der Krankenkasse, typisch sind im zweiwöchigen Abstand stattfindende zweistündige Termine. Oft bietet es sich an, diese Gruppensitzungen durch Einzeltherapien bei demselben Therapeuten zu ergänzen: Diese bieten den notwendigen Platz für solche Inhalte, die nicht in die Gruppe passen; außerdem können hier individuelle Begleiterkrankungen wie Depressionen und Zwangsstörungen, die oft einen erheblichen Einfluss auf Leistungsvermögen und Lebensqualität im Allgemeinen und den Umgang mit der autistischen Problematik haben, behandelt werden.

Die Qualität solcher Interventionen im Rahmen des Gesundheitssystems ist – anders als im Eingliederungshilfebereich – in der Regel durch die fachliche Begutachtung der jeweiligen Therapieanträge und die hohe formale Qualifikation der Leistungsanbieter sichergestellt. Die Ergebnisse sind dementsprechend gut. Sowohl die Lebensqualität als auch die berufliche Integration von Menschen mit dem Asperger-Syndrom und High-Functioning-Autismus lassen sich so entscheidend verbessern.

Allerdings ist das Angebot noch nicht flächendeckend vorhanden; die Fortbildungsakademien der Ärzte- und Psychotherapeutenkammern haben in den letzten Jahren das Thema Autismus-Spektrum-Störungen jedoch erfreulicherweise immer stärker aufgegriffen. Dies gilt auch für die Präsenz des Themas auf Kongressen und in Fachzeitungen.

1.8 Autismus und Schulwahl

Die Frage der bestmöglichen schulischen Förderung autistischer Kinder ist für die betroffenen Familien gleichzeitig bedeutsam und schwierig. Nicht funktional sprechende autistische Kinder sind in aller Regel auf die Förderschulen für geistige Entwicklung angewiesen, die weniger schulisch-theoretische als vielmehr alltagspraktische Inhalte und Kompetenzen vermitteln. Teils wird dort eine sehr engagierte und auch für autistische Kinder etwa mit dem Angebot von Sprachunterstützungs- und Ersatzsystemen (TEACCH, PECS, Talker ...) hilfreiche Unterstützung angeboten. Wenn aber aufgrund einer leichteren Ausprägung der Störung und/oder erfolgreicher Förderung eine funktionale Sprachkompetenz bei guten kognitiven Fähigkeiten besteht, ist zu klären, wie hier trotz der sozial-interaktionellen Probleme eine angemessene Schulbildung und die Chance zu einer begabungsgerechten späteren beruflichen Tätigkeit erreicht werden können.

Es gibt nicht »die« ideale Schulform für autistische Menschen, zudem ist die Debatte um eine weitgehende schulische Inklusion »behinderter« Schüler in Regelschulen und damit ein Rückbau des derzeitigen Förderschulsystems bei Erscheinen dieses Buchs in vollem Gange und hat in den Bundesländern jeweils unterschiedliche Ergebnisse bzw. Zwischenstände nach sich gezogen: Daher können hier nur einige generelle Hinweise gegeben werden.

Schulwahl im Grundschulbereich: Förder- oder Regelschule?

Ein normal intelligentes und sprechendes autistisches Kind kann im Prinzip den schulischen Stoff der Grund- und weiterführenden Schule nach dem Regelcurriculum bewältigen. Allerdings sind je nach Bundesland die Klassen gerade in der Grundschule recht groß und die allermeisten Grundschullehrer nicht spezifisch auf autistische Schüler vorbereitet. In anderen Ländern – vorbildlich ist hier etwa die Situation in Südtirol (Beerlage 2011) – arbeiten Grundschullehrer im Verbund mit geschulten Sonderpädagogen, sodass auch eine individuelle Förderung möglich ist. Der »gemeinsame Unterricht«, also die Integration in den allgemeinen Klassenverband, hat in Deutschland in der Regel außerhalb von Modellversuchen deutlich schlechtere Rahmenbedingungen. Nicht jede Schule traut sich zudem das »ungewohnte« Thema Autismus zu, während etwa der gemeinsame Unterricht mit Kindern mit Lernbehinderungen eine vertrautere Erfahrung darstellt.

Der Schulalltag kann in vielen Fällen durch Integrationshelfer/Schulbegleiter erleichtert werden. Deren Aufgabe besteht oft in einer »Übersetzungshilfe« zwischen Lehrer und autistischem Schüler sowie zwischen diesem und seinen Mitschülern und in praktischen Hilfen bei der Bewältigung nichtstrukturierter Tagesanteile. Während ein gut organisierter, im Idealfall etwa mit visuellen Hilfen auch optisch strukturierter Unterricht eine günstige Umgebung für autistische Kinder darstellt, scheitern diese oft an der Gestaltung von Pausen, Situationen im Umkleideraum der Turnhalle etc. Bei der Auswahl dieser Schulbegleiter muss man allerdings Geschick und Glück haben: Im Idealfall handelt es sich um eine langfristige Begleitung durch eine Person, die Erfahrungen mit lernpsychologisch fundierten Interventionen für ASS hat. Bei der geringen Bezahlung dieser Tätigkeit kann dies nicht überall gewährleistet werden. In vielen Kommunen gibt es zudem »Monopolanbieter« für die Integrationshilfe in Schulen, die sich in sehr unterschiedlichem Maße um das »kleine« Problem Autismus kümmern.

Auch Förderschulen sollten in die Überlegung mit einbezogen werden. Hier ist zwischen Förderschulen mit »Anschluss« an das Regelschulsystem und solchen ohne zu unterscheiden. Auch wenn die Landschaft wegen unterschiedlicher Strukturen in den Bundesländern unübersichtlich ist, ist die entscheidende Frage, ob die Schule die Perspektive bietet, auf der Basis des Regelschulcurriculums bzw. mit dem Ziel des Regelschulabschlusses zu unterrichten. Dies ist etwa bei den Förderschulen mit dem Schwerpunkt Sprache und bei Förderschulen mit dem Schwerpunkt körperliche und motorische Entwicklung, den früheren »Körperbehindertenschulen«, der Fall. Selbstverständlich ist Autismus weder eine Sprach- noch eine Körperbehinderung im eigentlichen Sinne, hat aber sowohl sprachliche wie motorische Aspekte und bietet damit administrative Anknüpfungspunkte für eine entsprechende Schulzuweisung. Deshalb haben gerade diese beiden Schulformen oft Erfahrungen mit autistischen Schülern, die ja nirgends »institutionengenau« passen: »Die« maßgeschneiderte oder auch nur formal zuständige Schule für autistische Schüler gibt es in vielen Bundesländern nicht. Hilfreich ist bei beiden Schulformen die im Vergleich zur Regelschule deutlich geringere Klassengröße, das Vorhandensein sonderpädagogischer Kompetenz und vor allem ein angstfreierer Umgang mit dem Anderssein autistischer Schüler, dies gilt sowohl für die Lehrer als auch für die Mitschüler und deren Eltern.

Nachteilsausgleich

In allen Bundesländern existieren Regelungen für den sogenannten Nachteilsausgleich. Schüler mit Behinderungen beziehungsweise mit sonderpädagogischem Förderbedarf in allgemeinbildenden Schulen bzw. auf Förderschulen mit der Möglichkeit des Regelcurriculums haben darauf einen Rechtsanspruch. Der Nachteilsausgleich bezieht sich sowohl auf den Unterricht, als auch Klassenarbeiten und zentrale Abschlussprüfungen.

Der dahinterstehende Gedanke ist, im Sinne der Chancengleichheit durch Hilfen, die der individuellen Problematik des Kindes entsprechen, die Behinderung möglichst weitgehend auszugleichen. Die Leistungsanforderungen werden also nicht gesenkt, sondern anders gestaltet. Bei körperlichen Behinderungen ist dies offensichtlich: Ein blinder Schüler hat beispielsweise per Nachteilsausgleich Anspruch auf Klausuraufgaben in Braille-Schrift oder als Audiodatei. Für die konkrete Gestaltung sind bei Klassenarbeiten die einzelnen Schulen, bei zentralen Prüfungen die Schulbehörden zuständig.

Die Eltern (bzw. die volljährigen Schüler) müssen einen Antrag auf Nachteilsausgleich bei der jeweiligen Schulleitung stellen, diese kann Unterstützung bei

Fachberatern zum Thema »Autismus und Schule« bei den regionalen Schulbehörden anfordern.

Für den Bereich von Autismus-Spektrum-Störungen kommen als Maßnahmen des Nachteilsausgleichs unter anderem infrage:

- Verlängerte Bearbeitungszeiten
- Ersatz mündlicher durch schriftliche Prüfungen
- Klausurenerstellung im Einzel- statt im Klassenraum und/oder in besonders reizarmer Umgebung
- Veränderung der Aufgabenstellung (explizit-konkrete Fragestellungen statt Anforderungen an das implizit-sinnentnehmende Verständnis)
- Veränderte Bewertung der äußeren Form (z. B. bei der häufig ungelenken Handschrift von Schülern mit ASS)
- Elektronische oder sonstige apparative Hilfen

1.9 Autismus und Arbeitsmarkt

Die meisten Menschen, die das Bild des frühkindlichen Autismus mit einer begleitenden intellektuellen Beeinträchtigung oder mangelnder Sprachkompetenz zeigen, werden in der Bundesrepublik in Werkstätten für behinderte Menschen betreut. Zweifellos wäre dies bei früher Erkennung und effektiver Förderung in etlichen Fällen zu umgehen. Auch einige dieser Menschen können aber durch gezielte Unterstützung ein besseres berufliches Niveau erreichen (Dalferth 2009). Um so bedeutender ist es, nunmehr wirksame Frühinterventionen weit verfügbar zu machen. Viele weniger beeinträchtigte Menschen im autistischen Spektrum verfügen dagegen trotz aller Hindernisse über eine qualifizierte Berufsausbildung, oft auch über ein abgeschlossenes Studium. Dennoch gelingt häufig die Integration in den Arbeitsmarkt wegen der sozial-interaktionellen Probleme nicht. Es gibt wenig repräsentative Daten hierzu, eine explorative Untersuchung von über 100 Personen mit dem Asperger-Syndrom und »High Functioning Autismus« aus Münster zeigt aber den bedenklichen Trend (Nedjat 2011), dass am Ende einer Berufsausbildung oft Beschäftigungslosigkeit oder der Verweis auf den »geschützten Arbeitsmarkt« mit Tätigkeiten weit unter dem intellektuellen Niveau stehen. Firmen wie das dänische Unternehmen »specialisterne«, das gezielt autistische Menschen wegen ihrer besonderen Fähigkeiten beschäftigt (http://specialisterne.com/), sind rare Ausnahmen und nur an wenigen Orten verfügbar. Praktisch hilfreich ist angesichts der Überforderung der meisten Mitarbeiter der Bundesagentur für Arbeit bzw. der örtlichen Stellen in den »Optionskommunen« die Einschaltung der sog. Integrationsfachdienste. Diese betreuen im Auftrag der überörtlichen Sozialhilfeträger Menschen mit Behinderungen und können im Einzelfall über Lohnkostenzuschüsse, aber vor allem über persönliche Arbeitsassistenz und Job-Coach-Modelle für die berufliche Tätigkeit autistischer Menschen hilfreich sein. Im Bereich schwer sehbehinderter oder komplett blinder Menschen mit hohen fachlichen Qualifikationen ist der Einsatz von Hilfskräften am Arbeitsplatz bereits ein bewährtes Modell – im Bereich Autismus kann ein solches Modell analog zum Einsatz von Schulbegleitern in vielen Fällen hilfreich sein. In Deutschland müssen hierzu breitere Erfahrungen jedoch erst noch gewonnen werden.

1.10 Einzelinitiativen und AVT-/ABA-Angebote in der Bundesrepublik

Das Versorgungssystem in der Bundesrepublik gewährleistet, wie oben dargestellt, evidenzbasierte Therapiemodelle noch längst nicht flächendeckend, wenn man vom Bereich »Gruppeninterventionen bei Asperger-/High-Functioning-Autismus« absieht.

Es gibt allerdings verschiedene erfreuliche Einzeliniativen und -projekte, und die Landschaft ist in stetem Wandel. Zum Abschluss dieses Buchs waren (ohne Anspruch auf Vollständigkeit) erwähnenswert:

Simple Steps: ABA-/AVT-Multimediaschulung für Eltern und Fachleute

Simple Steps wurde von PEAT entwickelt, um Eltern zu Experten für Autismus und für fundierte Interventionsstrategien auszubilden, da auch in Nordirland keine ausreichende Zahl, Qualität und Finanzierung effektiver Interventionen bei Autismus-Spektrum-Störungen vorhanden waren und sind: hierzu mehr im Hauptteil des Buchs. Die Europäische Union hat im Rahmen ihres Leonardo-Programms die Lokalisierung von »Simple Steps« für Spanien, Norwegen und Deutschland unterstützt, die deutsche Fassung wurde am Fachbereich Sozialwesen der FH Münster erarbeitet (http://www.stamppp.com/deutsch.html). Bestandteile sind:

- Eine Broschüre mit wissenschaftlich fundierten Überblicksinformationen zu Erscheinungsbild, Diagnose und Therapie von autistischen Störungen
- Eine DVD mit Experten- und Elterninterviews, Informationen zu den Prinzipien der Verhaltensbeobachtung, des Aufbaus adäquaten und funktionalen Verhaltens sowie zum Umgang mit problematischen Verhaltensweisen und eine Fülle von erläuterten und kommentierten realen Therapieszenen

- Eine CD mit ergänzenden Adressen, Fachaufsätzen und Materialien für den unmittelbaren Einsatz

1000 Exemplare wurden 2010 und 2011 kostenlos an Institutionen, Multiplikatoren und Familien abgegeben. Simple Steps ist mittlerweile vergriffen, steht aber in vielen Institutionen für Eltern zur Ausleihe bereit. Eine Online-Fassung ist u. a. in englischer, italienischer und niederländischer Sprache bereits verfügbar (http://www.simplestepsautism.com), die Adaptation für weitere Sprachen, auch für Deutschland, ist in Arbeit.

Bundesverband ABA-Eltern e. V.

Der Bundesverband ABA-Eltern e. V. ist eine Selbsthilfeorganisation von Eltern, deren Kinder Symptome aus dem Autismus-Spektrum aufweisen, und die gute Erfahrungen mit der Anwendung moderner ABA bei ihren Kindern gemacht haben. Er möchte die Bekanntheit von ABA steigern und Eltern, Therapeuten, Ärzten, Lehrern, Behörden und allen an diesem Ansatz interessierten Menschen ermöglichen, Informationen zu ABA zu erhalten, sich darüber auszutauschen und von den Erfahrungen der anderen zu profitieren. Darüber hinaus arbeitet der Bundesverband darauf hin, dass die intensive Förderung nach ABA als offizielle Fördermethode bei einer Diagnose im Autismus-Spektrum auch in Deutschland anerkannt wird, damit betroffene Eltern umfassende Hilfe durch das Sozialsystem erhalten. ABA-Eltern e. V. setzt sich u. a. für folgende Ziele ein:

- Steigerung der Bekanntheit von ABA, damit Eltern früher von dieser erfolgreichen Therapieform erfahren
- Steigerung der Akzeptanz von ABA im deutschen Gesundheits-/Sozialsystem
- Anerkennung von ABA als wirksame Therapie/Förderung für autistische Menschen
- Aufbau einer deutschen qualifizierten Ausbildung nach den internationalen Standards der BACB und ABA International
- Zugang zu ABA für Eltern durch die Kostenübernahme durch das deutsche Sozialsystem

ABA-Eltern e. V. stellt Informationen zu Autismus und ABA im Internet zur Verfügung und bietet dazu auf seiner Webseite (www.aba-eltern.de/) sowie durch die Organisation von Veranstaltungen für Eltern, Therapeuten, Ärzte, Lehrer, Behörden und für alle an diesem Ansatz interessierten Menschen ein Forum.

Bremer Elterntraining

Das Bremer Elterntraining des Instituts für Autismusforschung Hans E. Kehrer e. V. an der Jacobs University Bremen ist eines der am längsten etablierten Anleitungsprogramme für die Schulung von Eltern und Cotherapeuten in frühen intensiven verhaltenstherapeutischen Interventionen im deutschen Sprachraum (http://ifa-bremen.de/bet-info2011_1.pdf; Cordes und Cordes 2010). Die Ergebnisse sind publiziert und belegen die Wirksamkeit des Vorgehens. Das IFA bietet zudem gemeinsam mit der Deutschen Gesellschaft für Verhaltenstherapie eine curriculare AVT-Fortbildung für Fachkräfte an.

Potsdamer Elterntraining zur Förderung von Kindern mit Autismus (PEFA)

PEFA ist ein wissenschaftlich fundiertes verhaltenstherapeutisches Frühinterventionsprojekt des Oberlinhauses in Potsdam und stellt ebenfalls das Training der Eltern in den Mittelpunkt (http://www.lebenswelten-oberlinhaus.de/fileadmin/¬statics/lebenswelten-oberlinhaus.de/pdfs/Kompetenzzentrum_fuer_Autismus/¬Konzeption_PEFA_Stand_11.07.2011.pdf). Die Ergebnisse zeigen in Übereinstimmung mit der internationalen Fachliteratur den großen Nutzen des Vorgehens.

Münsteraner Intensivtherapie für Kinder mit Autismus-Spektrum-Störungen (MIA)

Das Modellprojekt MIA der Fachhochschule Münster beinhaltet ebenfalls eine intensive verhaltenstherapeutische Frühintervention, hat als jüngstes der drei genannten Programme durch die Ansiedlung an der Hochschule besonders günstige Rahmenbedingungen und zeichnet sich durch den Einsatz von qualifizierten Kotherapeuten, die programmbegleitende, intensive theoretische Schulung auch der betreuenden Fachkräfte und die Vor-Ort-Supervision der Therapie durch erfahrene Psychologinnen aus (Röttgers et al. 2012; Röttgers 2013). Das Konzept wird in Kürze über ein praxisnahes Handbuch auch für andere Hochschulstandorte verfügbar gemacht und könnte dann zu einer quantitativen Verbesserung des Angebots in der Bundesrepublik beitragen.

Studiengang »Clinical Casework« der Fachhochschule Münster

Die Fachhochschule Münster bietet im Rahmen eines berufsbegleitend angelegten Masterstudiengangs unter anderem ein Vertiefungsmodul »Evidenzbasierte Interventionen bei Autismus-Spektrum-Störungen« an. Hierbei vermitteln deutsche Dozenten, aber auch zertifzierte BCBA aus Partnerhochschulen und Dozenten aus Ländern, in denen ABA und AVT einen höheren Stellenwert in der Versorgungslandschaft haben, sowohl Kenntnisse in klassischer intensiver verhaltenstherapeutischer Frühintervention als auch Kenntnisse für Gruppentherapien zum Training sozialer Kompetenzen für Jugendliche und junge Erwachsene mit ASS. Dieses Angebot ist derzeit das einzige seiner Art in der deutschen Hochschullandschaft.

ABA-Angebote in Autismus-Therapiezentren

Einige ATZ verfügen über ABA-Programme als einen Bestandteil ihres Angebots. Exemplarisch sei hier das fachlich hochqualifizierte Angebot des schon erwähnten ATZ in Köln genannt. Solche Angebote haben den Vorteil, dass die Finanzierung durch die Träger der Eingliederungshilfe in der Regel unproblematisch gewährt wird. Allerdings bilden diese ATZ bedauerlicherweise (noch) die Ausnahme, zudem ist die Struktur oft niederfrequent.

Kommerzielle Anbieter

Neben den genannten gibt es in der Bundesrepublik einige weitere Anbieter, die teils regional (Melody Learning Center, Bautismus, ABA-Praxis Overhof, Early Autism Project Stuttgart), teils überregional (Institut Knospe) tätig sind. Die Liste erhebt keinen Anspruch auf Vollständigkeit. Die Angebote und Finanzierungsmodalitäten sind sehr unterschiedlich, jede Institution verfügt über eine aussagekräftige Webseite. Eine differenzierte Bewertung ist im Rahmen dieses Buchs nicht möglich: Grundsätzlich stellen aber die Orientierung an lernpsychologisch/verhaltenstherapeutischen Prinzipien, die Evidenzbasierung des Vorgehens und der Einsatz ABA- und vergleichbar qualifizierter Fachkräfte entscheidende Qualitätsmerkmale dar.

1.11 Zum Abschluss: Was können Sie als Eltern eines autistischen Kindes in Deutschland tun?

Angesichts der sehr heterogenen Landschaft bleiben Eltern autistischer Kinder stets auf ein hohes Maß an Eigeninitiative angewiesen. Regional gibt es teils exzellente Unterstützungs- und Beratungsangebote (statt vieler: Autismus Karlsruhe, Webseite: www.autismus-karlsruhe.de), teils aber noch einen erheblichen Nachholbedarf.

- Zur finanziellen Unterstützung können neben Diagnostik und Therapie in Gesundheitswesen und Eingliederungshilfe folgende Leistungen in Anspruch genommen werden:
  – Pflegeversicherung: Pflegegeld, ergänzende Betreuungsleistungen
  – Schwerbehindertenausweis: Steuerfreibeträge, ggfs. Beförderungsleistungen, Unterstützung im Arbeitsmarkt
- Vor allem dann, wenn Sie in einer Region ohne evidenzbasiertes Angebot im Rahmen eines bestehenden ATZ leben, können Sie ein sogenanntes »Persönliches Budget« gemäß § 17 SGB IX beantragen. Damit werden Sie zum »Arbeitgeber« derjenigen Kräfte, die Sie für Ihr Kind engagieren, ob es sich dabei um Schulbegleitung, Therapeuten oder sonstige Hilfen handelt. Statt von der

Behörde finanzierter Sachleistungsstunden Dritter erhalten Sie die dazu benötigten Finanzmittel. Auch die Bezahlung Ihrer eigenen Schulung in Sachen autismusspezifischer Verhaltenstherapie können Sie darüber finanzieren. Allgemeine Hinweise finden Sie in der Broschüre des Bundesministeriums für Arbeit und Soziales (http://www.bmas.de/DE/Service/Publikationen/a722-persoenliches-budget-broschuere.html), in »leichter Sprache« und autismusspezifisch in einem vom BMAS geförderten Leitfaden (http://www.autismus-wemi.de/upload_files/pdf/handlungsleitfaden.pdf). Dieses Instrument existiert bereits seit 2008, wurde in vielen Modellversuchen erprobt, allerdings von etablierten Dienstleistern, deren »Geschäftsmodell« damit infrage gestellt wird, mit Skepsis betrachtet und ist für viele Kommunen als Kostenträger noch ungewohnt. Gerade für engagierte und kompetente Eltern ist es aber das beste Mittel, für das eigene Kind eine indviduelle und fundierte Hilfe sicherzustellen, statt sich mit möglicherweise nicht optimalen oder gar unwissenschaftlichen Angeboten etablierter Dienstleister abfinden zu müssen.

- Der Austausch mit anderen Eltern in ähnlicher Situation ist für die meisten betroffenen Familien eine wertvolle Ressource. Neben den Regionalvereinigungen des Bundesverbands gibt es etliche Elterninitiativen, die im Internet oder über kommunale Selbsthilfekontaktstellen erreichbar sind.
- Last but not least: Werden Sie zu Experten für Ihr Kind, werden Sie zu Experten für eine fundierte Autismusförderung! Je mehr Sie über die Besonderheiten und Bedürfnisse Ihres Kindes wissen, umso mehr können Sie andere, die mit Ihrem Kind in Kindergarten, Schule und Beruf zu tun haben, mit auf den Weg zu einer fachlich wirklich hilfreichen Unterstützung nehmen. Nutzen Sie dieses Buch und nehmen Sie möglichst viel von der Wissbegierde, dem Idealismus und dem Elan der nordirischen Eltern mit, die sich auf den Weg gemacht haben, die Lebenschancen und die Selbständigkeit ihrer autistischen Kinder voranzubringen.

Literatur

Baron-Cohen S (2004) Vom ersten Tag an anders. Das weibliche und das männliche Gehirn. Düsseldorf und Zürich: Walter Verlag.
Behörde für Arbeit, Soziales, Familie und Integration Hamburg (2009) Arbeitshilfe Ergänzende Erläuterungen zur FA zu § 54 Abs. 1 SGB XII i. V. m. § 55 Abs. 2 Nr. 2 SGB IX und § 56 SGB IX. Online abrufbar unter: http://www.hamburg.de/ah-sgbxii-kap06-54/1239714/ah-sgbxii-kap06-54-hpl.html.
Beerlage L-S (2011) Schulische Integration von Menschen mit Autismus-Spektrum-Störungen am Beispiel Südtirols. Bachelorarbeit zur Bachelorprüfung an der Fachhochschule Münster, Fachbereich Sozialwesen.
Bölte S (Hrsg.) (2009) Autismus. Bern: Huber.
Cordes R, Cordes H (2010) Verhaltenstherapeutische »home-based« Intensivprogramme für autistische Kinder im Vorschulalter und ihre Eltern. Frühförderung interdisziplinär 29:22–31.
Dalferth M, Baumgartner F, Vogel H (2014) Berufliche Teilhabe für Menschen aus dem autistischen Spektrum (ASD). Heidelberg: Universitätsverlag Winter.
Dillenburger K (2011) The Emperor's new clothes: Eclecticism in autism treatment. Research in Autism Spectrum Disorders 5:1119–1128.

Dt. Ges. f. Kinder- und Jugendpsychiatrie und Psychotherapie u. a. (Hrsg.) (2007) Leitlinien zur Diagnostik und Therapie von psychischen Störungen im Säuglings-, Kindes- und Jugendalter. Tief greifende Entwicklungsstörungen (F 84). 3. überarbeitete Auflage. Köln: Deutscher Ärzte-Verlag. S. 225–237.

Eikeseth S et al. (2007) Outcome for children with autism who began intensive behavioral treatment between ages 4 and 7: a comparison controlled study. Behavior modification 31:264–78.

Freitag C (2010) Empirisch überprüfte Frühfördermethoden bei autistischen Störungen. Eine selektive Literaturübersicht. Zeitschrift für Kinder- und Jugendpsychiatrie und Psychotherapie 4:247–256.

Ganz M (2007) The lifetime distribution of the incremental societal costs of autism. Arch Pediatr Adolesc Med.161:343–349.

Häußler A (2008) SOKO Autismus: Gruppenangebote zur Förderung SOzialer KOmpetenzen bei Menschen mit AUTISMUS. Erfahrungsbericht und Praxishilfen. 2. Auflage. Dortmund: Verlag Modernes Lernen.

Jenny B (2011) KOMPASS – Zürcher Kompetenztraining für Jugendliche mit Autismus-Spektrum-Störungen. Ein Praxishandbuch für Gruppen- und Einzelinterventionen. Stuttgart: Kohlhammer.

Keenan M, Dillenburger K, Moderato P, Röttgers H R (2010) Science for sale. ABA in a free market economy. Behaviour and Social Issues 19:124–141.

Kreis Steinfurt: Beschluss des Kreisausschusses vom 6.12.2011. Online mit Anlagen verfügbar unter: http://bit.ly/zzL7Ox.

Lawson W (2010) The Passionate Mind. How People with Autism Learn. London, Bern: Jessica Kingsley Publishers.

Lechtenböhmer S (2011) Genehmigungs- und Finanzierungspraxis der Eingliederungshilfe für Autismus-Spektrum-Störungen im Kreis Recklinghausen. Bachelorarbeit zur Bachelorprüfung an der Fachhochschule Münster, Fachbereich Sozialwesen.

Landschaftsverband Rheinland (2005) »Abgrenzung der Leistungen des SGB XII gegenüber denen des SGB VIII bei der Eingliederungshilfe für seelisch behinderte Kinder und Jugendliche«. Köln. Online verfügbar unter: http://www.lvr.de/app/resources/abgrenzung.pdf.

Maine Dept. of Health and Human Services and Maine Dept. of Education (2009) Interventions for Autism Spectrum Disorders. The State of the Evidence. Online verfügbar unter: http://www.maine.gov/dhhs/ocfs/cbhs/ebpac/asd-report2009.pdf.

Matzies M (2010) Sozialtraining für Menschen mit Autismus-Spektrum-Störungen (ASS). Ein Praxisbuch. Stuttgart: Kohlhammer.

Nedjat S, Röttgers H R, Croissant B (2011) Langzeitverläufe, Versorgung und psychosozialer Outcome von Menschen mit dem Asperger-Syndrom. DGPPN-Kongress 2011: Wissenschaftliches Programm/Abstracts (CD-ROM), Berlin 2011.

Porta C (2010) Fördermöglichkeiten und Interventionen für autistische Kinder und Jugendliche, dargestellt am Beispiel des Kreises Düren. Bachelorarbeit zur Bachelorprüfung an der Fachhochschule Münster, Fachbereich Sozialwesen.

Röttgers H R, Kottnik K, Schliermann F (2012) Das Münsteraner Intensivprogramm für Kinder mit Autismus-Spektrum-Störungen MIA. In: Tagungsband der 5. Wissenschaftlichen Tagung Autismus-Spektrum.

Röttgers H R (2013) Förderung von Kindern mit Autismus-Spektrum-Störungen. In: Blanz M, Como-Zipfel F, Schermer F J: Verhaltensorientierte Soziale Arbeit. Stuttgart: Kohlhammer.

Sistema nazionale per le linee guida (2011) Il trattamento dei disturbi dello spettro autistico nei bambini e negli adolescenti. Linea Guida 21. Online verfügbar unter: http://www.iss.it/binary/auti/cont/LG_autismo_ISS.pdf.

Wend-Erdel M (2011) Die Finanzierungssituation evidenzbasierter Fördermaßnahmen für autistische Kinder. Autismus 22. Berlin: Weidler-Verlag.

Weinmann S et al. (2009) Verhaltens- und fertigkeitsbasierte Frühinterventionen bei Kindern mit Autismus. Dt. Institut für Medizinische Dokumentation und Information, HTA-Report Nr. 89.

2 Applied Behaviour Analysis: Die Elternperspektive

Hillary Johnston, Barbara Hanna, Laura McKay und Mary O'Cahan

Kinder erfolgreich aufzuziehen, ist für alle Eltern eine essenzielle Fähigkeit. Für die meisten von uns gilt, dass wir dies von unseren eigenen Eltern sowie der Gesellschaft im Allgemeinen gelernt haben. Praktisch ziehen wir unsere Kinder also groß, indem wir Methoden einsetzen, die auf dem gesunden Menschenverstand und dem Bestreben, unser Bestes zu tun, beruhen, statt uns auf eine formale Ausbildung oder Anleitung zu verlassen.

Diese Vorgehensweise ist – im Großen und Ganzen – im Alltag erfolgreich. Geht es allerdings um kompliziertere Aspekte bzgl. der Entwicklung von Fähigkeiten bei unseren Kindern, dann brauchen wir etwas Verlässlicheres als den bloßen guten Willen.

Applied Behaviour Analysis (ABA) – zu Deutsch: Angewandte Verhaltensanalyse –, d. h. die systematische Anwendung wissenschaftlich fundierter verhaltenswissenschaftlicher Prinzipien, bietet genau dies.

Ihr Ziel ist es, das Leben der Menschen in den Bereichen zu fördern, die aus Sicht der Betroffenen oder ihrer Sorgeberechtigten wichtig sind, und sie beinhaltet eine Vielfalt an Methoden und Techniken, die dazu dienen, alltägliche Fähigkeiten und Verhaltensweisen je nach Bedarf zu fördern, abzubauen oder aufrechtzuerhalten.

In diesem Kapitel sollen die Grundlagen der ABA dargestellt werden.

Dabei werden die wesentlichen Prinzipien erläutert, die man zur Entwicklung von Programmen zum Aufbau gewünschter Verhaltensweisen anwendet; zudem werden einige der Verfahren beschrieben, die typischerweise bei Kindern mit Autismus eingesetzt werden.

In den letzten anderthalb Jahren sind wir Teil einer Gruppe von Eltern geworden, die zu Therapeuten für ihr eigenes Kind ausgebildet werden wollten. Wir treffen uns einmal im Monat mit ausgebildeten *Behaviour Analysts (BAs)*; wir lernen, was man unter ABA versteht, wir präsentieren die Ergebnisse der Arbeit mit unseren Kindern im zurückliegenden Monat und wir diskutieren und planen, wie wir im nächsten Monat weitermachen sollen.

Als Eltern von autistischen Kindern wollen wir unser Verständnis und unseren Umgang mit ABA darstellen. Wie Sie bemerken werden, reflektiert dieses Kapitel den Schreibprozess, indem wir die Feder jeweils zum nächsten Autor weitergeben.

Wir haben Beispiele der Arbeit mit unseren eigenen Kindern eingefügt, um die jeweiligen Aspekte von ABA anschaulich zu machen.

Dementsprechend werden Sie in diesem Kapitel über vier verschiedene Kinder lesen (einige von uns Eltern haben ihre Namen sowie die Namen der Kinder geändert).

2.1 Was versteht man unter ABA?

Mit ABA wird die Anwendung (»applied«) des Wissenschaftszweigs, der im angloamerikanischen Raum *Behaviour Analysis* genannt wird, bezeichnet.

Die Geschichte der Behaviour Analysis reicht bis in die Anfänge des 20. Jahrhunderts zurück. Seit diesem Zeitpunkt beschäftigen BAs sich damit, natürliche Gesetzmäßigkeiten aufzudecken, die während eines Verhaltens ablaufen.

ABA ist demnach die Anwendung des Wissens, das von diesen Wissenschaftlern gewonnen wurde, und zielt darauf, das Leben von Individuen oder von Personengruppen zu verbessern.

Von den vielen Definitionen des Begriffes »applied«, wörtlich: »angewandt«, ist die in diesem Kontext passendste »praktisch«, auch wenn für diejenigen von uns, die sich aktiv mit ABA beschäftigen, das Synonym »harte Arbeit« angemessener erscheinen mag.

Das Wort »Analyse« ist ein notwendiger Teil von »etwas verstehen wollen« und beinhaltet, die Ergebnisse unserer Arbeit darauf zu prüfen, welches Bild sich daraus ergibt (Anm. d. Ü.: gemeint ist, den Informationsgehalt für die vergangene als auch die weitere Arbeit zu ermitteln).

Der Begriff »Verhalten« wiederum umschreibt das gesamte »Tun« von Menschen.

In den meisten Fällen kann Verhalten beobachtet und erfasst werden, dies gilt etwa für Tätigkeiten wie Spielen oder Sprechen. Daneben gibt es manche Verhaltensweisen, die nicht direkt beobachtet werden können. Sie ereignen sich – wie Gefühle oder Gedanken – im Inneren der Person. Dennoch: Auch solche Verhaltensweisen können analysiert und – falls nötig – verändert werden (mehr dazu später).

2.2 Wie sieht die Behaviour Analysis Autismus?

Fachleute diagnostizierten bei meinem Kind Autismus, als es ca. 2 Jahre alt war. Mir wurde erklärt, dass niemand wirklich wisse, warum ein Kind Autismus entwickle, dass es sich um einen lebenslangen Zustand handle und dass das Beste, was ich für mein Kind tun könne, sei, zu lernen, mit diesem Zustand umzugehen und mein Kind so zu akzeptieren, wie es ist. Kurz: Es »habe« Autismus.

Das heißt, der Begriff »Autismus« wurde genutzt, um den Zustand meines Kindes zu erklären. Sie rieten mir, zu akzeptieren, dass mein Kind einen charakteristischen, einzigartigen Lernstil hätte und dass ich lernen solle, sein autistisches Gehirn zu verstehen.

Als ich das erste Mal etwas über Behaviour Analysis (BA) in Erfahrung brachte, wurde mir ebenfalls gesagt, dass die genauen Ursachen von Autismus noch nicht vollständig aufgeklärt seien. Der Begriff »Autismus« als solcher aber erkläre nichts. Er solle eher als eine Art Etikett angesehen werden; sozusagen eine umfassende Bezeichnung, die angebe, wie sich mein Kind wahrscheinlich verhalten werde: Manchmal werde es Verhaltensweisen übermäßig oft zeigen (Verhaltensexzesse) und manchmal zu selten (Verhaltensdefizite).

Ich betrachtete dann mein Kind aus diesem Blickwinkel und fand bald heraus, dass es bestimmte Aspekte seines Verhaltens gab, die ich gerne reduzieren würde, wie etwa selbststimulierendes Verhalten. Andererseits gab es aber auch Verhaltensweisen, die ich lieber häufiger, stärker und konsistenter gesehen hätte, so zum Beispiel das Einsetzen der Sprache zur Kommunikation.

Man empfahl mir, der beste Weg, mit meinem Kind zurechtzukommen, sei, sein Gleichgewicht neu zu justieren. Hierzu sollten wir ihm beibringen, bestimmte Verhaltensweisen öfter zu zeigen und andere seltener. Auf diese Weise würden wir ihm helfen, sein Potenzial optimal zu entwickeln.

Kurz: Mir wurde gesagt, dass eine Reihe allgemeiner Verhaltensprinzipien, die von den Wissenschaftlern über die Jahre identifiziert worden seien, eingesetzt werden könnten, um meinem Sohn zu helfen, genauso wie sie eingesetzt werden könnten, um anderen Menschen zu helfen.

2.3 Was sind die Ziele der Behaviour Analysis?

Einer der Hauptunterschiede zwischen der herkömmlichen Psychologie und ABA ist der, dass viele Psychologen menschliches Verhalten analysieren, indem sie Durchschnittswerte von Gruppen heranziehen. Dies birgt jedoch die Gefahr, aus dem Auge zu verlieren, wie man individuelles Verhalten versteht und individuell maßgeschneiderte Lernumgebungen schafft.

Im Gegensatz dazu hat ABA Verfahren entwickelt, die genau darauf ausgerichtet sind, individuelle Unterschiede im Verhalten zu messen. Deshalb sind BAs die idealen Experten für individuell maßgeschneiderte Behandlungsprogramme. Der entscheidende Begriff ist hier »maßgeschneidert«. Wie bei Kleidungsstücken: Es passt dasjenige am besten, das speziell für die Person, die es trägt, angepasst wurde.

Obwohl jedes Kind in der Lage ist, zu lernen, sind bei manchen Kindern besondere Bemühungen notwendig, um ihr Potenzial bestmöglich auszuschöpfen. Die ABA liefert einen Rahmen für diese besonderen Bemühungen der Verantwortlichen dieser Kinder.

Sie zeigt auf, wie die Lernumwelt dieser Kinder speziell auf ihre Bedürfnisse zugeschnitten werden kann und wie sie sich flexibel der jeweiligen Entwicklung anpasst.

Wenn Verhalten sich ändern soll (d. h. Therapie stattfindet), dann geht es vor allem darum, das Beste aus einem Individuum herauszuholen. Ansonsten wird man niemals wissen, was eine Person erreichen kann bzw. wo ihre Grenzen liegen.

Das bedeutet jedoch keinesfalls, dass ABA einen autistischen Menschen nicht als solchen akzeptieren würde. Ganz im Gegenteil: Ein zentraler Bestandteil des

Prozesses, eine passende Lernumgebung zu entwickeln, ist die Akzeptanz des jeweiligen Individuums in seiner derzeitigen Entwicklung. Man weiß und muss wissen, wozu die individuelle Person in der Lage ist und wozu nicht. Jedoch darf diese Akzeptanz nicht verwechselt werden mit einem Verzicht darauf, weiterzukommen und auszuloten, wozu ein Individuum in der Lage ist, wenn seine Lernumgebung optimal auf sein derzeitiges Niveau abgestimmt wird.

2.4 Warum nutze ich ABA für mein Kind?

ABA vermittelt mir als Elternteil die Fähigkeiten und das Wissen, das Lernpotenzial meines Sohnes Jack zu erweitern, ihm neue Verhaltensweisen wie den Umgang mit Essbesteck beizubringen, aber auch angemessen mit Problemverhalten umzugehen, wenn er etwa schreit, um etwas zu bekommen.

ABA gibt mir praktische Instrumente an die Hand, um ihm so viel wie möglich beizubringen und mit Problemverhalten besser umzugehen. Ich fühle mich nicht mehr so alleingelassen und überfordert im täglichen Bemühen, Jack gerecht zu werden; auch habe ich mehr Kontrolle, wenn sich potenziell schwierige Situationen entwickeln. In der Vergangenheit war Jack derjenige, der in vielen Situationen die Kontrolle hatte; das führte letztlich dazu, dass er meist das bekam, was er wollte (sich also durchsetzte). Kurzfristig betrachtet war das vielleicht o. k.; längerfristig gesehen tat es aber keinem gut, und es löste natürlich keine Probleme.

Das Hauptanliegen der ABA ist aus meiner Sicht, Jack dabei zu helfen, neue Fähigkeiten zu lernen. Dies beginnt mit einfachen Verhaltensweisen, die man als selbstverständlich voraussetzt, wie das Aufnehmen des Blickkontakts mit anderen Personen, und geht bis zu komplexeren Prozessen wie spontaner Kommunikation oder sozialer Interaktion.

Die Fähigkeit, Jacks Verhalten zu analysieren, ermöglicht es mir, Jack den Unterschied zwischen angemessenem und unangemessenem Verhalten zu vermitteln. Dabei achte ich immer darauf, dass der Lernprozess uns beiden Spaß macht und interessant ist.

2.5 Wie wende ich die Behaviour Analysis an?

Verhalten definieren

ABA hat eine Vielzahl an Möglichkeiten entwickelt, spezifische Fähigkeiten zu lehren.

Später werden wir in diesem Kapitel einige der Strategien beschreiben, die wir oft mit unseren autistischen Kindern angewandt haben.

Bevor ich überlege, wie eine neue Lernumgebung für Jack gestaltet werden soll, muss ich festlegen, was ich ihm jeweils beibringen möchte.

Diesen Schritt nennt man die Identifikation des »Zielverhaltens« (*target behaviour*).

Das Zielverhalten ist dasjenige Verhalten, das wir sehen wollen, wenn die jeweilige Intervention durchgeführt wurde (Anm. d. Ü.: Wenn es sich bei der Intervention dagegen um die Behandlung eines Problemverhaltens handelt, also um ein dysfunktionales Verhalten, geht es natürlich darum, dass dieses nicht mehr vorkommt).

Der Fachausdruck für das Schaffen einer neuen Lernumgebung lautet »eine Intervention planen«.

Es ist entscheidend, die richtigen Zielverhaltensweisen zu wählen. Das Zielverhalten sollte immer etwas sein, das Ihrem Kind hilft, ein erfüllteres Leben zu führen.

Das variiert natürlich von Kind zu Kind und von Familie zu Familie. Ältere Kinder kann man beteiligen, wenn man herausfinden will, was sie gerne lernen möchten; bei jüngeren Kindern allerdings müssen das die Eltern entscheiden.

BAs können bei diesem Entscheidungsprozess behilflich sein. Ich hatte mich z. B. dazu entschlossen, mit Jack an einem seit Längerem bestehenden Problemverhalten zu arbeiten: Wenn Jack von der Schule heimkam, begann er immer dann zu schreien, wenn keine Cola bereitstand. Das konnte eine halbe oder auch eine ganze Stunde andauern. Es fiel mir sehr schwer, mit dieser Situation umzugehen, und für Jack war es auch kein Vergnügen.

Als ich mich dazu entschied, an diesem Verhalten zu arbeiten, bestand der erste Schritt darin, zu definieren, was ich unter »Schreien« verstand.

Sie mögen sich nun denken, dass »Schreien« doch einfach »Schreien« ist. Bei näherer Betrachtung aber verbirgt sich dahinter mehr. Ich musste mir etwa darüber klar werden, was es genau war, das mich störte: war es die Lautstärke des Schreiens, die Anzahl seiner Schreianfälle, die Tageszeit (also der Zeitpunkt, zu dem er schrie), die Dauer seines Schreiens oder die Tatsache, dass er überhaupt schrie? Erst als ich »Schreien« genauer definiert hatte, war es mir möglich, das Verhalten zu messen und somit auch die Effektivität der neuen Lernumgebung zu überprüfen, die dazu dienen sollte, das Problemverhalten durch angemessenere Verhaltensweisen zu ersetzen (▶ **Kap. 6**).

Verhalten messen

Nachdem ich »Schreien« als Problemverhalten genau definiert hatte, bestand mein nächster (Arbeits-)Schritt darin, das »Schrei-Verhalten« über ca. 10 Tage hinweg in einer ABC-Tabelle aufzuzeichnen. Damit sind bereits einige der wichtigsten Aspekte der ABA angesprochen. Wir kommen gleich dazu, was es bedeutet, eine ABC-Tabelle auszuarbeiten. Zunächst aber wollen wir uns damit befassen, dass Verhalten messbar ist. Es mag überraschend wirken, dass man

Verhalten messen möchte. Warum sollte man so etwas tun wollen? Wie stellt man so etwas an? Benutzt man dabei ein Lineal, ein Stück Schnur oder eine Waage? Kann man Verhalten überhaupt messen?

Das kann man in der Tat, und dieses Vorgehen ist nicht auf die Wissenschaft beschränkt: Wir alle messen Verhalten, Wissenschaftler machen es allerdings etwas genauer. Beispielsweise wissen wir, wer in unserer Familie meistens den Abwasch erledigt, wer in der Regel den Tee kocht oder den Rasen im Sommer mäht. Wenn man Sie fragen würde, könnten Sie sicher auch beantworten, welches Ihrer Kinder morgens zuerst aufsteht und welches länger schläft als alle anderen.

All diese Beispiele beinhalten einzelne Verhaltensweisen oder Verhaltenssequenzen, die einen Anfang und ein Ende haben. Der erste Schritt zur »Messung« von Verhalten ist, zu einem bestimmten Zeitpunkt auftretendes Verhalten als solches spezifizieren zu können. Der 2. Schritt besteht in der quantitativen Messung des Verhaltens.

Wenn wir sagen, dass jemand etwas »üblicherweise« tut, könnten wir ebenso gut sagen, dass er es 1- oder 2-mal am Tag tut oder auch 3-mal in der Woche. Auf diese Weise lässt sich Verhalten entlang einer bestimmten Dimension quantifizieren. Anders ausgedrückt: Wir können nun sagen, wie häufig dieses Verhalten in einem bestimmten Zeitraum auftritt. Das versteht man unter »Verhalten messen«!

Die Behaviour Analysis hat die präzise Verhaltensmessung wissenschaftlich entwickelt. Dabei stehen einem verschiedene Vorgehensweisen zur Verfügung. Sobald das jeweilige Verhalten definiert wurde, sind zwei der am häufigsten benutzten Parameter die, *wie oft* ein Verhalten in einer bestimmten Zeitspanne auftritt (Häufigkeit), und *wie lange* das Verhalten andauert (Dauer) (vgl. Grant und Evans 1994).

Die Aufzeichnung und Messung des Verhaltens ist ein wichtiger Teil in der Verhaltensanalyse (mehr dazu im weiteren Verlauf des Buchs).

Indem ich vor Beginn der Intervention Jacks Verhalten über 10 Tage lang aufzeichnete, erhielt ich die sog. »Grundrate« oder »Baseline«, also die »spontane« Verhaltenshäufigkeit. Diese Baseline konnte ich später mit den Daten vergleichen, die ich während der Intervention gesammelt hatte; dadurch wurde erkennbar, ob die Intervention in die richtige Richtung steuerte oder nicht.

Daten aufzeichnen

Die Aufzeichnung der Daten während der gesamten Intervention hinweg ist unverzichtbar, um den Fortschritt Ihres Kindes überprüfen zu können. Auch wenn dies zunächst vielleicht aufwendig, geradezu einschüchternd klingt: Bei manchen Interventionen reicht es etwa, einen Haken für »richtig« und ein Kreuz für »falsch« in einer einfachen Tabelle einzutragen.

Sowohl die Daten als auch die Arbeitsschritte sollten für jede Sitzung notiert werden, damit keine Details vergessen werden. Dies gilt vor allem, wenn man parallel an mehreren Verhaltensweisen arbeitet.

Nach jedem Lerndurchgang notieren Sie die Anzahl der korrekt ausgeführten Verhaltensweisen (z. B.: 6 korrekte Verhaltensweisen bei 10 Versuchen →60 % korrekt).

Anschließend können Sie diesen Wert (60 %) in ein Diagramm übertragen, das auch die Ergebnisse anderer Tage bezüglich dieses Verhaltens grafisch darstellt, und können dieses Diagramm dann als ein »Daten-Tagebuch« nutzen.

Um die Dauer von Jacks Schreianfällen zu erfassen, notierte ich also, wie lange Jack nach der Cola schrie, wenn er von der Schule heimkam (Tipp: Haben Sie für Ihre Verhaltensanalyse immer Stift und Papier zur Hand!).

Danach übertrug ich die Ergebnisse in eine Tabelle (▶ Kap. 6). Diese zeigte das Ausmaß des Problems, und später konnte ich mit ihrer Hilfe erkennen, ob das Programm erfolgreich war oder nicht.

Bei einer anderen Gelegenheit brachte ich Jack bei, zwischen verschiedenen Formen zu unterscheiden. Wir begannen zuerst mit einer Karte, in der ein Viereck ausgeschnitten war. Er sollte nun »Viereck« sagen, wenn ich ihm die Karte zeigte. Sobald er mindestens 80 % an korrekten Antworten über 3 Lerndurchgänge hinweg erreicht hatte, konnte ich davon ausgehen, dass er diese Fähigkeit stabil erworben hatte. Diese Ergebnisse waren nun der Wegweiser für alle weiteren Schritte bei der Entwicklung der Intervention. Hätte Jack etwa die Aufgabe durchgehend nicht korrekt bewältigt (angezeigt durch einen durchgehend niedrigen Prozentstand nach jeder Sitzung), dann hätte ich mein Vorgehen überprüfen müssen. BAs sprechen hier von *datenbasierter Entscheidungsfindung*.

Entscheidungen über Ihre Intervention hängen von den gesammelten Daten ab und nicht von Trends oder Ihrem Bauchgefühl. Falls Ihre Daten zeigen, dass eine Intervention nicht funktioniert, müssen Sie sie verändern. In Jacks Fall hätte das etwa bedeuten können, dass das zu erlernende Verhalten in kleinere bzw. handhabbarere (Verhaltens-)Schritte eingeteilt würde oder dass ich die verwendeten Verstärker hätte überdenken müssen (dazu später mehr).

An dieser Stelle ist der Rat eines qualifizierten BAs sehr wichtig. Einen Schritt zurückzugehen, bedeutet nicht, dass man »versagt« hätte. Wenn die Auswertung »enttäuschender« Daten dazu führt, dass man gezielt über dieses Problem nachdenkt, erwirbt man neue Kenntnisse, die einem in anderen Situationen hilfreich sein können. Auch nimmt es den Druck sowohl von Ihnen als auch von Ihrem Kind, wenn Sie Probleme statt als »Versagen« oder »Schuld« von irgendjemandem als Aufgabe und Herausforderung betrachten.

Das ABC-Modell

Als es um die Genauigkeit bei der Definition von Jacks Schreiverhalten ging, habe ich zwei andere wichtige Aspekte zunächst ausgeklammert. Diese vervollständigen das Bild und stellen zusammen mit dem Verhalten das dar, was BAs die »ABCs« der Verhaltensanalyse nennen.

Der erste Schritt für die Analyse eines Verhaltens (»B« für engl. *behaviour*) besteht darin, die Bedingungen zu analysieren, die *vor* dem Erscheinen des Verhaltens auftreten. Der Fachbegriff hierfür ist »vorangehende Bedingung« – abgekürzt »A« (für engl. *antecedent*).

Nachdem das Verhalten stattgefunden hat, erfolgt darauf eine Konsequenz (= »nachfolgende Bedingung«), abgekürzt »C« (*consequence*).

BAs arbeiten bei Verhaltensweisen aller Art mit diesem ABC-Schema; d. h. sie schauen, wodurch das Verhalten ausgelöst wurde (A), welche Reaktion darauf folgte (B) und wie die Konsequenz auf das gezeigte Verhalten aussah (C).

Dieses ABC-Modell als Kernstück einer Verhaltensanalyse wird manchmal auch als *three-term contingency* (im Deutschen »funktionale Bedingungsanalyse«) bezeichnet.

Dieser Fachbegriff bezieht sich genau auf das, was eben angesprochen wurde: Wenn A auftritt, dann ergibt sich B, und wenn B stattgefunden hat, dann folgt C.

Sobald einem dieses Schema vertraut geworden ist, ist es sehr hilfreich, um Verhalten zu verstehen und angemessen damit umzugehen.

Ein Beispiel: Als ich versuchte, Jack beizubringen, zwischen verschiedenen Formen zu unterscheiden, stellten meine Instruktion »Sag Viereck« und das gleichzeitige Zeigen des ausgeschnittenen Vierecks die Vorbedingungen (A) dar. Jack konnte das gewünschte Verhalten trotz Anwesenheit dieser Vorbedingung jedoch nicht zeigen. Es ging nun darum, Jack dazu zu bringen, die richtige Antwort zu geben, d. h. »Viereck« zu sagen (= »erwünschtes Verhalten«). Sobald er dies tat, folgte mein Lob als Konsequenz auf dieses Verhalten.

Vorangehende Bedingung → Verhalten → Konsequenz

»Sag Viereck«   → »Viereck« → »Gut gemacht, Jack!«

Abb. 2.1: Korrekte Reaktion auf eine verbale Instruktion im ABC-Schema

Wenn Jacks Verhalten – trotz Training – danach nicht dem von mir gewünschten Verhalten entsprochen hätte, hätte ich an der Vorbedingung (A), an der Konsequenz (C) oder an beidem etwas ändern müssen.

Mein Ziel war immer, dass Jack in jeder neuen Lernsituation erfolgreich sein konnte. War er das nicht, dann musste ich mein Konzept bzw. die Gestaltung seiner Lernumgebung infrage stellen.

Das ABC-Modell ist eines der Haupttheoreme von ABA; darüber werden Sie sowohl in diesem Kapitel als auch in den folgenden noch einiges hören.

Nachfolgende Bedingung/Konsequenz (C)

Während bestimmte Interventionen auf die Veränderung der vorangehenden Bedingungen abzielen, basieren die meisten Interventionen, die wir hier vorstellen, auf der Veränderung der Konsequenzen. Was bedeutet das konkret?

Es gibt sowohl Verhaltenskonsequenzen, die die Wahrscheinlichkeit erhöhen, dass wir ein bestimmtes Verhalten erneut zeigen (»Verstärker«), als auch solche, die diese Wahrscheinlichkeit verringern (»unangenehme Konsequenzen«).

Wir konzentrieren uns hier auf Verstärker. Dafür gibt es mehrere Gründe: Zum einen bedeuten Verstärker mehr Spaß, zum anderen gilt: Wenn wir unsere Kinder dazu bringen, in der Regel angemessene Verhaltensweisen zu zeigen, müssen wir sie nicht so oft wegen unangebrachten Verhaltens unterbrechen.

Im Lexikon findet sich folgende Definition für Verstärkung: »Etwas durch zusätzliche Hilfestellung, durch bestimmte Materialien oder durch Unterstützung verfestigen bzw. stärker ausprägen.«

Das entspricht ziemlich genau der Definition der Behaviour Analysis: Wenn eine Konsequenz zur Folge hat, dass ein Verhalten in Zukunft wahrscheinlicher wird, sprechen wir von »Verstärkung«.

Selbstverständlich sollen solche Verhaltensweisen verstärkt werden, die wichtig für das Kind sind, indem sie seine soziale, emotionale und intellektuelle Entwicklung fördern und zu seinem Wohlbefinden beitragen.

Art der Verstärkung

Es gibt zwei Arten von Verstärkung: positive und negative. Lassen Sie sich davon nicht verwirren! Es gilt das Grundprinzip: Jede Art der Verstärkung hat das Ziel, die Häufigkeit eines Verhaltens zu erhöhen.

Der Unterschied liegt darin, dass man bei *positiver Verstärkung* etwas (als Konsequenz) »hinzufügt« (+) – normalerweise handelt es sich dabei um etwas, was das Kind mag, wie Lob, Umarmungen etc. –, bei *negativer Verstärkung* wird als Konsequenz der Handlung etwas weggelassen oder unterlassen (–). Meist sind das Dinge, die das Kind gerne vermeidet oder nicht mag, wie z. B. die Aufforderung, Hausaufgaben zu machen.

Da negative Verstärkung oft auf dem Weglassen von etwas basiert, das man nicht mag, wird es auch als Vermeidungslernen (*avoidance learning/escape learning*; Grant und Evans 1994) bezeichnet.

Bei der Anwendung von ABA setzen wir in der Regel auf positive Verstärkung. Dennoch ist es wichtig, das Prinzip der negativen Verstärkung zu verstehen. Allzu oft nämlich werden unerwünschte Verhaltensweisen des Kindes (Verhaltensexzesse) unabsichtlich negativ verstärkt: Das Kind hat gelernt, dass es einer Aufforderung ausweichen kann, indem es ein bestimmtes Verhalten zeigt. Ein Kind bricht etwa in einen Wutanfall aus, wenn es aufgefordert wird, sein Zimmer aufzuräumen. Sind Eltern mit einer solchen Situation konfrontiert, ist es ihnen den Streit aber oft nicht wert und es erscheint bequemer, die ursprüngliche Bitte, das Zimmer aufzuräumen, aufzugeben (= negative Verstärkung). In der Regel beruhigt sich das Kind dann. Allerdings könnte es nun gelernt haben, dass es sich durch den Wutanfall das Aufräumen ersparen kann: Negative Verstärkung führt oft ungewollt zu unerwünschtem Verhalten.

Gerade weil Wutanfällen häufig sind, ist es also wichtig, das Prinzip negativer Verstärkung verstanden zu haben.

Nun aber zurück zur positiven Verstärkung. Um Verstärkung so effektiv wie möglich einzusetzen, muss sie genau terminiert sein und dem gewünschten Verhalten sofort folgen. Ihr Kind muss schließlich wissen, was es genau ist, über das Sie so erfreut sind. Falls Ihr Verstärker zeitlich schlecht festgelegt ist oder zu spät folgt, dann kann das zu Verwirrung führen und zur Folge haben, dass das falsche Verhalten verstärkt wurde. Nehmen wir zum Beispiel an, dass Ihr Kind nicht spricht und Sie daran arbeiten, ihm ein Wort beizubringen. Sie haben ein Lernprogramm begonnen und Ihr Kind beginnt nun, einige passende Laute zu äußern; gleich danach aber beginnt es, sich durch Händeflattern selbst zu stimulieren. Sie müssen nun mit der zeitlichen Abstimmung ihres Verstärkers sehr genau sein, um sicher zu gehen, dass Sie nicht das ungewünschte Verhalten (Händeflattern) verstärken, sondern das Sprechen als gewünschtes Verhalten.

Wenn Sie Lob als Verstärker einsetzen, ist folgender Hinweis wichtig: Äußern Sie sich sehr präzise, um zu verdeutlichen, was genau verstärkt wird; wenn Sie zum Beispiel Augenkontakt fördern wollen, sagen Sie besser »Gut geschaut« anstatt »Braver Junge, gut gemacht«.

Bei einer vagen Formulierung wie der letzteren kann es passieren, dass es zu Missverständnissen kommt und das Kind nicht weiß, was genau es nun »richtig« gemacht hat.

Je kompetenter das Kind im Lauf der Zeit wird, desto mehr kann man seine Formulierungen den üblichen Umgangsformen anpassen.

Typen von Verstärkern

So wie es zwei Arten von Verstärkung gibt, nämlich positive und negative, so unterscheidet man zwei Typen von Verstärkern, nämlich primäre und sekundäre.

Ein *primärer Verstärker* ist etwas Konkretes wie eine Süßigkeit oder ein Getränk. Er hat eine natürliche Wirksamkeit und leitet sich aus biologischen Bedürfnissen ab.

Sekundäre Verstärker hingegen sind abstrakter, es handelt sich dabei um Dinge wie Lob, Aufmerksamkeit, Umarmungen etc. In Kombination mit primären Verstärkern können sie noch wirksamer werden.

Ein Beispiel: Wenn Sie Schokolinsen als primären Verstärker für Ihr Kind einsetzen und die Gabe der Schokolinsen gleichzeitig mit Lob paaren, dann wird der primäre Verstärker (Schokolinsen) im Lauf der Zeit durch das Lob abgelöst. D. h. »Lob« wurde zum sekundären Verstärker und Sie können es allein wirksam einsetzen. Dies ist ein sehr wichtiger Aspekt, v. a. dann, wenn Ihr Kind momentan nicht angemessen auf Lob reagiert. Auf diese Weise können Sie Ihr Kind für Lob empfänglich machen.

Viele von uns haben die Erfahrung gemacht, dass bei der Arbeit mit den Kindern Lob, Umarmungen, Kitzeln etc. gut als Verstärker funktionieren. Hinzu kommt, dass diese Art von Verstärkern natürlich, universell und praktisch einzusetzen sind (Sie haben sie ja schließlich immer »dabei«).

Beispiele von Verstärkern

Auf die Praxis bezogen: Gibt es eine bestimmte Sache, die man grundsätzlich als Verstärker benutzen sollte? Für mich ist es unmöglich, diese Frage pauschal zu beantworten; ich kann allerdings gerne Beispiele für Verstärker nennen, die wir bei James eingesetzt haben.

Dass ich nicht »die« Antwort auf diese Frage habe, liegt daran, dass jedes Kind eigene individuelle Vorlieben und Abneigungen hat. Was bei dem einen Kind als Verstärker wirkt, muss also nicht zwangsläufig bei einem anderen Kind auch funktionieren.

Allgemein kann man aber sagen, dass als Verstärker meist angenehme Dinge oder Aktivitäten, wie zum Beispiel Süßigkeiten, Essen, Videos oder bevorzugte Spielsachen angesehen werden.

Ein Hinweis: Falls sie essbare Verstärker benutzen, gehen Sie damit so sparsam wie möglich um, damit sie den Arbeitsfluss nicht stören. Beachten Sie auch, dass gerade Süßigkeiten als Verstärker negative Konsequenzen für die Gesundheit ihres Kindes haben könnten, vor allem was die Zähne angeht.

Das Ziel sollte demnach darin bestehen, dass Ihr Kind auf natürliche und soziale Verstärker anspricht.

Verstärker können bisweilen etwas ungewöhnlich sein; so können Sie manchmal auch in Betracht ziehen, ungewöhnliche Vorlieben Ihres Kindes zu nutzen. Diese können sich als äußerst motivierend für Ihr Kind erweisen und somit als gute Belohnung und Ansporn beim Lernen dienen. Hier möchte ich ein Beispiel geben für etwas Ungewöhnliches, das sehr gut als Verstärker bei unserem Sohn James funktioniert hat: Er hatte gerade begonnen, Grundelemente verbaler Imitation – einfache Laute – zu beherrschen. Natürlich verstärkten wir alle Laute mit Lob, Umarmungen etc. (alles Dinge, die James gern hat; seien Sie sich aber dessen bewusst, dass Ihr Kind etwas anderes bevorzugen könnte). Als ich eines Tages mit James draußen spazieren ging, zog er immer wieder an meiner Hand, um auf die Gullideckel am Rande des Gehwegs treten zu können. Es war offensichtlich, dass ihm das Spaß machte. Also begann ich, zuerst ein bestimmtes Verhalten von ihm einzufordern (wie einen Laut nachmachen), bevor ich den Verstärker zuließ (d. h. bevor er auf den Gullideckel treten durfte). Mit anderen Worten: Ich schuf bewusst eine Situation nach dem ABC-Schema (▶ **Abb. 2.2**).

Letztlich bekam ich auf diesem kurzen Weg die Straße entlang mehr verbale Imitation von ihm als in vielen vorherigen Versuchen unter anderen Umständen. Zudem hatte er sehr viel Spaß dabei.

Dieses Beispiel soll Ihnen verdeutlichen, dass Sie sowohl eine hohe Sensibilität für die Bedürfnisse Ihres Kindes haben müssen (wie ungewöhnlich sie manchmal auch sein mögen) als auch bei der Auswahl passender Verstärker kreativ sein sollten.

2.5 Wie wende ich die Behaviour Analysis an?

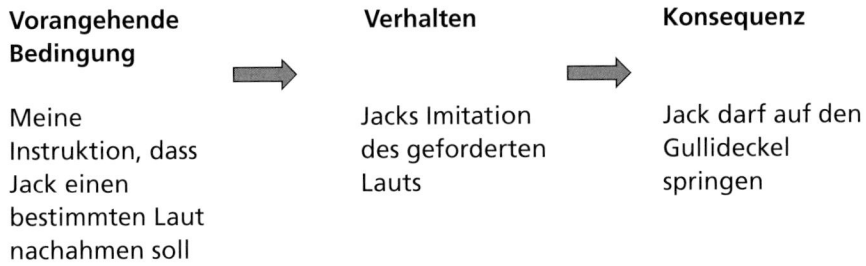

Vorangehende Bedingung	Verhalten	Konsequenz
Meine Instruktion, dass Jack einen bestimmten Laut nachahmen soll	Jacks Imitation des geforderten Lauts	Jack darf auf den Gullideckel springen

Abb. 2.2: Verstärkung verbaler Äußerungen im ABC-Schema

Auswahl und Festlegung von Verstärkern

Wie entscheiden Sie also, was Sie als Verstärker bei Ihrem Kind einsetzen? Verstärker zu finden, kann sehr zeitaufwendig sein und gerade die völlig einnehmen, die immer nach neuen, aufregenden, ungewöhnlichen Spielsachen und Dingen für Ihre Kinder suchen.

Eine der naheliegendsten Methoden bei der Auswahl passender Verstärker ist es, Ihr Kind zu beobachten. Erfassen Sie die verschiedenen Aktivitäten, die Ihr Kind am meisten mag. Generell lässt sich feststellen, dass Dinge, die man besonders oft oder bevorzugt macht, den größten Verstärkereffekt haben. Dieser Zusammenhang kann für die Verstärkerwahl hilfreich sein. Sprechen Sie auch mit anderen, die sich um Ihr Kind kümmern (auch in unterschiedlichen Umgebungen, wie Schule oder Kindergarten). Sie können Ihrem Kind auch zwei Dinge anbieten und dabei darauf achten, welches von beiden es bevorzugt nimmt. Dasjenige, das es genommen hat, sollte besser als Verstärker funktionieren als das andere.

Beachten Sie dabei aber: Was an dem einen Tag als Verstärker funktioniert hat, muss nicht am nächsten Tag funktionieren. So sollten Sie in regelmäßigen Abständen (mindestens einmal die Woche) die aktuelle Wirksamkeit der Verstärker überprüfen.

Eine Möglichkeit ist auch, das Kind sowohl die Aufgabe als auch den Verstärker wählen zu lassen: Diese Wahlmöglichkeit als solche kann attraktiv sein.

Um Verstärker attraktiv für Ihr Kind zu machen und zu halten, sollten Sie diese zudem von Zeit zu Zeit aus dem Lebensumfeld Ihres Kindes entfernen. Wir benutzten bspw. bei James eine Weile Schokolade als Verstärker; das bedeutete, dass James außerhalb der Trainingsphasen keinen Zugang zu Schokolade hatte.

Wird »Zeit zum Spielen mit besonderen Spielzeugen« als Verstärker eingesetzt, dann sollten genau diese Spielsachen in einer extra Box aufbewahrt werden, die dem Kind außerhalb der Trainingsphasen nicht zur Verfügung steht. Könnte Ihr Kind nämlich beliebig mit diesen Spielsachen spielen, dann würden sie ihr Potenzial als Verstärker schnell verlieren.

Verstärkung im Alltag: ein Beispiel

Vor einiger Zeit hatte James die Angewohnheit, seine Schuhe und Socken bei Autofahrten auszuziehen. Jedes Mal, wenn wir anhielten und James aussteigen sollte, hatte er seine Schuhe und Socken nicht mehr an. Ich erkannte, dass ich unbeabsichtigt sein Verhalten verstärkte, indem ich es (meist scherzhaft) kommentierte und manchmal sogar seine Füße kitzelte. Natürlich genoss James all das, und so zog er weiterhin seine Schuhe und Socken aus. Sobald ich diesen Mechanismus durchschaut hatte (d. h. dass meine Reaktion unabsichtlich sein Problemverhalten verstärkte), änderte ich mein Verhalten. Völlig kommentarlos, ohne zu lächeln oder gar seine Füße zu kitzeln, zog ich ihm seine Socken und Schuhe wieder an und half ihm beim Aussteigen. Das »Problemverhalten« hörte nach ca. 8 Tagen auf.

Ich musste nun sichergehen, dass ich in Zukunft immer auf diese Weise reagierte. Hätte ich ab und zu wieder Kommentare gemacht oder ihn gekitzelt, hätte dies als eine sog. *intermittierende Verstärkung* gewirkt. Eine solche intermittierende Verstärkung wirkt stärker als *kontinuierliche Verstärkung* und führt letztlich zu Verhalten, das resistenter gegenüber Veränderung ist. Wenn das Kind nicht genau weiß, ob es nun verstärkt wird oder nicht, dann wird es das Verhalten wahrscheinlicher zeigen – nach dem Motto: »für den Fall, dass ...«.

Es ist ein bisschen wie der Vergleich zwischen einem Münz-Snack-Automaten (kontinuierliche Verstärkung: Bei *jedem* Münzeinwurf bekommt man z. B. einen Schokoriegel) und einem Spielautomaten (intermittierende Verstärkung: Zufalls-Auszahlungen); wir alle wissen, dass solche Spielautomaten ein hohes Suchtpotenzial haben.

Zum Abschluss dieses Kapitels lassen sie mich ein altes Sprichwort zitieren: »Ein Verstärker ist nur ein Verstärker, wenn er verstärkt« – denken Sie darüber nach!

Gestaltung eines Lernprogramms (Intervention)

Wenn man sich das erste Mal mit ABA beschäftigt, kann das Angebot an Interventionen schier endlos erscheinen. Jedes Mal, wenn man meint, man hätte eine Intervention verstanden, liefert einem der Experte, mit dem man arbeitet, unter Umständen schon eine andere Möglichkeit.

Es ist nicht nötig, dass Sie all diese Möglichkeiten auswendig lernen; Sie sollten aber allgemein aufgeschlossen bleiben und bereit sein, Neues zu lernen und vor allem die eigene Vorstellungskraft zu benutzen. Letzten Endes ist jede Intervention nur so gut wie die Veränderung, die sie bei Ihrem Kind bewirkt.

In den meisten Fällen muss das Verhalten, das Sie Ihrem Kind beibringen wollen, in kleine Einheiten aufgeteilt werden. Jeder Schritt wird dann solange gelehrt, bis Ihr Kind ihn ohne Weiteres ausführen kann. Oft müssen Kinder bei der richtigen Reaktion zunächst unterstützt werden. Eine solche Unterstützung wird als *Prompt* bezeichnet.

2.5 Wie wende ich die Behaviour Analysis an?

Als ich bspw. James beibrachte, einen Stift richtig zu halten, nutzte ich einen (behutsamen) körperlichen Prompt, indem ich meine Hand über seine legte, um sie zu führen und um ihm das Zutrauen zu geben, es selbst zu versuchen. Im Lauf der Zeit reduzierte ich den Druck auf seine Hand immer mehr, sodass er letztlich selbst die Bewegung fortführte. Dieses Vorgehen wird als *Fading* (Ausschleichen) bezeichnet.

In der ABA gibt es eine Fülle an Vorgehensweisen. Es ist oft schwierig, sich die Fachterminologie zu merken.

Haben Sie aber erst mal eine Methode erfolgreich angewandt, dann wird es Ihnen leichter fallen, den Fachbegriff zu benutzen. Spätestens dann, wenn Sie ein bestimmtes Verfahren einer anderen Person erklären wollen, wird Ihnen eine exakte Terminologie hilfreich erscheinen.

Gestaltung der Lernumgebung

Bevor Sie mit einem Programm beginnen, müssen Sie sich überlegen, wie Sie die Umgebung, in der Sie mit Ihrem Kind arbeiten, gestalten. Wie bereits festgestellt, kann Verhaltensanalyse in jeder Situation angewandt werden: James etwa verbesserte sein Sprechen während eines Spaziergangs und im Auto lernte er, dass man die Schuhe anlassen muss. Später werden Sie lesen, wie Jack in der Küche lernte, angemessen nach einem Getränk zu fragen, und Colin im Wohnzimmer beigebracht wurde, Augenkontakt zu halten.

Nichtsdestotrotz werden wohl die meisten Eltern in einem formaleren Setting mit der verhaltensanalytischen Arbeit bei ihrem Kind beginnen.

Einen Tisch und Stühle in einem relativ ruhigen Raum zu arrangieren, ist oft der beste Weg, um sicherzugehen, dass sowohl Ihr Kind als auch Sie sich selbst besser auf die vorliegende Aufgabe konzentrieren können. Dabei können die zu lernenden Fähigkeiten in kleine Schritte eingeteilt werden; und der Eins-zu-eins-Unterricht (Einzel-Lernsituation) ermöglicht es, dass Sie beide die erforderten Verhaltensweisen sooft wie nötig wiederholen können.

Diese Art des Lernens (und Lehrens) wird auch ein Vorgehen mit *discrete trials*, abgegrenzten Einzel-Lerndurchgängen, genannt.

Als ich mit dem ABA-Programm bei meinem Sohn Colin begann, stand diese Methode am Anfang. *Discrete trials* sind eigentlich nur eine Erweiterung von Methoden, die die meisten von uns bereits bei ihren Kindern anwenden. Ein Beispiel wäre das Beibringen von Zahlen oder von Rechtschreibung, indem wir die korrekte Antwort ein paar Mal wiederholen, um sicherzugehen, dass unser Kind ein gutes Verständnis dafür entwickelt.

Sobald man sich entschieden hat, welche Verhaltensweisen man seinem Kind beibringen will, wird jeder Schritt in konsistenter Weise gelehrt und in mehreren Lerndurchgängen wiederholt.

Diese strukturierte Unterrichtsmethode kann sowohl für einfache Aufgaben als auch für das Erlernen komplexerer Verhaltensweisen (wie sprachlichen Fertigkeiten) angewendet werden.

Auch wenn es »harte Arbeit« bedeutet, sollte es so viel Spaß wie möglich machen. Viele Eltern setzen Lieder oder Spiele dafür ein.

Trainingsbeginn

Da Colin schlecht Augenkontakt halten konnte, wählte ich dies als Zielverhalten (*target behaviour*) für ein Trainingsprogramm aus, das wir gemeinsam mit einem qualifizierten BA erarbeitet hatten (▶ Kap. 5, in dem viele andere Dinge, die wir Colin beibrachten, beschrieben werden).

Zuerst musste nun das zu verändernde Verhalten genau definiert werden: »Augenkontakt« kann von einem flüchtigen Seitenblick bis hin zu rigidem Anstarren variieren. Es war wichtig, dass wir unsere Ziele so genau wie möglich formulierten; bspw., dass der Augenkontakt ca. 2 Sekunden bestehen sollte.

Dabei sollten Ihre Instruktionen so kurz und konsistent wie möglich sein. »Schau mich an« ist besser als »Ok, nun will ich, dass du mich ansiehst – komm schon, schau die Mami an«.

Erst als Colin richtig auf »Schau mich an« reagierte, konnte ich schrittweise flexibler mit meiner Aufforderung werden.

Man sollte sich zudem so schnell wie möglich von primären Verstärkern wie Süßigkeiten lösen. Es gibt das Vorurteil, dass Kinder in solchen *discrete trials* mit Süßigkeiten »zwangsgefüttert« werden, nur damit sie in diesen stressigen Situationen antworten.

Dazu kommt es natürlich in einer Trainingsstunde, in der ABA sachgerecht angewendet wird, nicht. Es geht vielmehr darum, das Lernen so angenehm wie möglich zu machen; wenn »Arbeit« mit positiver Verstärkung assoziiert wird, dann haben die Kinder dabei keine Probleme.

Wie funktionieren *discrete trials* aber nun in der Praxis? Beim ersten Durchgang saß ich zunächst einfach nur – in einem ruhigen und vertrauten Raum – vor Colin und sagte »Schau mich an« (A). Jedes Mal wenn Colin mich nun ansah (B), bekam er einen passenden Verstärker wie Smarties oder Lob (C). Schaute er mich nicht an, dann drehte ich sanft sein Gesicht in meine Richtung, um Augenkontakt zu ermöglichen und sagte dabei »So geht ›schau mich an‹«.

Diese körperliche Unterstützung fungierte als Prompt. Im weiteren Verlauf schaute er mich dann an, ohne noch einen Prompt zu brauchen.

Ich wiederholte diese einfache ABC-Sequenz ein paar Mal und jedes Mal notierte ich, ob er mich ansah (d. h. ob es eine korrekte Reaktion gab) oder nicht und ob dazu ein Prompt notwendig gewesen war. Ich führte dies jeweils 5- oder 10-mal durch, um das Ausrechnen der Prozentangaben für »richtig bearbeitet« zu erleichtern.

Shaping

Shaping, wörtlich übersetzt »Verhaltensformung«, wird in fast allen Programmen genutzt. In der Fachsprache versteht man darunter den Aufbau von neuem Verhalten durch schrittweises Verstärken der Annäherungen an das Zielverhalten; und zwar solange, bis vom Individuum genau das Zielverhalten gezeigt wird.

Ich würde es mit eigenen Worten einfacher formulieren: Durch Shaping hilft man einem Kind, geschickter in Fertigkeiten zu werden, die es entweder aktuell benötigt oder die wichtig für sein späteres Leben sind.

Das allgemeine Vorgehen besteht darin, eine komplexe Aufgabe in kleine Einheiten aufzuteilen und das erfolgreiche Bewältigen einer jeden Einheit zu verstärken. Sobald eine Einheit gelernt bzw. gemeistert wird, kann die nächste angefügt werden; dies setzt man solange fort, bis das Kind alle diese Einheiten in der richtigen Reihenfolge ausführen kann.

Eltern formen das Verhalten ihrer Kinder täglich; Eltern nennen es Erziehung (*child rearing*), Lehrer sprechen von Unterricht (*education*).

Allerdings formen nicht alle Eltern und auch nicht alle Lehrer das Verhalten der Kinder so, dass deren Lernpotenzial maximiert wird; und auch sehr Bemühte machen es nicht immer konsistent. Die meisten liebevollen Eltern und Lehrer bemühen sich aber, das so oft wie möglich zu schaffen.

Bei meinem 11-jährigen Sohn Eoin wurde das Asperger-Syndrom mit mittelmäßigen Sprachschwierigkeiten diagnostiziert. Er hatte schon immer Probleme mit abstrakter Sprache und Mathematik; spezielle Schwierigkeiten hat er in der Verwendung von Geld. Bevor wir mit ihm zu arbeiten begannen, konnte er mit Geld nicht umgehen, geschweige denn es zählen. Er konnte nur etwas in einem Laden kaufen, wenn wir ihn mit einer Art Einkaufszettel losschickten und dem Verkäufer vertrauten, dass dieser den korrekten Betrag abrechnete. Ich begann nun damit, ihm beizubringen, die verschiedenen Münzen zu identifizieren. Als er sie durchgehend richtig benennen konnte, arbeiteten wir daran, die Münzen entsprechend ihres Wertes in einer Reihe anzuordnen (beginnend beim kleinsten Wert und dann steigend): 1 p (Pence), 2 p, 5 p usw.

Sobald er dies konnte, bestand die nächste Trainingseinheit für Eoin darin, den Wert der Münzen zu addieren. Obwohl er bereits in der Schule gelernt hatte, »Einer«, »Zehner« und »Hunderter« zu addieren, gelang ihm das nicht mit Münzen, denn er ordnete den einzelnen Münzen falsche Werte zu.

Wir hatten das alles auf weißem unliniertem Papier geübt (wie dumm ich doch war ...). Der BA gab mir den Rat, mit horizontal liniertem Papier zu arbeiten, damit Eoin die Ziffern größer schreiben konnte; vertikale Linien dienten als Spalten für die jeweilige Zehnerstelle.

Das funktionierte sehr gut. Wir begannen mit einfachen Summen, wie: »Addiere 2 p und 5 p« etc.

Als er dies beherrschte, gingen wir über zu Additionen wie: 2 p + 5 p + 5 p. Am Ende konnte er ohne jegliche Schwierigkeiten den gesamten Inhalt seiner Geldbüchse zählen: 28,73 Pfund. Dieses Beispiel zeigt, wie Shaping eingesetzt werden kann, um eine anfangs nicht verfügbare Fähigkeit aufzubauen. Zu Beginn konnte Eoin nicht einmal die verschiedenen Münzen identifizieren. Der Shaping-Prozess half ihm dabei, schrittweise vom Zählen der Münzen eines Werts bis hin zum Addieren der Münzen in allen Wertstufen zu kommen.

Löschen von Verhalten

Das Löschen von Verhalten wird dann eingesetzt, wenn ein Problemverhalten reduziert werden soll. Das Prinzip besteht darin, dass bislang verstärktes Verhalten nicht mehr verstärkt wird. Dadurch wird es wahrscheinlicher, dass dieses Verhalten in ähnlichen Situationen nicht wieder auftritt.

Mit anderen Worten: Folgt einem Verhalten eine positive Konsequenz – sei es auch nur ab und zu –, dann ist die Wahrscheinlichkeit erhöht, dass man dieses Verhalten auch in Zukunft zeigt; allerdings macht man das nur, solange man daraus einen positiven Nutzen ziehen kann.

Ein Beispiel: Als Eoin noch ein Kleinkind war, fuhren wir oft mit dem Zug zu meinen Eltern nach Bray. Nach einiger Zeit war Eoin ganz vernarrt in diesen Zug (den DART = Dublin Area Rapid Transport). Wann immer man Eoin fragte, was er gerne machen wolle, antwortete er: »den Zug anschauen«. Dies war völlig in Ordnung – hin und wieder. Als wir aber einen Sommer lang die Hälfte des Tages am Bahnübergang in Bray verbrachten, nur um auf den Zug zu warten, war uns klar, dass wir daran etwas ändern mussten. Wenn wir nicht warteten, folgte ein Wutanfall von Eoin. Er schrie und schlug um sich, bis wir irgendwo anders waren – am Strand, auf der Kirmes etc. Weil wir einen Monat lang in Bray bleiben wollten, wegen Eoin aber eigentlich nichts unternehmen konnten (wir verbrachten schließlich die meiste Zeit des Tages am Bahnhof), beschlossen wir, das Verhalten oder zumindest diese obsessive Form, die die ganze Familie belastete, zu löschen. Als wir einen Vormittagsausflug machen wollten, klärten wir mit Eoin, dass wir ihn sofort nach dem Frühstück zum Zug bringen würden, ebenso nach dem Mittagessen und vor dem Zubettgehen. Nach dem Frühstück fuhren wir also gleich zum Bahnhof. Alles ging gut, bis wir wieder gehen wollten, weil der Zug abgefahren war. Eoin bekam einen Wutanfall; wir aber hielten an unserem Plan fest. Nach dem Mittagessen ereignete sich genau das gleiche Szenario und auch über den Tag verteilt kam es zu etlichen Wutanfällen (vor allem dann, wenn Eoin gelangweilt war). Aber es fiel auf, dass die Wutanfälle bereits nach dem ersten Tag um einiges nachließen. Normalerweise hätte man beim Löschen abgewartet, bis das Kind sich vollständig mit der neuen Situation arrangiert hat. Nach ein paar Tagen mit täglich 3 Bahnhofsbesuchen reduzierten wir diese auf morgens und abends. Auch hierbei kam es wieder zu Wutausbrüchen, die allerdings an Dauer und Intensität innerhalb der folgenden Woche abnahmen, bis Eoin schließlich die neue Situation akzeptiert hatte. An diesem Punkt wollten wir keine weiteren Veränderungen mehr vornehmen. Wir wussten, dass das Beobachten von Zügen für Eoin sehr interessant war und so arrangierten wir uns damit, ihn 2-mal am Tag dorthin zu bringen.

Dieses Beispiel zeigt, dass das Verhalten nicht vollkommen gelöscht wurde; denn das brauchte es nicht – was verändert bzw. gelöscht wurde, war das Übermaß, das jeden von uns um den Urlaub gebracht hätte.

Wie wir mit Jacks Schreiverhalten umgingen – das er zeigte, um eine Cola zu bekommen, nachdem er von der Schule nach Hause gekommen war –, ist ein weiteres Beispiel für das »Löschen« von Verhalten. Die Intervention dazu sah folgendermaßen aus: Nachdem ich Jack sagte, dass es keine Cola gebe (denn ich hatte an diesem Tag wirklich keine Cola im Haus; das machte es mir um einiges leichter, standhaft zu bleiben), ignorierte ich sein Schreien vollkommen. Mit anderen Worten: Ich gab ihm nicht das, was er normalerweise bekam. Am ersten Tag schrie er ca. 15 Minuten. Als wir später sein Kindermädchen besuchten, gab sie ihm eine Flasche mit etwas Cola darin; d. h. sein Lieblingsgetränk wurde ihm nicht völlig vorenthalten. Am nächsten Tag dauerte sein Schreien ca. 30 Minuten an.

Man nennt dieses Phänomen *extinction burst* (die anfängliche Zunahme des Problemverhaltens beim Löschen); es ist Teil der zu erwartenden Reaktion bei der Löschung von Verhalten. Wird ein Verhalten nicht mehr verstärkt, dann wird es für einige Zeit länger, häufiger und stärker auftreten, bevor es letztlich abnimmt. Als Jacks Schreiverhalten diesem Muster folgte, wusste ich, dass wir auf dem richtigen Weg waren.

Als er am darauffolgenden Tag von der Schule heimkam, dauerte der Wutausbruch nur ca. 5 Minuten an und letztlich verschwanden seine Wutanfälle völlig. Innerhalb des Programms brachten wir Jack auch bei, angemessen nach etwas, das er haben wollte, zu fragen; wir ersetzten also das Schreien (als unangemessenes Verhalten) durch ein angemessenes Verhalten (das Nachfragen).

Generalisierung

Während eines Lernprogramms ist es wichtig, neue Fähigkeiten in einer Vielzahl von Alltagssituationen zu fördern, um die Generalisierung vorzubereiten. Diese ist erfolgt, wenn das Verhalten auch in anderen Situationen als der Lernsituation gezeigt wird. Viele Kinder mit Autismus haben ein Problem mit dem Generalisieren. Daraus ergeben sich große Schwierigkeiten damit, erlerntes Verhalten unter anderen Bedingungen umzusetzen.

Ein Kind, dem zu Hause beigebracht wurde, verschiedene Formen zu sortieren, wird möglicherweise nicht in der Lage sein, diese Aufgabe während einer psychologischen Untersuchung korrekt auszuführen.

Die Generalisierung von Fähigkeiten sollte Bestandteil eines jeden ernstzunehmenden (individuellen) Trainingsprogramms sein. Wenn man einem Kind eine Fähigkeit beibringt, dann sollte man dies über viele verschiedene Situationen hinweg tun – zu verschiedenen Zeitpunkten, in unterschiedlichen Räumen (oder an unterschiedlichen Plätzen) und mit einer Vielzahl von Personen.

Als Jack bspw. gelernt hatte, angemessen nach einer Cola zu fragen, brachte ich ihm bei, *jedes Mal*, wenn er etwas wollte, adäquat danach zu fragen – egal um was es sich handelte.

Ein weiteres Beispiel für Generalisierung: Als Jack lernte, was ein Viereck ist, wies ich ihn bei jeder Gelegenheit auf Vierecke hin, indem ich zum Beispiel spaßhaft sagte: »Die Box ist viereckig«, »schau dir das viereckige Fenster an«.

Wenn Sie Ihrem Kind beibringen wollen, die Farben Rot und Blau zu unterscheiden, könnten Sie zunächst farbige Bausteine oder farbige Karten dafür benutzen. Allerdings sollte das nur der Anfang sein. Danach könnten Sie bspw. Ihr Kind ermutigen, rote und blaue Formen in Bildern zu suchen oder Ihnen Alltagsobjekte in den entsprechenden Farben zu zeigen; auch andere Familienmitglieder oder Freunde könnten durchaus mit einbezogen werden.

Das sind alles Aspekte, die für die Generalisierung wichtig sind, und sie können sowohl bei einem arrangierten Lerndurchgang als auch zufällig in Alltagssituationen geübt werden. So könnten Sie zum Beispiel während eines Spaziergangs Ihr Kind stets, ggfs. überdeutlich, auf rote oder blaue Autos aufmerksam machen, oder Sie könnten Ihr Kind jedes Mal, wenn es etwas trinken möchte, fragen, ob es eine blaue oder eine rote Tasse möchte. Das mag etwas übertrieben klingen, aber die meisten von uns machen es sowieso meist intuitiv und ganz natürlich mit kleinen Kindern. Gerade bei Kindern mit Autismus ist diese Art des Lernens unverzichtbar: Jede Lernmöglichkeit zählt. Sie sollten also ganz bewusst Möglichkeiten schaffen, um in unterschiedlichsten Situationen die neu erworbenen Verhaltensweisen zu üben. Bringen Sie die Kinder auch dazu, den Lernprozess mit zu steuern; je mehr das Programm vom Kind ausgeht, desto besser.

Augenkontakt kann auf ganz unterschiedliche Weise geübt werden. Es ist aber am besten, wenn unter normalen Umständen, d. h. in alltäglichen Situationen geübt wird. Einem Kind beizubringen, Augenkontakt zu halten, bietet sich bspw. an, wenn es jemanden direkt anspricht oder wenn es um etwas zu Essen oder Trinken bittet. Wird dieses Verhalten anschließend verstärkt, sei es durch Ihre Aufmerksamkeit oder dadurch, dass Sie der Bitte Ihres Kindes nachkommen, dann wird Ihr Kind dieses Verhalten sehr wahrscheinlich erneut zeigen. Diese Art des beiläufigen, naturalistischen Lernens in den verschiedensten Situationen, sei es am Küchentisch, im Urlaub oder im Bus, erleichtert es Ihrem Kind erheblich, die Fähigkeiten angemessen zu nutzen, an denen Sie beide engagiert gearbeitet haben.

2.6 Zusammenfassung

Als ich das erste Mal den Begriff »ABA« hörte, dachte ich noch an eine schwedische Popgruppe; aber bereits nach ein paar Wochen diskutierte ich über die Vorteile primärer Verstärker in verschiedenen Lernformaten. Und so bitte ich Sie, trotz mancher Rückschläge (gerade zu Beginn des Trainings) nicht aufzugeben, sondern dabei zu bleiben.

ABA hat das Leben sowohl für unsere Kinder als auch die gesamte Familie positiv beeinflusst. Wir können nun besser mit bestimmten Verhaltensweisen und den alltäglichen Herausforderungen umgehen. Durch das Wissen über ABA und ihren Einsatz entwickelten wir ein anderes Verständnis von Lernen und Lehren. Es half uns, alltägliche Ereignisse als Möglichkeiten zu sehen, den Horizont unserer Kinder zu erweitern.

Literatur

Grant, L., Evans, A. (1994) Principles of Behavior Analysis. New York: HarperCollins.

3 Angewandte Verhaltensanalyse: »Die Therapie der Wahl«

Ken P. Kerr

In Kapitel 2 haben Eltern als Mitglieder von PEAT (Parents' Education as Autism Therapists) aus eigener Erfahrung über bestimmte Aspekte von ABA berichtet.

Das dritte Kapitel soll nun Einblicke in zentrale Fragen und Ergebnisse der internationalen Verhaltensforschung geben – speziell bezogen auf den Bereich Autismus.

Ziel dieses Kapitels soll sein, Ihnen Befunde aus der Fachliteratur auf eine einfache und zugängliche Art und Weise näherzubringen.

Sowohl betroffene Eltern als auch andere Interessierte werden schnell feststellen, dass ABA die Methode bzw. Therapie der Wahl ist. Dabei wird besonderer Wert auf die zentrale Rolle der Eltern bzw. der gesamten Familie, die nach entsprechender Schulung ABA-gestützte Behandlungsprogramme durchführen, gelegt.

Grundsätzlich zielt dieses Kapitel darauf ab, Eltern in die Schlüsselfragen einzuführen, die sich aus dem Forschungsstand zu Behandlungsmethoden und deren Wirksamkeit ergeben.

3.1 Was ist Autismus?

Die Autismus-Spektrum-Störung (kurz: ASS) wird im amerikanischen Klassifikationssystem DSM-IV (American Psychiatric Association 1994) genauso wie in der internationalen Klassifikation der Krankheiten (ICD) der Weltgesundheitsorganisation als tiefgreifende Entwicklungsstörung betrachtet.

Eine *Diagnose* wird meist sowohl auf der Basis umfangreicher Verhaltensbeobachtungen des Kindes als auch anhand von Interviews mit Eltern und Familienmitgliedern gestellt. Dennoch ist es oft schwierig, diese Störung einzuschätzen (Jordan, Jones und Murray 1998). Zu einer Diagnose kommt es meist dann, wenn sowohl eine Reihe von Verhaltensexzessen als auch von Verhaltensdefiziten vor dem 3. Lebensjahr auftreten. Diese Exzesse und Defizite, die von Kind zu Kind unterschiedlich sind, äußern sich gewöhnlich in den Bereichen soziale Interaktion, Sprache und soziale Kommunikation; im Spielverhalten kommt es meist zu einem Mangel an Fantasie- und Rollenspielen, und Verhaltensmuster sind oft repetitiv und stereotyp.

Die genauen *Ursachen* von Autismus sind noch nicht vollständig aufgeklärt. Man geht allerdings von einer genetischen Disposition (nicht aber einer klaren »Vererblichkeit«) aus. Auch wird angenommen, dass die Gehirnentwicklung beeinträchtigt ist: Durch eine frühe, vermutlich vorgeburtliche Störung verläuft die Entwicklung des Gehirns verändert. Die Störung hängt nach gegenwärtigem Kenntnisstand mit der Verknüpfung innerhalb von Hirnarealen und zwischen diesen zusammen.

Die *Symptome* treten 3- bis 4-mal häufiger bei Jungen als bei Mädchen auf – unabhängig von geografischen, kulturellen oder sozialen Faktoren.

Aufgrund der Schwierigkeit, eine zutreffende Diagnose zu erhalten, ist es nicht erstaunlich, dass die genaue Anzahl an Menschen mit einer Autismus-Spektrum-Störung schwer zu schätzen ist. Auf Diskrepanzen in der geschätzten Prävalenz wurde von vielen Autoren hingewiesen (vgl. Jordan, Jones und Murray 1998). In den USA haben Maurice, Green und Luce (1996) zum Beispiel eine Inzidenzrate von 5–15 pro 10 000 angeführt, während die *National Autistic Society* (NAS; 1997) eine Einschätzung von 91 pro 10 000 in Großbritannien abgab.

Man muss allerdings anmerken, dass die Einschätzung der NAS auf der Zusammenfassung von Forschungsergebnissen der letzten 50 Jahre basiert; diese beziehen sich auf die Zahl der Menschen, die zum *gesamten* autistischen Spektrum zu zählen sind und nicht nur zu einzelnen Untergruppen.

3.2 Was sagen uns die Forschungsergebnisse?

Der folgende Abschnitt stellt die Forschungsergebnisse vor, die belegen, dass eine frühe intensive verhaltenstherapeutische Intervention einen sehr positiven Einfluss auf die Entwicklung autistischer Kinder hat. Es wird argumentiert, dass es – trotz der Annahme einer biologischen Ursache der Autismus-Spektrum-Störung – fatal und falsch wäre zu meinen, man könne nichts dagegen unternehmen (vgl. Cambridge Centre for Behavioural Studies 1999).

Außerdem wird die Bedeutung des Alters als wichtiger Prädiktor für den Erfolg einer Therapie hervorgehoben, wobei durchaus von Forschungsergebnissen berichtet wird, die zeigen, dass auch ältere Kinder signifikant von ABA profitieren können.

Das *University of California, Los Angeles (UCLA) Young Autism Project* (Lovaas; 1987) setzte ein frühes und intensives verhaltenstherapeutisches Vorgehen bei Kindern mit Autismus ein. Die intellektuelle und adaptive Funktionsfähigkeit der Kinder wurde untersucht, um deren Fähigkeit einschätzen zu können, mit der alltäglichen Umgebung zurechtzukommen.

Alle Kinder wurden in Voruntersuchungen bezüglich einer Vielzahl von Variablen wie nonverbaler Kommunikation, Zurückweisung der Eltern, Defizite beim Toilettengang, andauernde Unaufmerksamkeit, Wutanfälle, Abwesenheit von Fantasiespiel, Selbststimulation und fehlendes Spiel mit Gleichaltrigen untersucht. Die sprechenden Kinder der Gruppe waren dabei unter 46, die nichtsprechenden unter 40 Monate alt.

Die Diagnosestellung und die nachfolgende Evaluation des Verlaufs wurden, um Objektivität zu gewährleisten, von Fachleuten übernommen, die nicht in die Studie involviert waren.

Mit einer Gruppe von 19 Kindern führte man das frühe intensive verhaltenstherapeutische Programm über 2 Jahre hinweg durch; diese Kinder bekamen 40 Stunden pro Woche eine intensive Eins-zu-eins-Verhaltenstherapie.

Mit der zweiten Gruppe von 19 Kindern (Kontrollgruppe 1) wurde ein sehr viel spärlicheres Verhaltenstraining durchgeführt; d.h. nur 10 Stunden pro Woche Verhaltenstherapie einhergehend mit einer Kombination verschiedener Methoden, ähnlich dem, was in Förderklassen (*special education classes*) angeboten wird.

Eine weitere Gruppe von 21 Kindern (Kontrollgruppe 2) bekam ausschließlich ein Behandlungsprogramm mit unterschiedlichen Methoden; dieses Programm wurde von Frühfördereinrichtungen durchgeführt, die von der Studie der Universität unabhängig handelten (Anmerkung der Übersetzer: Dies entspricht dem methodisch beliebigen, eklektizistischen Vorgehen der meisten Einrichtungen in Deutschland, siehe Kapitel zur aktuellen Situation in der Bundesrepublik, ▶ Kap. 1).

Die Ergebnisse dieser Studie zeigten klare Unterschiede bzgl. der Entwicklung der Kinder: In der Eins-zu-eins-Intensivgruppe erreichten 47 % (d.h. 9 Kinder) ein normales Lern- und intellektuelles Niveau (normal educational and *intellectual functioning*) verglichen mit 2,5 % der Kinder in den Kontrollgruppen.

Bei den Kindern aus der Intensiv-VT-Gruppe wurden IQ-Steigerungen von durchschnittlich 20 Punkten verzeichnet. In den anderen beiden Gruppen wurden keine vergleichbaren Steigerungen festgestellt. 42 % der Kinder aus der Intensiv-eins-zu-eins-Behandlungsgruppe erreichten zwar kein normales (durchschnittliches) Funktionsniveau, dennoch aber signifikante Steigerungen.

Eine Nachfolgestudie untersuchte die Kinder sowohl aus der Intensiv-Behandlungsgruppe als auch Kinder der Kontrollgruppen, erneut in einem Alter von durchschnittlich 11,5 Jahren (McEachin, Smith und Lovaas 1993).

Man wollte mit dieser Studie herausfinden, ob die Lebensqualität der autistischen Kinder und ihrer Familien sich umfassend verbessert hatte und ob die Veränderungen der intellektuellen und adaptiven Funktionsfähigkeiten stabil und anhaltend waren (vgl. Perry, Cohen und DeCarlo 1995 mit weiteren Informationen).

Die 9 Kinder aus der Intensiv-Verhaltenstherapie-Gruppe, deren Funktionsniveau nach der Behandlung im Jahre 1987 als »normal« eingestuft worden war, wurden einer umfassenden Testbatterie unterzogen. Die Tests sollten mögliche Defizite in folgenden Bereichen offenlegen:

- Idiosynkratische (eigentümliche) Denkmuster, Angewohnheiten und Interessen
- Fehlen enger Beziehungen zu Familienmitgliedern und Freunden
- Schwierigkeiten beim Umgang mit Menschen

- Schwächen in bestimmten Bereichen kognitiver Funktionsfähigkeit, wie bspw. abstraktes Schlussfolgern
- Mangelnde Schulreife (not working up to ability in school)
- Affektflachheit
- Abwesenheit oder eigenartige Auffassung von Humor (McEachin et al. 1993, S. 360)

Die Tests untersuchten aber auch potenzielle Stärken wie:

- Normales intellektuelles Funktionsniveau
- Gute Beziehungen zu Familienmitgliedern und Freunden
- Fähigkeit zu eigenständigem Arbeiten
- Angemessenes Nutzen der Freizeit
- Adäquater Umgang mit Gleichaltrigen (McEachin et al. 1993, S. 360)

Es stellte sich heraus, dass 8 der 9 Kinder (d. h. 42 % der ursprünglichen Gruppe von 19 Kindern) normale Schulreife und normale intellektuelle Fähigkeiten (*educational and intellectual skills*) zeigten und »von durchschnittlichen Kindern in Intelligenztests und adaptivem Verhalten nicht zu unterscheiden« waren (McEachin et al. 1993, S. 359).

Bei 7 dieser Kinder wurde der Verlauf bis ins junge Erwachsenenalter verfolgt (vgl. London Early Autism Project 1999, S. 7):

> »Zur Eigenständigkeit ihrer Lebensführung: 4 von ihnen waren aufs College gegangen, einer machte einen High-School-Abschluss und einer hatte keinen Abschluss. 3 von ihnen hatten reguläre Jobs, einer war selbständig, einer ging noch aufs College und einer war arbeitslos ... Alle berichteten, dass sie enge Freunde hätten. Im Hinblick auf Probleme mit Gleichaltrigen gaben zwei an, dass sie Probleme mit ihrem Temperament hätten; einer meinte, dass er zu schüchtern wäre und 3 sagten wiederum, dass sie überhaupt keine Probleme hätten. Bzgl. des Liebeslebens: Einer war verheiratet, 3 hatten aktuell feste Freunde bzw. Freundinnen, einer hatte eine Freundin/Freund in der Vergangenheit gehabt, zwei hatten zu diesem Zeitpunkt keine feste Beziehung und jeder von ihnen wollte später einmal heiraten.«

Diese Befunde belegen, dass ein langfristig positiver Verlauf nach verhaltenstherapeutischen Programmen mit autistischen Kindern möglich ist.

Eine Fülle an weiteren Studien unterstützt die Annahme, dass ABA die besten Entwicklungschancen für Kinder, bei denen Autismus diagnostiziert wurde, bietet.

Anderson, Campbell und Cannon (1994) bspw. führten mit Vorschulkindern ein Behandlungsprogramm durch, das sowohl in der Klinik als auch zu Hause stattfand. Danach konnten letztlich 14 der 26 Kinder (also 54 %), die ein Jahr oder länger daran teilgenommen hatten, eine reguläre Schule besuchen (einige davon mit Unterstützung durch Unterrichtshelfer, sog. *classroom assistants*); zwei dieser Kinder (8 %) blieben in einer Art Förderklasse (*resource room*) und 10 Kinder (38 %) besuchten gesonderte Privatschulen.

Andere Ergebnisse, die gleichfalls die Effektivität dieser frühen intensiven verhaltenstherapeutischen Programme untermauern, findet man u. a. bei Birnbrauer und Leach (1993). Sie führten frühe intensive Verhaltensinterventionen bei 9 autistischen Kindern durch. Am Ende dieses 2 Jahre andauernden Behandlungsprogramms zeigten 4 der 9 Kinder wesentliche Verbesserungen in IQ-, Sprach- und in adaptiven Verhaltenstests. Nur eines der 5 Kinder aus der Kontrollgruppe, bei der keine intensive verhaltenstherapeutische Behandlung durchgeführt worden war, zeigte beachtliche Steigerungen in adaptivem Verhalten und Sprache. Keines der Kinder aus der Kontrollgruppe aber zeigte Verbesserungen des intellektuellen Funktionsniveaus.

Im »Douglass Developmental Disabilities Centre« der Rutgers University im US-Bundesstaat New Jersey wird Verhaltensmodifikation in einem integrierten Setting angeboten. Die Wissenschafler dort untersuchten Intelligenz und Sprachvermögen von 9 autistischen Vorschulkindern sowohl zu Beginn des Programms als auch 1 Jahr später. Innerhalb dieses Jahres war es bei den Kindern zu einer Steigerung ihres IQs um 19 und ihres Sprachvermögens um 8 Punkte gekommen (Harris und Handlemann 1994).

Trotz der Unterschiedlichkeit der Studien, die frühe intensive Verhaltenstherapie anwenden, beruhen die meisten auf den gleichen allgemeinen Grundlagen. Auf diese soll nun näher eingegangen werden.

3.3 Kriterien einer effektiven Behandlung

Es besteht allgemein Einigkeit darüber, dass der Zeitpunkt einer Verhaltensintervention (d.h. das Alter des Kindes), die Intensität der Behandlung (bspw.: Anzahl der Lernstunden pro Woche, Eins-zu-eins-Behandlung), die Kontinuität des Vorgehens zwischen den einzelnen Behandlern und die Einbeziehung der Eltern Schlüsselelemente für eine erfolgreiche Behandlung darstellen (Harris und Weiss 1998; Lovaas 1993 a, 1996; Simeonnson, Olley und Rosenthal 1987; Smith 1993).

Zeitpunkt der Verhaltensintervention

Forscher des »Princeton Child Development Institute (PCDI)« verglichen Behandlungsergebnisse von 9 Kindern, bei denen Verhaltenstherapie *vor* dem 60. Monat durchgeführt worden war, mit Resultaten von Kindern, die dasselbe Programm erhalten hatten, allerdings erst *nach* dem 60. Monat (Fenske et al. 1985). Die Ergebnisse zeigten, dass das Alter der Kinder positiv mit dem Ausgang der Therapie korrelierte. Sprich: 6 der Kinder unter 60 Monaten (also 67%) erreichten einen positiven Outcome; d.h. sie lebten zu Hause und waren vollständig in das öffentliche Schulsystem eingegliedert.

Im Gegensatz dazu erreichte nur eines der Kinder aus der älteren Gruppe (11%) ein derartig gutes Ergebnis.

Trotz der begrenzten Stichprobengröße unterstützen die Ergebnisse die Annahme, dass eine frühe intensive Verhaltensintervention vorteilhaft ist. Das soll nun nicht heißen, dass ältere Kinder nicht auch von verhaltenstherapeutischen Programmen profitieren können. Eine Vorstudie von Eikeseth, Jahr und Eldevik (1997) schätzte die Effektivität von verhaltenstherapeutischen Programmen bei Kindern im Alter zwischen 4 und 7 Jahre ein. Auch wenn die Studie immer noch läuft, die Ergebnisse legen den Schluss nahe, dass auch Kinder der Altersgruppen 4 bis 7 Jahre von einer intensiven verhaltenstherapeutischen Behandlung signifikant profitieren können – wenngleich das optimale Alter für den Beginn eines solchen Programmes niedriger ist.

Intensität der Behandlung

Obwohl es noch vermehrter Forschungsarbeit im Bereich »Intensität der Behandlung« bedarf, kann bereits festgehalten werden, dass sich »10 Stunden Behandlung pro Woche« von »keiner Behandlung« (im Ergebnis) nicht unterscheiden. 20 Stunden pro Woche ergeben mittelmäßige Steigerungen bzw. Behandlungserfolge (Anderson et al. 1987). Erst ab 40 Stunden pro Woche treten bedeutende Verbesserungen auf (Lovaas 1987; siehe Smith 1993 für weitere Diskussionen).

Man sollte sich aber bewusst sein, dass nicht nur der Aspekt der »Zeit« das Resultat (kritisch) beeinflussen kann. Auch die Qualität des Lehrens bzw. der Lernstunden und die Anzahl der dargebotenen Lernmöglichkeiten bestimmen den Lernerfolg.

Unlängst haben Forschungsarbeiten – angeregt durch die Anwendung von *Precision Teaching* – gezeigt, dass das Lernverhalten von autistischen Kindern beschleunigt werden kann (siehe Lindsley 1992, für eine allgemeine Diskussion zu *Precision Teaching*).

Indem man Kindern eine größere Anzahl an Lernmöglichkeiten bietet, wird sowohl ihre Geschwindigkeit als auch die Genauigkeit ihrer Reaktionen verbessert.

Mit Hilfe von *Precision Teaching* können demnach vermehrt Möglichkeiten geschaffen werden, Verhalten zu üben und routinierter in bestimmten Fähigkeiten zu werden; d. h. es determiniert möglicherweise ebenso den Erfolg eines ABA-Programms.

Eins-zu-eins-Unterricht

Zunächst wird das Programm auf einer Eins-zu-eins-Basis durchgeführt. Dadurch soll sichergestellt werden, dass das Kind allgemeine Lernstrategien erwirbt, die für den weiteren Verlauf notwendig sind.

Zu einem späteren Zeitpunkt wird das Verhältnis »Schüler-Lehrer« so verändert, dass es das typische Klassensetting widerspiegelt, in dem Kinder sowohl durch Beobachtung als auch mit Hilfe Dritter Aufgaben meistern können.

Auch wenn Gruppenunterricht stattfindet, muss immer sichergestellt werden, dass die Unterrichtsziele auf das Individuum ausgerichtet bleiben. Die gezielte individuelle Einschätzung des Verlaufs der Entwicklung eines Kindes ist zentral, um sicherzustellen, dass das Unterrichtsformat auf die Bedürfnisse des Individuums zugeschnitten ist.

Kontinuität zwischen den Anbietern und Therapeuten

Verhaltensprogramme werden nicht isoliert durchgeführt. Während das Kind zu Hause von einem ABA-Programm profitiert, können auch zusätzliche Programme in der Schule stattfinden, das Kind könnte in logopädischer Behandlung sein oder andere Formen von Angeboten und Behandlungen erhalten.

Konsistenz und Kontinuität zwischen all diesen Therapeuten und Einrichtungen sind dabei äußerst wichtig.

Das Verhaltensprogramm beinhaltet die Anwendung wissenschaftlich basierter Methoden, begonnen bei einfachen Verstärkungs-Strategien (▶ Kap. 2) bis hin zu komplexeren Verfahren wie der »Funktionalen Analyse« (▶ Kap. 4). Solche Verfahren sind meist derart gestaltet, dass sie eine eindeutige Kontrolle des Verlaufs erlauben und Entscheidungen auf der Basis der gesammelten Daten getroffen werden. Es kann nun aber sein, dass der Unterricht in der Schule oder in anderen Einrichtungen nicht in gleicher, wissenschaftlich fundierter Art und Weise strukturiert ist; das bedeutet, dass es sehr schwierig ist, die notwendige Konsistenz über all diese Programme hinweg zu erreichen.

Verhaltensanalytiker betonen daher die Notwendigkeit der Kontinuität. Beispiel: Wenn es das Ziel ist, ein Kind für den Schuleintritt vorzubereiten, dann liegt der Fokus von Verhaltenstherapeuten auf dem Aufbau »schuladäquater« Verhaltensweisen, wie Aufmerksamkeit, Abwarten, bis man an der Reihe ist, angemessenes Spielverhalten, adäquate Sprache und vorschulisches Wissen.

Den meisten autistischen Kindern muss man diese Fähigkeiten erst explizit vermitteln, um sie auf eine Teilnahme am und eine effektive Interaktion im Schulsetting vorzubereiten. Ein ABA-Programm beginnt normalerweise mit dem Erlernen von *Compliance*, rezeptiver Sprache, Imitation und vorschulischen Bildungsgrundlagen; im weiteren Verlauf steht das Erlernen von Lernstrategien im Vordergrund – das dahinterstehende Ziel ist dabei, dass das Kind »lernt, wie man lernt« (▶ Kap. 6).

ABA beschäftigt sich auch mit einer Reihe von Problemen, die eine erfolgreiche Integration in die Schule bzw. das Schulsystem behindern könnten – bspw. Schlafstörungen, Trennungsschwierigkeiten, verschiedene Arten von Verhaltensregressionen oder Probleme des emotionalen Ausdrucks. Das bedeutet nicht, dass die Integration in Regelschulen ein vorbestimmtes Ziel sein muss; es soll lediglich gesagt werden, dass eine Einschulung in ein generelles Schulsystem von einigen Kindern durchaus erreicht werden kann, obwohl man das anfangs vielleicht gar nicht gedacht hätte. Ungeachtet der Art der Schule, die Ihr Kind momentan besucht, sollte von Anfang an ein ABA-erfahrener Berater herangezogen werden, um einen reibungslosen Übergang von den Programmen zu Hause zu denen in der Schule zu ermöglichen.

Einbezug der Eltern

Die Bedeutung, die Eltern als Lehrer, Fürsprecher und Therapeuten ihrer Kinder zukommt, wird schon seit langem von Verhaltenstherapeuten anerkannt (Berkowitz und Graziano 1972). Bereits bei den ersten verhaltenstherapeutischen klinischen Interventionen bei autistischen Kindern wurde deutlich, dass eine umfassende Beteiligung der Eltern unverzichtbar ist. Als diese Kinder nach Beendigung der Behandlung wieder in die therapeutischen Einrichtungen, in denen sie lebten, zurückkehrten, verloren sie rasch einen Großteil der Fähigkeiten, die sie während der Behandlung erworben hatten (Lovas et al. 1973). Diejenigen Kinder allerdings, die in ihr elterliches Zuhause zurückkamen, behielten die neu erworbenen Fähigkeiten und entwickelten sie sogar weiter; Untersuchungsergebnisse zeigten, dass verhaltenstherapeutische Interventionen von Seiten der Eltern sehr geschätzt wurden (Lovaas 1993 b).

Heutzutage bilden die meisten ABA-Programme Eltern zu aktiven Co-Therapeuten aus (Lovaas 1987). Diesbezüglich gab es einige Debatten über die Vor- und Nachteile dieses Ansatzes – bspw. wurde die Auffassung vertreten, dass ein derartiger Einbezug und ein solches Training für Eltern zu intensiv und stressreich wären. Die meisten Wissenschaftler stellten allerdings fest, dass eine vollständige Einbeziehung der Eltern die Kontinuität der Angebote verstärkt und damit eine Generalisierung der Behandlungsergebnisse verbessert (Kerr 2000).

Peine (1969, S. 626) kam zu folgendem Ergebnis: »Eine bestmögliche Reduktion der elterlichen Belastung könnte dann erreicht werden, wenn man als Elternteil eine Art Kontrolle oder erfolgreichen Zugang zu seinen Kindern hat und man erkennt, dass man seinem entwicklungsbeeinträchtigten Kind helfen kann, aufzuwachsen und sich zu entwickeln«. Die Verhaltensanalyse geht (in Übereinstimmung mit den unbestrittenen medizinethischen Grundprinzipien der Autonomie und der Fürsorge; Anm. d. Ü.) davon aus, dass es moralisch geboten ist, Eltern mit diesen Fähigkeiten auszustatten: »… Es ist die Aufgabe des Therapeuten, den Eltern dabei zu helfen, ihrer moralischen, ethischen und gesetzlichen Verpflichtung bzgl. der Pflege ihres Kindes möglichst effektiv nachzukommen« (Graziano 1969, S. 365).

Die Gesetzgebung in Nordirland (Children (NI) Order 1995) und Großbritannien (Children Act 1989) spiegelt dies sowohl mit der Forderung nach elterlicher Teilnahme wider als auch mit der Betonung der Notwendigkeit einer Zusammenarbeit von Dienstleistern und Eltern.

Die Frage lautet demnach: Wie kann die Forderung, Eltern in die Behandlungsprogramme ihrer Kinder miteinzubeziehen, in der Praxis umgesetzt werden?

3.4 Elterntraining: ABA ist leicht zugänglich

Verhaltenstrainingsprogramme für Eltern bringen diesen und auch anderen Familienmitgliedern Fähigkeiten bei, mit deren Hilfe sie sowohl das Auftreten positiver Verhaltensweisen identifizieren und fördern können als auch lernen, mit unangemessenem Verhalten so umzugehen, dass das Problem nicht verschlimmert wird.

Im Rahmen eines präventiven Modells des »Health care service« (Holmes 1998) wird Eltern eine aktive Rolle bei verhaltenstherapeutischen Trainings vermittelt.

Wie ist dies zu erreichen? Callias (1994) hebt die Fähigkeiten hervor, die Eltern und andere Familienmitglieder erwerben können:

»Eltern wird zum einen beigebracht, wie sie das Problem, das sie bei ihrem Kind feststellen, mit verhaltenswissenschaftlichen Begriffen präzise definieren können; zum anderen lernen sie genau zu beobachten sowie einfache Aufzeichnungen anzufertigen, die als Datenbasis dienen bzw. den Verlauf veranschaulichen. Ebenso lernen sie, funktionale Analysen selbst durchzuführen, und Methoden und Prinzipien anzuwenden, die Verhaltensveränderungen erreichen können.« (S. 921)

PEAT hat eine Struktur, in deren Rahmen qualifizierte Verhaltensanalytiker/-therapeuten, Eltern und Betreuungspersonen die Hauptprinzipien von Verhaltensanalyse vermitteln.

Ihnen wird dabei die Notwendigkeit einer genauen Definition des zu verändernden Verhaltens erläutert; auch bekommen sie Methoden an die Hand, um Entscheidungen auf einer (von ihnen) gesammelten Datenbasis treffen zu können.

Die Leistung der Kursteilnehmer wird monatlich evaluiert, um zu überprüfen, ob sie in der Lage sind, das, was sie in den Kursen über Verhaltensprinzipien gelernt haben, in der Praxis entsprechend umzusetzen.

Darüber hinaus überprüfen die Verhaltensanalytiker die einzelnen Programme und nehmen an den monatlichen Teamtreffen teil.

Auf diesem Weg werden die Teammitglieder (das heißt die Eltern, Fachleute und andere Betreuungspersonen) ermutigt darzustellen, dass ihr Programm wirksam ist, denn nur effektives Fördern kann Verbesserungen erreichen.

Eltern fungieren zudem als Vertreter des verhaltenstherapeutischen Vorgehens und tragen so dazu bei, die Kontinuität von Verhaltensprogrammen sicherzustellen (Smith 1993).

Foxx (1996) forderte Verhaltenstherapeuten dazu auf, sich selbst als »Verhaltensbotschafter« zu betrachten. Dies lässt sich analog auf Eltern übertragen, die an Verhaltensprogrammen beteiligt sind.

Diese Eltern werden im Rahmen der Schulungen unterrichtet, wie sie das dort erworbene verhaltenstherapeutische Wissen wirksam in die Praxis übertragen und es in ihrem Familiensetting anwenden können.

Auch Eltern, die Erfolge in ihrer Rolle als Co-Therapeuten erfahren, können zu »Botschaftern« werden; denn sie befinden sich in einer glaubwürdigen Position und können anderen Eltern aus erster Hand über die Effektivität von ABA-Programmen berichten.

Diese neue Art von Zusammenarbeit soll jedoch nicht darauf abzielen, die Rolle von Fachleuten völlig zu übernehmen (siehe Mullen und Frea 1996 zur Frage des Verhältnisses von Eltern und Professionellen).

Nur die Mitwirkung von ausgebildeten Verhaltenstherapeuten kann die Qualität von ABA-Programmen sicherstellen.

3.5 Worüber man sich im Klaren sein muss

Bereits 1981 werteten DeMyer, Hingtgen und Jackson die gesamte Literatur zu Autismus bei Kindern aus und stellten fest, dass »… es eindeutige Belege dafür gibt, dass die Behandlung der Wahl, um maximalen Nutzen für autistische Kinder zu erreichen, eine systematische, (intensive) verhaltensmodifikatorische und erzieherische Herangehensweise beinhaltet (S. 388) (»… a systematic, [intensive] behavioural/educational approach«).

Weiter stellten sie fest: »… der Vorteil solcher verhaltenstherapeutischen Behandlungsprogramme ist beeindruckend. Sie gewährleisten maximale Möglichkeiten für diejenigen autistischen Kinder, die ein hohes Potential mitbringen; sie ermöglichen es aber auch solchen autistischen Kindern, die nur sehr wenig Potential haben, zumindest einige bedeutsame Verhaltensfähigkeiten zu erwerben« (S. 435).

Solche Befunde sind reichlich in der ABA-Literatur zu finden. Wir haben auch gezeigt, dass ABA Eltern durch eine strukturierte Schulung zugänglich gemacht werden kann. Die Frage, die sich in diesem Zusammenhang nun also stellen könnte, lautet: »Warum werden ABA und eine entsprechende Elternschulung nicht routinemäßig als Therapie der Wahl bei autistischen Kindern angewandt?«

Es gibt verschiedene Gründe, warum ABA erst in jüngerer Zeit Eltern in Großbritannien und Irland als Behandlungsmethode empfohlen wird. Die meisten davon können auf mangelndes Wissen über ABA zurückgeführt werden. Ein unvollständiges Wissen darüber zu haben, ist problematisch, und so werden Eltern und Fachleuten manchmal falsche bzw. ungenaue Informationen gegeben. Dies ist allerdings nicht nur in Großbritannien und Irland der Fall. Der folgende Abschnitt versucht, einige dieser verbreiteten Missverständnisse auszuräumen.

Falsche Behauptung:
ABA verspricht Heilung (Knott 1995).
Zutreffende Information:
Verhaltensanalytiker verstehen unter Autismus eine Reihe von Exzessen und Defiziten im Verhaltensrepertoire. Da die Ursache des Autismus noch nicht vollständig geklärt ist, kann die Behauptung, dass jemand Autismus »heilen« könnte, nur schwer nachvollzogen werden. Verhaltensanalytiker stellen keine derartigen Behauptungen auf. Stattdessen lassen solch irreführende Darstellungen von Verhaltensanalyse darauf schließen, dass Verhaltensprinzipien völlig falsch verstanden werden.

Verhalten wird nicht »geheilt«; es kann jedoch verändert oder angepasst werden. Das Ausmaß möglicher Veränderung wiederum kann aber nicht in Schubladen wie »geheilt« oder »nicht geheilt« eingeordnet werden. Der Erfolg eines ABA-Programms ist relativ zum Zeitpunkt des Beginns zu sehen und kann anhand der gesammelten Daten, die die Veränderungen des Verhaltens reflektieren, abgelesen bzw. eindeutig gezeigt werden. Bedeutende Veränderungen im Verhalten sind möglich. So zeigt die Forschungsliteratur, dass autismustypisches Verhalten bei manchen Kindern so verändert werden kann, dass eine Unterscheidung von autistischen und »normalen« Kindern in sozialen und schulischen Bereichen nicht mehr möglich ist.

Falsche Behauptung:
ABA ist eine von vielen Modeerscheinungen.
Zutreffende Information:
Verhaltensanalytiker arbeiten seit über 30 Jahren im Bereich Autismus. Die Wirksamkeit der ABA wurde während dieser ganzen Zeit überzeugend dokumentiert. Die Verhaltensanalyse ist immer differenzierter geworden. ABA, wie wir sie heutzutage anwenden, hat sich ausgehend von ihren frühen Wurzeln in der Verhaltensmodifikation der 1960er Jahre fortwährend weiterentwickelt (Walsh 1997).

Aktuelle Fortschritte und die Vertiefung der wissenschaftlichen Grundlagen haben dazu geführt, dass die moderne Verhaltensanalyse eine der besterforschten und nachhaltigsten Behandlungsmöglichkeiten für autistische Kinder darstellt.

Falsche Behauptung:
Die derzeitige Versorgung ist angemessen und erfolgreich.
Zutreffende Information:
In vielen Ländern haben sich öffentliche Stellen finanziell und anderweitig zu bestimmten Formen der Unterstützung für Kinder mit Autismus verpflichtet.

Dabei scheint es folgendermaßen zu sein: Sobald sich ein Förderangebot etabliert hat, wird davon ausgegangen, dass es auch erfolgreich ist; dies oft ungeachtet des Nachweises der Effektivität anderer Methoden.

ABA dagegen ist tatsächlich angemessen und erfolgreich: Die Wirksamkeit ihrer pädagogisch-therapeutischen Vorgehensweisen wurde in international anerkannten Fachpublikationen dargelegt. Die dokumentierten Daten belegen die Aussage, dass ABA die geeignetste Methode ist, d. h. eine optimale Form von Förderung darstellt. Jegliche Versorgungsstruktur, die ABA nicht miteinschließt, ist demnach im Umkehrschluss inadäquat.

Falsche Behauptung:
Verhaltenslernprogramme führen zu abhängigen Lernstilen (Knott 1995).
Zutreffende Information:
In der Auseinandersetzung mit einem verbreiteten Modell, dem TEACCH-System (Treatment and Education of Autistic Communication Handicapped Children), kommen Jordan et al. (1998) zu der Einschätzung, dass »sich TEACCH nicht direkt auf Autismus bezieht, sondern vielmehr etwas darstellt, was man als ›prothetische Umwelt‹ (›prosthetic environment‹) bezeichnen könnte«.

Was würde aber passieren, wenn man die »Prothesen« entfernt? Die Antwort – von einem Fachmann auf einer Konferenz über Lernschwierigkeiten in Nordirland – lautete: »Würden Sie es wagen, einem Blinden seinen Blindenhund wegzunehmen?«

Eltern, deren Anliegen es ist, ihren Kindern optimale Möglichkeiten zu bieten, sollten Systeme wie TEACCH, die Autismus als lebenslange Behinderung ansehen, solchen gegenüberstellen, deren Ziel es ist, die Balance zwischen Exzessen und Defiziten im Verhaltensrepertoire des Kindes wiederherzustellen.

Diese Verhaltensprogramme sind bestrebt, unabhängige Lernstile zu entwickeln.

Hauptziele von ABA-Programmen sind das Erreichen von Selbststeuerung (Selbstmanagement), Unabhängigkeit, Spontanität und Kreativität. Die Entwicklung dieser Fähigkeiten soll es Kindern ermöglichen, ihr Potenzial bestmöglich auszuschöpfen.

Catherine Maurice schildert die Entwicklung des Charakters und der Unabhängigkeit ihrer Tochter, die von einem intensiven ABA-Programm profitierte, wie folgt:

> »Anne-Marie ist freundlich und fürsorglich. Ihr fällt es immer leichter, Kontakte zu Gleichaltrigen herzustellen und sie baut engere Beziehungen zu diesen auf … Anne-Marie fühlt sich nun enger mit ihren Lehrern verbunden und teilt ihnen nun öfter auch ihre Gedanken mit … Anne-Marie ist ein kooperatives, hilfsbereites Gruppenmitglied, das auch gelernt hat, Verantwortung zu übernehmen.« (Maurice et al. 1996, S. 286)

Berichte von Eltern über gesteigerte Fähigkeiten und vermehrte Unabhängigkeit ihrer Kinder widerlegen offensichtlich solch irrige Meinungen wie die, ABA ziehe abhängige Lernstile nach sich.

Falsche Behauptung:
ABA benutzt aversive Methoden.
Zutreffende Information:
Aversive Methoden sind für gewöhnlich nicht Teil von ABA-Lernprogrammen. Vielmehr liegt der Fokus beim Unterrichten darauf, ein hohes Maß an Motivation beim Kind auf der Basis einer warmherzig und fürsorglich strukturierten Umwelt, die die Prinzipien der Verstärkung einsetzt, zu wecken (LaVigna und Dinellan 1986).

Indem man geeignete vorangehende Bedingungen schafft (»A«) und positive Konsequenzen (»C«) folgen lässt, ist es möglich, Kindern zu vermitteln, wie sie das Lernprogramm genießen können.

Beide Seiten, Verhaltenstherapeuten und Eltern, bekommen allzu oft falsche Informationen wie diese – und zwar oft von Personen, die wenig oder überhaupt keine formale Qualifikation in der Verhaltensanalyse aufweisen.

Die Teilnahme an einem einzigen Workshop über Verhaltensprinzipien qualifiziert noch niemanden, ABA auszuüben oder allgemeine Aussagen über deren Wirksamkeit zu machen. Missverständnisse und verzerrte Auffassungen gefährden den Erfolg von ABA-Programmen und haben – was noch wichtiger ist – einen nachteiligen Effekt auf die Entwicklung eines Kindes, da ihm so eine optimale Form von Förderung vorenthalten wird.

Indem man Fehlwahrnehmungen entgegenwirkt, ermöglicht man es Eltern, Zugang zu fundierten Informationen darüber zu bekommen, welche Art der Intervention die richtige für ihr Kind ist.

3.6 Das Treffen fundierter Entscheidungen

Als Eltern müssen wir auswählen und Entscheidungen treffen. Diese Entscheidungen haben Auswirkungen auf das Leben unserer Kinder. Das gilt für alle Eltern. Eltern von Kindern, bei denen Autismus diagnostiziert wurde, müssen zusätzliche Entscheidungen wie die Wahl einer passenden Behandlungsmethode für ihre Kinder fällen.

Dieses Kapitel plädiert dafür, ABA als die Therapie der Wahl anzusehen, da es sich als die effektivste verfügbare Behandlungsmethode erwiesen hat. Hierzu die Ansicht eines Elternteils, die der vieler Eltern aus der PEAT-Gruppe entspricht:

> »... es beängstigt mich ... mir vorzustellen, wo Rebecca – und wir – nun stünden, hätten wir uns nicht für ABA entschieden. Wir hoffen, diese Arbeit, so gut wir nur können, in Rebeccas Interesse fortzuführen und sie und andere zu unterstützen, zu ermutigen und zu beschützen.« (Harrington 1996, S. 371)

Ein anderes Elternzitat illustriert, dass ABA viele Entwicklungsmöglichkeiten eröffnet und eine liebevolle Beziehung zwischen Kind und Eltern fördert. Folgende Darstellung über einen kleinen Jungen zeigt, wie dieser Fähigkeiten bei sich entdeckte, die ihm halfen, sich zu einem selbstbewussten Individuum zu entwickeln:

> »Wir fanden auch heraus, dass Brandon sehr wettbewerbsorientiert ist ... Er liebt es, Aufmerksamkeit zu bekommen und sie (Brandon und sein Bruder) genießen es, in sein Programm eingebunden zu sein. Für alle Kinder führte es zu einem enormen Anstieg des Selbstvertrauens. Brandon liebt Turnen, Schwimmen, Fahrradfahren und Rennenfahren. Er kann das gut koordinieren.
> Unser Fokus liegt darauf, ihm so viele Möglichkeiten wie nur möglich zu schaffen. Genau wie viele andere Menschen auch genießt es Brandon, Dinge zu tun, die er gut kann. Diese Aktivitäten sind tolle Verstärker und sie ermöglichen Brandon eine interessante und angemessene Freizeitgestaltung. Er ist ein glücklicher und erfüllter junger Mann, wir sind stolz auf ihn.« (Kleinfeld-Hayes 1996, S. 376)

Durch eine sorgfältige Planung und Durchführung von frühen intensiven Verhaltensprogrammen kann eine Umwelt so gestaltet werden, dass sie autistischen Kindern eine erfolgreiche Entwicklung ermöglicht. Während ein bestimmtes Ausmaß an Struktur erforderlich ist, um Verhaltensprogramme durchzuführen, sollten sich die Betreuungspersonen auch Flexibilität und Fähigkeiten aneignen, um individuelle Programme zu entwerfen. Eltern und Fachleute können selbst aktiv werden und Umgebungen gestalten, in denen positive Konsequenzen angeboten werden, um Erfolge zu erreichen. Diese systematische Arbeit, die vorausgesetzt wird, ist nicht nur vereinbar mit, sondern sogar förderlich für die sich entwickelnde emotionale Beziehung zwischen Erwachsenem und Kind.

Fachleute und Eltern haben eine soziale und moralische Verantwortung dafür, effektive Verfahren zur Verbesserung der Lebensqualität ihrer Kinder durchzuführen.

3.7 Zusammenfassung

Die Untersuchungen zu ABA als Therapie der Wahl für autistische Kinder haben übereinstimmend gezeigt, dass ABA die besten Ergebnisse bei der Förderung und Entwicklung von lebenspraktischen Kompetenzen erzielt.

Heute führt dank ABA eine wesentlich größere Zahl von Kindern ein wesentlich erfüllteres Leben, als man früher für möglich gehalten hätte. Wenn Sie Interesse an detaillierteren Forschungsdaten haben, können Sie diese bei Matson et al. (1996) nachlesen, die sich auf über 500 wissenschaftliche Untersuchungen beziehen (Anm. d. Ü.: vgl. auch die zusammenfassenden Empfehlungen von Fachgesellschaften und Behörden in Deutschland, ▶ Kap. 1).

Diese Studien beschäftigen sich mit einer großen Bandbreite von Verhaltensweisen, die für Eltern von autistischen Kindern bedeutsam sind. Hier seien abnormes Verhalten, soziale Kommunikation, Spielfähigkeiten, soziale Interaktion, Initiierung von Handlungen und verbale Sprache erwähnt. Gemeinsam mit qualifizierten Verhaltenstherapeuten können Eltern an den Erfolg dieser Untersuchungen anknüpfen und zum Wohle ihrer Kinder an der Organisation und Durchführung von therapeutischen ABA-Programmen mitwirken.

Literatur

American Psychiatric Association (1994) Diagnostic and Statistical Manual of Mental Disorders, 4th edition Washington DC: American Psychiatric Association.

Anderson, S.R., Avery, D.L., Di Pietro, E.K., Edwards, G.L. and Christian, W.P. (1987) Intensive home-based early intervention with autistic children. Education and Treatment of Children 10:352–366.

Anderson, S., Campbell, S. and Cannon, B.O. (1994) The May Center for Early Childhood Education. In S.L. Harris and J.S. Handleman (eds) Preschool Education Programs for Children with Autism. Austin: Pro-Ed. S.15–36.

Berkowitz, B.P. and Graziano, A.M. (1972) Training parents as behavior therapists: A review. Behavior Research and Therapy 10:297–317.

Birnbrauer, J.S. and Leach, D.J. (1993) The Murdoch early intervention program after 2 years. Behavior Change 10:63–74.

Callias, M. (1994) Parent training. In M. Rutter, E. Taylor and L. Hersov (eds) Child and Adolescent Psychiatry: Modern Approaches. Oxford: Blackwell Scientific Publications. S. 918–935.

Cambridge Centre for Behavioural Studies (1999) Autism. http://www.behavior.org/ (Abgerufen am 15.5.99).

DeMyer, M.K., Hingtgen, J.N. and Jackson, R.K. (1981) Infantile autism reviewed: A decade of research. Schizophrenia Bulletin 3:388–451.

Eikeseth, J., Jahr, E. and Eldevik, S. (1997) Intensive and Long Term Behavioural Treatment for Four to Seven Year Old Children with Autism: A One-Year Follow-Up. Paper presented at PEACH Early Intervention Conference, 12th September.

Fenske, E.C., Zalenski, S., Krantz, P.J. and McClannahan, L.E. (1985) Age at intervention and treatment outcome for autistic children in a comprehensive intervention program. Analysis and Intervention in Developmental Disabilities 5:49–58.

Foxx, R.M. (1996) Translating the covenant: The behavior analyst as ambassador and translator. Journal of Applied Behavior Analysis 19:147–161.

Graziano, A.M. (1969) Programmed Psychotherapy: A Behavioral Approach to Emotionally Disturbed Children. Paper presented at the meeting of the Eastern Psychological Association, Boston.
Harrington, E. (1996) Rebecca's story. In Maurice, Green, and Luce (eds) Behavioral Intervention for Young Children with Autism: A Manual for Parents and Professionals. Austin, Texas: Pro-Ed.
Harris, S.L. and Handleman, J.S. (1994) (eds) Preschool Education Programs for Children with Autism. Austin: Pro-Ed.
Harris, S.L. and Weiss, M.J. (1998) Right from the Start: Behavioral Intervention for Young Children with Autism. A Guide for Parents and Professionals. Bethesda, MD: Woodbine House, Inc.
Holmes, Y. (1998) The Role of Parents as Co-Therapists in Behavioural Programmes for Autistic Children. Unpublished manuscript, University of Ulster.
Jordan, R., Jones, G. and Murray, D. (1998) Educational Interventions for Children with Autism: A Literature Review of Recent and Current Research. Final report to the Department for Education and Employment, June 1998.
Kerr, K.P. (2000) Managing children's behaviour in foster care. In G. Kelly and R. Gilligan (eds) Issues in Foster Care. London: Jessica Kingsley Publishers.
Kleinfeld-Hayes, C. (1996) Brandon's journey. In Maurice, Green, and Luce (eds) Behavioral Intervention for Young Children with Autism: A Manual for Parents and Professionals Austin, Texas: Pro-Ed.
Knott, F. (1995) Approaches to Autism in the USA. Winston Churchill Travelling Fellowship. LaVigna, G.W. and Donnellan, A.M. (1986) Alternatives to Punishment: Solving Behavior Problems with Non-Aversive Strategies. New York: Irvington Publishers, Inc.
Lindsley, O.R. (1992) Precision teaching. Discoveries and effects. Journal of Applied Behavior Analysis 25:51–57.
London Early Autism Project (1999) Parent and Employee Orientation Manual and Policy Handbook. London.
Lovaas, O.I (1987) Behavioral treatment and normal intellectual and educational functioning in autistic children. Journal of Consulting and Clinical Psychology 55:3–9.
Lovaas, O.I (1993a) An open letter from O. I. Lovaas. http://fox.nstn.ca/~zacktam/FEATbc/INFOSOURCES.html (Abgerufen am 11.3.99).
Lovaas, O.I. (1993b) The development of a treatment-research project for developmentally disabled and autistic children. Journal of Applied Behavior Analysis 26:617–630.
Lovaas, O.I. (1996) Criteria for Appropriate Treatments. Reprinted in the Proceedings from the Intensive Behavioural Intervention Conference, Los Angeles, 1998.
Lovaas, O.I., Koegel, R.L., Simmons, J.Q. and Long, J.S. (1973) Some generalization and follow-up measures on autistic children in behaviour therapy. Journal of Applied Behavior Analysis 6:131–166.
McEachin, S.J., Smith, T. and Lovaas, O.I. (1993) Long-term outcomes for children with autism who received early intensive behavioral treatment. American Journal of Mental Retardation 4:359–372.
Matson, J.L., Benavidez, D.A., Compton, L.S., Paclawskyj, T. and Baglio, C. (1996) Behavioral treatment of autistic persons: A review of research from 1980 to the present. Research in Developmental Disabilities 17:433–465.
Maurice, C., Green, G. and Luce, S.C. (eds) (1996) Behavioral Intervention for Young Children with Autism: A Manual for Parents and Professionals. Texas: Pro–Ed.
Mullen, K.B. and Frea, W.D. (1996) A parent-professional consultation model for functional analysis. In R.L. Koegel and L.K. Koegel (eds) Teaching Children with Autism: Strategies for Initiating Positive Interactions and Improving Learning Opportunities. Baltimore: Paul Brookes Publishing Company.
National Autistic Society (1997) How many people have Autistic Spectrum Disorders? (Statistics Sheet 1) London: NAS.
Peine, H. (1969) Programming the Home. Paper presented at the meetings of the Rocky Mountains Psychological Association, Albuquerque, N.M.

Perry, R. Cohen, I. and DeCarlo, R. (1995) Case study: Deterioration, autism, and recovery in two siblings. Journal of the American Academy of Child and Adolescent Psychiatry 2:232–237.

Simeonnson, R.J., Olley, J.G. and Rosenthal, S.L. (1987) Early intervention for children with autism. In M.J. Guralnick and F.C. Bennett (eds) The Effectiveness of Early Intervention for At-Risk and Handicapped Children. New York: Plenum.

Smith, T. (1993) Autism. In Thomas R. Giles (ed) Handbook of Effective Psychotherapy. New York: Plenum Press.

Walsh, P. (1997) Bye-bye behaviour modification. In K. Dillenburger, M. O'Reilly, and M. Keenan (eds) Advances in Behaviour Analysis. Dublin: University of Dublin Press.

4 Funktionale Beurteilung, Funktionale Analyse und Problemverhalten

Ian Taylor

Ein Hauptgegenstand der Angewandten Verhaltensanalyse ist die Bestimmung effektiver Methoden zum Umgang mit schwierigen Verhaltensweisen (z. B. Aggressionen, selbstverletzendes Verhalten) bei Kindern mit Lernstörungen (Anm. d. Ü.: Hiermit sind auch Kinder mit Entwicklungsstörungen gemeint). Es gibt eine Reihe von effektiven Methoden, die Eltern anwenden können. Jedoch ist es häufig ein schwieriger Prozess, für das betreffende Kind die passendste und hilfreichste Intervention zu finden. Dies gilt in besonderer Weise für Kinder mit ASS. Daher ist es eine große Erleichterung für Eltern, Techniken der Funktionalen Beurteilung und Funktionalen Analyse zu beherrschen. In erster Linie dienen diese Techniken dazu, Verhalten, seine Auslöser und vorangehenden Bedingungen sowie die nachfolgenden Bedingungen, also die Konsequenzen, zu identifizieren. Die Erklärung jeder Verhaltensweise bezieht sich letztendlich auf die Identifikation seiner Auslöser und/oder seiner Konsequenzen (▶ Kap. 2). Fachlich gesprochen gilt Verhalten als »Funktion der vorangehenden und nachfolgenden Bedingungen«. Einfach formuliert kann man sagen, dass Auslöser oder Konsequenzen die Ursachen für ein Verhalten darstellen.

Wenn diese ABCs bestimmt worden sind, ist es möglich, die Funktionalität des Problemverhaltens zu bestimmen; das heißt, man kann eine fundierte Aussage darüber treffen, weshalb das Verhalten auftritt. Folglich kann eine Maßnahme ergriffen werden, die explizit die Funktionalität des Verhaltens berücksichtigt. Ziel dieses Kapitels ist es, die Techniken der Funktionalen Verhaltensbeurteilung und Funktionalen Verhaltensanalyse zu beschreiben und Eltern die Verwendung dieser Strategien unter der Berücksichtigung der speziellen Bedürfnisse ihrer Kinder nahezubringen. Dieses Kapitel beschreibt und veranschaulicht den Einsatz der Funktionalen Verhaltensanalyse bei Kindern mit ASS.

4.1 Angewandte Verhaltensanalyse (ABA)

Einige sorgfältig durchgeführte Studien haben gezeigt, dass eine frühe, intensive Anleitung zur Verwendung von ABA eine ausschlaggebende Verbesserung für Kinder mit ASS nach sich zieht (▶ Kap. 3; Lovaas 1987; Lovaas und Smith 1988, 1989). Beispielsweise zeigten verhaltensorientierte Trainingsmethoden eine Verbesserung der sozialen Interaktion (Gaylord-Ross et al. 1984) und den Erwerb eigenständiger Kommunikationsfertigkeiten (Haring et al. 1987). Ebenso trugen wichtige und effektive Veränderungen in Verhaltensweisen zur Reduktion von Problemverhalten wie Selbststimulation (Durand und Crimmins 1988) und Selbstverletzung (Taylor et al. 1996) bei.

4.2 Die Notwendigkeit von anhaltenden Verhaltensveränderungen

Trotz der Notwendigkeit der Verbreitung von ABA geben Fachleute zu bedenken, dass verhaltensbezogene Maßnahmen nicht mit Garantie erfolgreich sind. Es besteht die Annahme, dass Verhaltensveränderungen durch Training oder Aufklärung erreicht werden können, dass aber derartige Erfolge häufig außerhalb der Trainingssituation nicht anhaltend (sprich: generalisiert oder übertragen) sind (Whitman 1990). Dies trifft vor allem auf Problemverhalten wie Aggressionen und selbstverletzendes Verhalten zu, die gegenüber Veränderungen sehr resistent sein können (Iwata et al. 1994).

4.3 Warum mangelt es an langfristiger Verhaltensveränderung?

Ein möglicher Grund für die mangelhafte Generalisierung und Übertragung in Situationen außerhalb des Trainings ist, dass Maßnahmen sich bis vor kurzem ausschließlich auf Verhaltensänderung konzentriert haben (z.B. Problemverhalten reduzieren), ohne die Funktion des Verhaltens zu berücksichtigen (Lennox und Miltenberger 1989).[5] Ein kleiner Junge, der schreit, wird beispielsweise von seinen Eltern dadurch »bestraft«, dass mit ihm geschimpft wird. »Bestrafen« ist in diesem Kontext ein Begriff, der besagt, dass die Häufigkeit des Verhaltens dadurch abnehmen soll. Wie viele Eltern wissen, ist es jedoch schwierig, mit solch einem Strafmaß konsequent zu sein. Das Kind lernt möglicherweise schnell, dass Schreien nicht bestraft wird, wenn seine Mutter/sein Vater nicht im Raum ist. Angenommen, dass der Grund für das Schreien (welcher auch immer) nach wie vor existiert, ist jede Veränderung durch Schimpfen als Bestrafung kurzlebig. Zusätzlich könnte es sein, dass andere Familienmitglieder das

---

5 Solch ein Ansatz widerspricht den Grundsätzen der Verhaltensanalyse, die Verhalten in erster Linie in Bezug auf seine Funktionalität beschreibt (Skinner 1957).

Schreien in Abwesenheit der Eltern verstärken. Es ist unwahrscheinlich, dass die Effekte der Maßregelung (Schimpfen) bei anderen Personen als den Eltern generalisiert wurden.

4.4 Bestimmung der Ursachen des Problemverhaltens vor einer Intervention

Anstatt mit dem Kind zu schimpfen, könnten die Eltern alternativ die Funktion des Verhaltens ermitteln und eine Maßnahme durchführen, die diese Funktion berücksichtigt. Was wäre beispielsweise, wenn die Eltern im obigen Beispiel wüssten, dass der Junge durch sein Schreien in der Regel etwas verlangt (z. B. Süßigkeiten, Essen, Trinken)? Die Eltern könnten ihm beibringen, dass er diese Dinge nur bekommt, wenn er angemessen fragt (z. B. darauf zeigt und sagt »Ich will«). Gleichzeitig sollten die Eltern dem Kind beibringen, dass es die Dinge nicht bekommt, während es schreit (sie halten die Belohnung solange zurück). In diesem Szenario sollte das Schreien abnehmen (obwohl zunächst eine Zunahme des Schreiens auftreten kann – zeitweilige Zunahme des Problemverhaltens durch Löschen, ▶ Kap. 2). Das Abnehmen des Schreiens sollte in der Trainingssituation abgewartet werden. Der Grund für die anhaltende Veränderung ist, dass nicht nur Problemverhalten abnimmt, sondern dass das Kind zusätzlich eine alternative und akzeptable Verhaltensweise gelernt hat, seine Bedürfnisse zu äußern.

4.5 Gründe für Problemverhalten

Es gibt zahlreiche Gründe, weshalb ein Kind mit (oder ohne) Autismus inakzeptables und problematisches Verhalten zeigt (▶ Tab. 4.1; siehe O'Reilly 1997 für eine ausführliche Beschreibung). Ein Kind verfällt beispielsweise in einen Wutanfall (z. B. um Essen oder ein bestimmtes Spielzeug zu erhalten) oder es zeigt problematisches Verhalten, um elterliche Aufmerksamkeit zu bekommen. In beiden Fällen wird der Wutanfall durch positive Verstärkung aufrechterhalten. Das bedeutet, dass Eltern das Problemverhalten versehentlich belohnen, wenn sie dem Kind das erwünschte Objekt oder die Aufmerksamkeit geben, um den Wutanfall zu stoppen. Ein weiterer möglicher Grund für das Auftreten problematischer Verhaltensweisen ist, dass es zu einer Vermeidung oder dem Verlassen von unangenehmen Situationen führt. In solch einem Szenario wird das Problemverhalten durch negative Verstärkung aufrechterhalten. Beispielsweise bittet ein Elternteil das Kind, etwas zu tun, das es nicht tun möchte. Wenn daraufhin ein Wutanfall folgt, wird der Elternteil das Kind womöglich zunächst ermahnen. Wenn das Kind weiterhin vor Wut tobt, werden die Eltern wahrscheinlich nachgeben, um den Anfall zu stoppen. Während der Wutanfall für den Moment nachlässt, ist langfristig davon auszugehen, dass ein Wutanfall zukünftig bei ähnlichen Anlässen wieder auftritt.

Tab. 4.1: Mögliche Funktionen von Problemverhalten

1) Zugang zu materiellem Verstärker (z. B. Spielzeug, Essen, Trinken, positive Verstärkung)
2) Zugang zu sozialem Verstärker (z. B. Aufmerksamkeit, positive Verstärkung)
3) Vermeidung eines aversiven Reizes (z. B. nicht befolgen, negative Verstärkung)
4) körperliche Stimulation (z. B. Selbstverletzung, natürliche Verstärkung)

Eine andere Erklärung für das Auftreten von Problemverhalten ist die Selbststimulation (Repp et al. 1990). Einige Verhaltensweisen haben scheinbar eine natürlich verstärkende Wirkung (Skinner 1982). Dies ist besonders eindeutig bei den autistischen Kindern, die häufiges Händeflattern oder andere stimulierende Verhaltensweisen zeigen. Wenn sich keine alternative Möglichkeit zur Stimulation findet, führt die verstärkende Wirkung des selbststimulierenden Verhaltens zukünftig zu mehr Selbststimulation. Bevor wir jedoch daraus schließen, dass Selbststimulation das Auftreten von Problemverhalten erklärt, sollten die anderen, oben erläuterten Möglichkeiten zum Erlernen von Problemverhalten eliminiert werden. Glücklicherweise sind diese häufig zugänglich für verhaltensbezogene Maßnahmen (Kennedy und Souza 1995). Die vorangegangene Diskussion macht verständlich, warum Problemverhalten auftaucht. Ohne dieses Verständnis wären wir nicht in der Lage, mit den unterschiedlichen Komplikationen, die im Umgang mit Verhaltensweisen auftreten, umzugehen. Beispielsweise kann man in verschiedenen Situationen sehr ähnliches Verhalten beobachten, das jedoch aus unterschiedlichen Gründen auftritt. Das heißt, dass ähnliche Verhaltensweisen auftreten (und letztendlich ähnlich erklärt werden), diese aber auf unterschiedliche Art und Weise verstärkt und aufrechterhalten werden (siehe Lennox und Miltenberger 1989). Beispielsweise kann das Aufschlagen mit dem Kopf beabsichtigen, soziale Aufmerksamkeit zu bekommen oder einer Anforderung zu entkommen. Derartige Erkenntnisse machen deutlich, wie wichtig es ist, die Funktionalität des Problemverhaltens zu bestimmen, anstatt sich lediglich auf die Beschreibung des Verhaltens zu berufen. Weiter ist zu bedenken, dass die Funktionalität des Problemverhaltens sich im Laufe der Zeit ändern kann oder dass es mehrere Funktionen erfüllt (Iwata et al. 1994). Letztendlich machen all diese Komplikationen deutlich, dass ein individuelles Programm zum Umgang mit Verhalten speziell an die Bedürfnisse jedes einzelnen Kindes angepasst werden muss (O'Reilly 1997).

4.6 Gefahren für die Veränderung des problematischen Verhaltens beim Einsatz von Maßnahmen ohne Berücksichtigung der Ursachen

Der Einsatz einer Maßnahme zur Veränderung von Problemverhalten, die nicht auf der Kenntnis basiert, wofür das Problemverhalten dient, kann für das Kind Risiken beinhalten (Lennox und Miltenberger 1989). Eine mögliche Gefahr ist, dass das Kind unnötig aversiven und einschränkenden Bedingungen ausgesetzt wird. Zum Beispiel reagieren Eltern auf inakzeptables Verhalten mit mündlicher Zurechtweisung oder schicken das Kind in sein Zimmer. Eine weitere potenzielle Gefahr besteht darin, dass mit dem Kind in ineffektiver Weise umgegangen wird und dabei der Einsatz effektiver Interventionen nicht möglich ist. Man stelle sich ein kleines Mädchen vor, dass durch selbstverletzendes Verhalten die Aufmerksamkeit des Vaters auf sich zieht. Der Vater probiert, das Verhalten zu unterbinden, indem er das Kind ermahnt oder körperlich begrenzt, es beispielsweise festhält. Dies hat den Anschein einer Bestrafung. Wenn das selbstverletzende Verhalten jedoch durch die Aufmerksamkeit des Vaters aufrechterhalten wird (d. h., dass es dazu dient, die Aufmerksamkeit des Vaters zu bekommen), verstärkt der Vater aus Versehen eben dieses Verhalten. Kurzum, es muss eine Alternative zur väterlichen Aufmerksamkeit gefunden werden, die das selbstverletzende Verhalten verringert (anstatt es zu verstärken).

4.7 Hilfestellung zur Identifikation der auslösenden Bedingungen und Konsequenzen des Verhaltens

Verständnis von vorangehenden Bedingungen und nachfolgenden Konsequenzen des Problemverhaltens helfen in vielerlei Hinsicht dabei, effektive Umgangsmöglichkeiten zu finden (Lennox und Miltenberger 1989). Erstens ist es durch die Identifikation der verstärkenden Konsequenzen des Problemverhaltens möglich, diese verstärkenden Bedingungen auszuschalten oder ihnen vorzubeugen, indem man sie entfernt oder umgestaltet. Zweitens erlauben solche vorbeugenden Maßnahmen den Eltern, ihren Kindern Verhaltensalternativen zum Problemverhalten beizubringen, mit denen die Kinder die gewünschten Konsequenzen sozial angemessen erreichen können (Carr und Durand 1985; Durand und Carr 1987). Um die oben genannten Möglichkeiten zu veranschaulichen, stelle man sich einen kleinen Jungen vor, der selbstverletzendes Verhalten zeigt. In manchen Situationen beginnt der Junge mit dem Kopf zu nicken oder den Kopf anzuschlagen, um ein Spielzeug oder etwas zu essen (also materielle Verstärker) zu erhalten. In anderen Situationen zeigt der Junge das gleiche Verhalten, um einer Aufforderung der Eltern zu entgehen. Ohne eine Analyse zur Bestimmung der Ursachen für das selbstverletzende Verhalten würden Eltern womöglich in beiden Situationen mit einer Ermahnung auf das Verhalten reagieren. Eine Alternative zu der typischen Reaktion der Eltern ist es, eine auf die Ursachen des Verhaltens bezogene Maßnahme zu entwickeln. In der ersten Situation wäre es möglich, dem Kind das Spielzeug vorzuenthalten und zu erklären, dass es dies erst bekommt, wenn das selbstverletzende Verhalten aufhört und es angemessen danach fragt (z. B. Hand aufhalten oder zeigen und »bitte« sagen). In der zweiten Situation könnte eine angemessene Intervention darin bestehen, dem Jungen ein akzeptableres Verhalten beizubringen, um Ablehnung deutlich zu machen (beispielsweise den Kopf schütteln und »nein« sagen).

4.8 Funktionale Verhaltensbeurteilung und Funktionale Verhaltensanalyse

Obwohl es zahlreiche verhaltensbezogene Umgangsmethoden gibt (Repp und Singh 1990), ist die Auswahl der effektivsten Maßnahme eine schwierige und komplizierte Aufgabe (Lovaas und Favel 1987). Besonders schwierig ist das Bestimmen der vorangehenden Bedingung (Auslöser) und nachfolgenden Konsequenzen, die das Problemverhalten veranlassen oder aufrechterhalten. Eine sorgfältige Funktionale Beurteilung und Funktionale Analyse muss zu Beginn dieses Prozesses erfolgen. Der Begriff »Funktionale Verhaltensbeurteilung« wird verwendet, um eine Reihe systematischer Vorgehensweisen zu beschreiben, die dazu dienen, auslösende Bedingungen und aufrechterhaltende Konsequenzen von Verhalten zu ermitteln (O'Reilly 1997). Funktionale Verhaltensbeurteilung beinhaltet in der Regel ein »Verhaltensinterview« (siehe unten). Dies ist ein Prozess, bei dem Problemverhalten zunächst durch die Befragung wichtiger Bezugspersonen identifiziert und definiert wird (z. B. Mutter, Vater, Lehrer). Außerdem werden mögliche auslösende Bedingungen und Konsequenzen formuliert. Anschließend wird das Problemverhalten in einer möglichst natürlichen Umgebung beobachtet (z. B. da, wo das Problemverhalten am häufigsten auftritt, siehe unten). Beschreibende Abläufe beinhalten ggf. auch eine systematische Manipulation der vermuteten Auslöser und Konsequenzen, um die Annahme zu bestätigen, dass sie das Problemverhalten tatsächlich auslösen oder aufrechterhalten. Letztere Überprüfung entspricht dem Begriff der »Funktionalen Verhaltensanalyse« (O'Reilly et al. 1994).

4.9 Funktionale Beurteilung von Verhalten

Verhaltensinterview

Ein Verhaltensanalytiker führt in der Regel das Verhaltensinterview mit den Bezugspersonen durch. Dennoch können Sie selbst das Verhalten Ihres Kindes beurteilen, indem Sie probieren, die Fragen zu beantworten, die der Verhaltensanalytiker fragen würde (▶ Tab. 4.2). Diese Fragen helfen dabei, die Bedingungen und Konsequenzen zu identifizieren, die das problematische Verhalten auslösen und aufrechterhalten. Obwohl das Verhaltensinterview eine gute Ausgangsbedingung ist, hat es nur einen begrenzten Wert. Als größte Einschränkung kann man ansehen, dass es keinen direkten Bezug zu dem Kind und seinem Problemverhalten gibt. Das problematische Verhalten wird aus dem Gedächtnis berichtet mit der Gefahr, dass fehlerhafte oder unvollständige Erinnerungen geschildert werden. Eltern könnten annehmen, dass das Verhalten häufiger auftritt, als es eigentlich der Fall ist, oder dass wichtige Auslöser als irrelevant erachtet werden. Das Gesamtergebnis des Interviews könnte dann bezüglich der Auslöser und Konsequenzen des problematischen Verhaltens aus fehlerhaften Daten (Informationen) bestehen (O'Reilly et al. 1994). Angesichts dieser Einschränkung sollte ein Verhaltensinterview grundsätzlich durch eine direkte Beobachtung des Problemverhaltens in der natürlichen Umgebung (der Umgebung, in der das Verhalten üblicherweise auftritt, beispielsweise zu Hause) ergänzt werden.

Tab. 4.2: Beispiele für Fragen, die den Leitfaden eines Verhaltensinterviews bilden

1) Was genau ist das Problemverhalten?
2) Wo tritt das Verhalten auf?
3) Wann tritt das Verhalten auf?
4) Wie häufig tritt das Verhalten auf?
5) Wer ist zugegen, während das Verhalten auftritt?
6) Was passierte unmittelbar vor dem Verhalten?
7) Was passierte unmittelbar nach dem Verhalten?
8) Wie reagierte die Mutter des Kindes?
9) Wie reagierte der Vater des Kindes?
10) Wie reagierten die Geschwister?
11) Wie haben andere Anwesende reagiert?
12) Welchen Verstärker hat das Kind verlangt?
13) Was hat das Kind probiert zu vermeiden?

Direkte Beobachtung von Verhalten

Für das Erfassen von Problemverhalten, den vorangehenden Bedingungen und den Konsequenzen stehen zahlreiche Methoden zur Beobachtung zur Verfügung (z. B. ABC-Schema, Diagramme). Eine ausführliche Beschreibung dieser Verfahren erfolgt nach diesem Abschnitt (siehe auch O'Reilly 1997; Maurice et al. 1996). Die einfachsten und am häufigsten verwendeten Beobachtungsinstrumente sind Variationen des ABC-Schemas (▶ Tab. 4.3). In solch einem Schema werden Zeitpunkt und Dauer sowie die ABC-Punkte des Problemverhaltens notiert. Zu B wird eine detaillierte Beschreibung des Problemverhaltens notiert (z. B. Mark schlägt seinen Kopf gegen die Wand). Unter A wird erfasst, welche Bedingung (Auslöser) dem Verhalten unmittelbar vorangegangen ist (z. B. Marks Mutter forderte ihn auf, das Spielzeug wegzulegen). Die Konsequenzen, die auf das gezeigte Verhalten folgen, werden unter C notiert (z. B. Marks Mutter forderte ihn nicht mehr dazu auf, das Spielzeug abzugeben). Das Kind sollte in der Regel über 2 bis 5 Tage in seiner natürlichen Umgebung beobachtet werden. Es ist nicht notwendig, das Kind durchgängig über den ganzen Tag hinweg zu beobachten. Eine Reihe von 30-minütigen Sequenzen ist ausreichend und angemessen. Die Informationen aus dem Verhaltensinterview könnten Hinweis darauf geben, wann mit dem Problemverhalten wahrscheinlich zu rechnen ist. Entsprechend kann festgelegt werden, wann und wie oft eine Beobachtung ratsam wäre.

Tab. 4.3: Beispiel eines ABC-Schemas

Datum	Uhrzeit	Auslöser (A)	Verhalten (B)	Konsequenz (C)
02.05.97	10.00	Mutter fordert Mark auf, Spielzeug wegzulegen	Mark schlägt seinen Kopf gegen die Wand	Mutter fordert nicht mehr von ihm, das Spielzeug wegzulegen
02.05.97	11.15	Mutter fordert Mark auf, die Schuhe anzuziehen	Mark schlägt seinen Kopf gegen einen Schrank	Mutter zieht ihm die Schuhe an
02.05.97	12.00	---------------	------------	--------------

Der größte Vorteil einer Beobachtung in der natürlichen Umgebung besteht darin, dass ein direkter Bezug zwischen dem Kind und seinem Verhalten hergestellt werden kann. Zusätzlich erlaubt die direkte Beobachtung Einsicht in eine Vielfalt von Variablen und wichtigen Informationen, die bei einem Verhaltensinterview untergehen könnten (O'Neill et al. 1990). Wie bei den meisten Techniken zur Datenerfassung hat auch die direkte Verhaltensbeobachtung im natürlichen Umfeld einige Nachteile (siehe Lerman und Iwata, 1993). Der größte ist vermutlich, dass die direkte Verhaltensbeobachtung zeitaufwändig ist und die Gegebenheiten des Alltags eine sorgfältige Beobachtung erschweren (z. B. können diverse Ablenkungen die Eltern davon abhalten, wichtige Informationen direkt festzuhalten). Ein weiterer Nachteil besteht darin, dass sich das Kind oder andere anwesende Personen anders verhalten, wenn sie wissen, dass sie beobachtet werden. Folglich führt eine Veränderung in der Umgebung des Kindes (z. B. das vom Kind oder der anderen Person gezeigte Verhalten) dazu, dass die Bedingungen in dem Maße verändert, verzerrt oder ausgeschaltet sind, dass das Problemverhalten nicht wie üblich auftritt. Dieses Phänomen bezeichnet man als Reaktivität (Kazdin 1980). Ein letzter Nachteil ist, dass die Daten, die aus dem Interview und der Beobachtung hervorgehen, zusammenhängen. Zusammenhang bedeutet hier, dass zwei oder mehr Dinge eine Verbindung haben, aber nicht unbedingt ursächlich zusammenhängen (d. h., das eine führt nicht zum anderen). Beispielsweise fordert ein Elternteil sein Kind dazu auf, ein Spielzeug wegzulegen, woraufhin das Kind einen Wutanfall bekommt. Diese Aufforderung steht zwar im Zusammenhang mit dem Wutanfall, es ist aber möglich, dass andere Faktoren zu dem Wutanfall geführt haben (beispielsweise die Anwesenheit eines Geschwisterkindes während der Aufforderung). Ohne systematische oder experimentierende Manipulation der Umgebung ist es nicht möglich, klare Schlüsse zu ziehen, was ursächlich zu dem Verhalten geführt hat (Lerman und Iwata 1993).

4.10 Funktionale Verhaltensanalyse

Funktionale Analysetechniken werden eingesetzt, um unterschiedlichste problematische Verhaltensweisen, einschließlich Selbstverletzung (Day et al. 1988), Stereotypien (Durand und Crimmins 1988) und Aggressionen (Sliferet al. 1986), zu bestimmen und mit ihnen effektiv umzugehen. Funktionale Verhaltensanalysen stellen die eigentliche Durchführung einer Beobachtung von Problemverhalten dar. Die größte Besonderheit dieser Analysemethode besteht in der direkten und systematischen Manipulation von vorangehenden Bedingungen und nachfolgenden Konsequenzen, die möglicherweise das Verhalten auslösen oder verstärken. Die systematische Manipulation ermöglicht es, ursächliche Zusammenhänge zwischen dem Verhalten und vorangehenden oder nachfolgenden Bedingungen zu bestimmen. Das Grundprinzip hinter der Funktionalen Analyse ist recht einfach. Wenn man glaubt, naheliegende Auslöser oder Konsequenzen für das Verhalten erfasst zu haben, sollte man in der Lage sein, das Auftreten des Verhaltens dadurch zu beeinflussen, dass man genau diese Bedingungen herstellt. Mit anderen Worten, Auslöser und Konsequenzen, die mit dem Verhalten zusammenhängen, können dadurch ermittelt werden, dass man Veränderungen im Verhalten erfasst, wenn verschiedenartige Auslöser und Konsequenzen dargeboten oder entzogen werden (Lennox und Miltenberger 1989).

Allerdings ist die notwendige Kontrolle innerhalb der natürlichen Umgebung bei der Durchführung einer solchen Analyse schwierig zu gewährleisten. Häufig kommt es vor, dass die Situationen speziell für die Analyse hergestellt werden (das heißt, es werden Bedingungen geschaffen, die der natürlichen Situation entsprechen; siehe La Vigna und Donnellan 1986). Wenn die das Verhalten bestimmenden Bedingungen klar sind, können diese Auslöser und Konsequenzen in der natürlichen Umgebung manipuliert werden. Es gibt einige Abläufe der Funktionalen Verhaltensanalyse, in denen experimentelle Kontrolle erreicht werden kann. Auf jeden Fall sollte mindestens eine Bedingung (experimentell) hergestellt werden, in der die bedeutende Variable (zum Beispiel Aufforderung durch die Eltern) zugegen ist, und eine (Kontrollbedingung), in der diese Variable nicht gegeben ist (Iwata et al. 1994). Wenn man probiert, die Funktionalität von selbstverletzendem Verhalten (SVV), beispielsweise in die Hände beißen, zu analysieren, kann die folgende Funktionale Analyse hilfreich sein. Nehmen wir an, eine Mutter und ihr Kind sitzen am Tisch und bearbeiten einige Aufgaben, die denen entsprechen, mit denen das Kind auch ansonsten beschäftigt wird, beispielsweise Objekte in Boxen ordnen oder Dinge in Abbildungen wiederfinden (z. B. Anforderungen wie »Leg richtig« oder »Zeig mir«). In *Bedingung 1* (keine Maßnahme) stellt die Mutter die Aufforderung wie üblich und ignoriert das Händebeißen. Der Vater des Kindes beobachtet das Kind für eine gewisse Zeit und notiert die Häufigkeit, mit der sich das Kind in dieser Zeitspanne selber beißt. In *Bedingung 2* (negative Verstärkung) stellt die Mutter die Aufgabe wie üblich, dreht sich jedoch für 5 Sekunden weg, wenn das Kind beginnt, in die Hände zu beißen. Nach den 5 Sekunden nimmt die Mutter die Arbeit mit dem Kind wieder auf. Der Vater des Kindes beobachtet das Kind und notiert die Häufigkeit, mit der sich das Kind gebissen hat. In *Bedingung 3* (Aufmerksamkeit) reagiert die Mutter auf jedes beißen mit Aufmerksamkeit (z. B. »Hör auf damit!«). Der Vater beobachtet und notiert die Häufigkeit, mit der sich das Kind beißt. Durch diese Analyse wird möglicherweise deutlich, dass das Beißverhalten in Bedingung 3 (also wenn die Mutter dem Verhalten Aufmerksamkeit schenkt) am häufigsten auftritt. Die Ergebnisse zeigen, dass Ignorieren die beste Art ist, mit dem Verhalten umzugehen. Diese Schlussfolgerung wird durch weitere Daten bestätigt (d. h., Beißen kommt in Bedingung 1 am seltensten vor). Komplexere Funktionale Analysen wurden von Iwata et al. (1994) entwickelt. Sie verglichen unterschiedliche Variablen (d. h., mögliche Ursachen für das Problemverhalten) miteinander, um die exakte Funktion des Verhaltens zu bestimmen. Sie verwendeten bei 9 Kindern 4 Bedingungen, um die Funktion von selbstverletzendem Verhalten (SVV) zu ermitteln:

1. In *Bedingung 1* wollten sie herausfinden, ob SVV auftritt, wenn Aufmerksamkeit auf das Verhalten folgt; in anderen Worten eine Bedingung mit positiver Verstärkung. Eine erwachsene Person war anwesend und hielt sich im Abstand von 3 Metern zum Kind auf. Diverses Spielzeug und Materialien standen dem Kind zur Verfügung, es wurden aber keine konkreten Aufgaben gestellt oder Angebote gemacht. Der Erwachsene schenkte den selbstverletzenden oder aggressiven Verhaltensweisen entweder Aufmerksamkeit oder ignorierte sie völlig. Aufmerksamkeit schenken bedeutet, das Kind für ungefähr 10 Sekunden zu ermahnen, das Verhalten zu lassen.

2. In *Bedingung 2* galt es, herauszufinden, ob SVV auftritt, wenn dadurch Anforderungen vermieden werden können, also eine Bedingung mit negativer Verstärkung. Ein Kind wurde einer schwierigen Anforderung ausgesetzt. Die Anforderung wurde in der Bedingung so lange gestellt, bis das SVV auftrat. Sobald das Verhalten gezeigt wurde, wurde die Anforderung für ungefähr 10 Sekunden unterbrochen bzw. so lange, bis das Problemverhalten aufhörte, dann wurde die Anforderung wieder aufs Neue gestellt. Die Interaktion zwischen Kind und Erwachsenen beschränkte sich nur auf die Aufforderungen (also keine Interaktion zwischendurch oder Lob für angemessene Verhaltensweisen).
3. In *Bedingung 3* wurde versucht, festzustellen, ob SVV selbstverstärkend ist, also eine Bedingung mit natürlicher Verstärkung. Das Kind befand sich alleine im Therapieraum ohne Zugang zu Spielzeug oder anderweitigen Materialen.
4. *Bedingung 4* diente als Kontrollbedingung. Es gab weder Aufmerksamkeit für SVV noch wurden Anforderungen an das Kind gestellt. Spielmaterial stand zur Verfügung und Aufmerksamkeit bekam das Kind nur, wenn kein SVV auftrat. Diese Bedingung ähnelt der Aufmerksamkeitsbedingung, allerdings gestaltete die erwachsene Person in dieser Bedingung alle 10 Sekunden einen nahen und verbal begleiteten Kontakt mit dem Kind, unabhängig vom Verhalten.

Die Ergebnisse der Studie von Iwata et al. zeigten bei 6 der 9 Individuen vermehrt auftretendes SVV in einer bestimmten Bedingung. Es war also möglich, die Bedingung zu bestimmen, in der das Kind eher zu SVV neigte, und die, in denen das Verhalten weniger oder nicht auftrat. Fachlich gesprochen kann man sagen, dass die Funktion des Problemverhaltens bei den meisten der untersuchten Kinder identifiziert werden konnte.

Wir wollen uns nun ein Beispiel genauer anschauen.

4.11 Fallbeispiel

Bill ist ein 6-jähriger Junge mit typischen autistischen Eigenschaften. Er zeigt eine Reihe von problematischen Verhaltensweisen, einschließlich Aggressionen und Wutanfälle. Am meisten Sorgen machte den Eltern das häufige Schreien, das sich über den gesamten Tag erstreckte. Wir schauen uns die unterschiedlichen Phasen der Beurteilung und Interventionen von Bills Verhalten an.

Phase 1 – Beurteilung

Verhaltensinterview

Ein halbstrukturiertes Interview (basierend auf den in Tabelle 4.2 aufgeführten Fragen) wurde von Bills Eltern beantwortet. Aus dem Bericht ging hervor, dass das Schreiverhalten sich mit Unterbrechungen über den ganzen Tag zog. Die Daten ließen außerdem darauf schließen, dass das Schreien am stärksten dann auftrat, wenn Bill aufgefordert wurde, etwas zu tun.

Direkte Beobachtung

Im Anschluss an das Interview führten Bills Eltern direkte Beobachtungen durch. 3-mal am Tag fanden jeweils 20-minütige Beobachtungssequenzen statt (morgens, nachmittags und abends). Ein ABC-Schema (▶ Tab. 4.3) wurde verwendet, um das Auftreten des Schreiverhaltens, die Auslöser und Konsequenzen zu notieren.

Ergebnisse der Funktionalen Beurteilung und Aufstellen von Hypothesen

Beobachtungs- und Interviewdaten machten deutlich, dass das Schreien den ganzen Tag zu beobachten war, morgens und abends jedoch häufiger. Außerdem schien das Verhalten vor allem dann aufzutreten, wenn Bill eine Aufforderung bekam (z. B. »Iss dein Abendbrot!«). Angesichts dieser Daten stellten wir die Vermutung (Hypothese) auf, dass Bill schrie, um dem Befolgen einer Aufforderung zu entgehen. Das Verhalten wurde hier also durch negative Verstärkung aufrechterhalten.

Funktionale Verhaltensanalyse

Um die Hypothese zu bestätigen, wurde eine Funktionale Analyse durchgeführt. 3 Bedingungen wurden verwendet, um die Ursachen für Bills Schreiverhalten zu ermitteln. Jede Bedingung wurde in 5 je 3-minütige Sequenzen eingeteilt. Nachfolgend eine kurze Beschreibung der Bedingungen:

- *Bedingung 1*: *Aufmerksamkeit*: Bills Mutter hielt sich ungefähr 2 Meter von ihm entfernt auf. Ihm wurde gestattet, sich mit Büchern und Spielzeug zu beschäftigen. Seine Mutter schenkte ihm permanent Aufmerksamkeit für das Schreiverhalten, ignorierte ihn aber ansonsten (gab ihm keine Aufforderungen). Aufmerksamkeit bedeutet, ihn für das Verhalten zu ermahnen (»Hör auf zu schreien!«).
- *Bedingung 2*: *Anforderung*: In dieser Bedingung wurde Bill aufgefordert, einigen Anforderungen nachzukommen (z. B. aufräumen). Aufforderungen, etwas zu tun, wurden während dieser Bedingung durchgängig gestellt. Sobald Schreien auftrat, wurden keine Aufforderungen mehr gestellt und Bills Mutter wendete sich ab. Wenn Bill sich wieder beruhigt hatte, erfolgte direkt die nächste Aufforderung.
- *Bedingung 3*: *Freizeit*: Diese Bedingung gilt als Kontrollbedingung für die anderen Bedingungen. Die Freizeitbedingung ähnelt der Aufmerksamkeitsbedin-

gung mit dem Zusatz, dass Bills Mutter alle 10 Sekunden mit ihm in Kontakt ging, unabhängig davon, welches Verhalten er zeigte.

Ergebnisse der Funktionalen Analyse

Die Daten weisen darauf hin, dass Bills Schreiverhalten hauptsächlich in der Anforderungsbedingung auftrat (das heißt, wenn seine Mutter ihn zu etwas aufforderte). Wir haben die Hypothese aufgestellt, dass die Hauptursache (also die eigentliche Funktion) des Schreiverhaltens darin begründet war, das Befolgen von Aufforderungen zu vermeiden. Durch systematische Manipulation bestimmter Auslöser und Konsequenzen bestätigte sich diese Vermutung. Nun können wir uns der Verhaltensabsichten sicherer sein und eine entsprechende Maßnahme zum Umgang mit dem Verhalten entwickeln.

Phase 2 – Intervention

Basierend auf den Daten, die aus der funktionalen Beurteilung und Analyse hervorgingen, haben wir entschieden, dass eine geeignete Maßnahme darin besteht, die Art der Aufforderung, die an Bill gestellt wurde, anzupassen (Taylor et al. 1996). Bills Eltern wurden dazu angeleitet, während des Schreiens keine Aufforderungen zu stellen. Wenn Bill sich beruhigt hatte, wurde ihm beigebracht, auf angemessene Art zu zeigen, dass er sich widersetzen möchte (z.B. den Kopf schütteln und »nein« sagen). Dies wurde erreicht, indem es ihm vorgemacht wurde (d.h., Bills Eltern zeigten das angemessene Verhalten, wenn er sie beobachtete) und er verbal angeleitet wurde. Im Folgenden sind die Strategien aufgeführt, mit denen Bill zum Befolgen der Aufforderungen gebracht wurde (Taylor et al. 1996):

1. Auswahl (d.h., Bill wurden einige Alternativen angeboten)
2. Annährung (d.h., Bills Eltern beschrieben jeden einzelnen Schritt des erwarteten Verhaltens und verstärkten diese kleinschrittig)
3. Vorbereitung (d.h., bevor Bill eine Aufgabe bekam, die er ungern befolgt, bekam er von seinen Eltern 2 oder 3 Aufforderungen, die er in der Regel problemlos befolgt)

Alternative Interventionen für Bill

Wir haben die Hauptfunktion von Bills Schreiverhalten herausgefunden. Falls sich durch die Funktionale Beurteilung und Funktionale Analyse von Verhalten jedoch herausgestellt hätte, dass das Schreien dazu diente 1) Aufmerksamkeit zu bekommen, 2) Zugang zu Verstärkern zu bekommen oder 3) körperliche Stimulation zu erleben, hätten wir andere Interventionen einsetzen müssen, beispielsweise eine der folgenden:

1. Falls Bills Schreien dazu diente, Aufmerksamkeit zu bekommen, hätten Bills Eltern das Schreien ignorieren müssen, möglicherweise sogar den Raum verlassen oder dafür sorgen müssen, dass Bill keinerlei Aufmerksamkeit für das Verhalten bekommt.
2. Falls Bills Schreien dazu diente, etwas zu bekommen, wäre es die Aufgabe der Eltern, ihm genau diese Dinge nicht auszuhändigen. Wenn er sich beruhigt hätte, müssten sie ihm erklären, dass er die gewünschten Objekte nicht durch schreien bekommt, sondern durch angemessene Formen der Äußerung (z. B. Hand aufhalten und »bitte« sagen).
3. Falls Bills Schreiverhalten dazu diente, körperliche Stimulation zu erleben, müssten die Eltern die Phasen verstärken, in denen wenig geschrien wird (d. h. ein Kriterium festlegen von höchstens 3 Schreianfällen pro Stunde). Wenn Bill das Kriterium erfüllt, wird er von den Eltern belohnt. Die Eltern müssten ihm erklären, weshalb er verstärkt wird. Zusätzlich müssten die Eltern dafür sorgen, dass er viel angemessenes Verhalten zeigt, indem sie ihn beispielsweise mit interessanten Aufgaben beschäftigen.

4.12 Schlussfolgerung

Problemverhalten stellt für Eltern autistischer Kinder eine große Herausforderung im Alltag dar. Häufig sind diese Verhaltensweisen den üblichen Erziehungsmethoden gegenüber resistent und autistische Kinder, die problematisches Verhalten aufweisen, werden häufig wenig effektiven und dabei hoch aversiven Maßnahmen ausgesetzt (z. B. Time-out und andere Formen von Strafen). Der Einsatz von Bestrafung wird heute von Verhaltensanalytikern generell abgelehnt und umgangen, hauptsächlich weil solche Methoden in der Regel zu neuen Problemen führen, darunter Wutanfälle oder Vermeidungsverhalten (Luce und Dyer 1996). Dies wiederum läuft auf größere Isolierung des Kindes hinaus. Die in diesem Kapitel erwähnten Techniken der Funktionalen Beurteilung und Funktionalen Analyse von Verhalten erlauben einen deutlich positiveren Ansatz zum Umgang mit Problemverhalten. Sie führen zu Maßnahmen, die der jeweiligen Funktion des Verhaltens zugrunde liegen und sind bezüglich Veränderung des Verhaltens daher wesentlich erfolgversprechender (O'Neill et al. 1990). Man könnte denken, dass die Durchführung einer funktionalen Beurteilung und einer funktionalen Analyse ein kompliziertes Unterfangen ist. Wir stimmen zu, dass diese Art von Umgang nichts für die Eltern ist, die vor der Fülle des Wissens, das sie sich aneignen müssen, um grundlegende verhaltensanalytische Interventionsprogramme durchführen zu können, zurückscheuen. Für eine sorgfältige und vollständige Verhaltensanalyse sollte möglicherweise ein Verhaltensanalytiker hinzugezogen werden. Dennoch sind wir der Meinung, dass es wichtig ist, Ihnen die wesentlichen Grundlagen der Analyse nahe zu bringen, die Sie benötigen, um Veränderungen der schwierigsten Verhaltensweisen Ihres Kindes zu erzielen. Die wichtige Botschaft dieses Kapitels für Sie ist, dass es verhaltensanalytische Methoden und Techniken gibt, um mit problematischen Verhaltensweisen umzugehen, selbst wenn es einiges an Übung braucht, bevor man in der Lage ist, sie adäquat anzuwenden.

Literatur

Carr, E.G. and Durand, V.M. (1985) Reducing behavior problems through functional communication training. Journal of Applied Behavior Analysis 18:111–126.

Day, R.M., Rea, J.A., Schussler, N.G., Larsen, S.E. and Johnson, W.L. (1988) A functionally based approach to the treatment of self-injurious behavior. Behavior Modification 12:565–589.

Durand, V.M. and Carr, E.G. (1987) Social influences on »self-stimulatory« behavior: Analysis and treatment application. Journal of Applied Behavior Analysis 20:119–132.

Durand, V.M. and Crimmins, D.B. (1988) Identifying the variables maintaining self-injurious behavior. Journal of Autism and Developmental Disorders 18:99–117.

Gaylord-Ross, R., Haring, T.G., Breen, C. and Pitts-Conway, V. (1984) The training and generalization of social interaction skills with autistic youth. Journal of Applied Behavior Analysis 17:229–247.

Haring, T.G., Kennedy, C.H., Adams, M.J. and Pitts-Conway, V. (1987) Teaching generalization of purchasing skills across community settings to autistic youth using videotape modeling. Journal of Applied Behavior Analysis 20:89–96.

Iwata, B.A., Dorsey, M.E., Slifer, K.J., Bauman, K.E. and Richman, G.S. (1994) Toward a functional analysis of self-injury. Journal of Applied Behavior Analysis 27:197–209. Reprinted from Analysis and Intervention in Developmental Disabilities (1982) 2:3–20.

Kazdin, A.E. (1980) Behavior Modification in Applied Settings. Homewood, Illinois: Dorsey.

Kennedy, C.H. and Souza, G. (1995) Functional analysis and treatment of eye poking. Journal of Applied Behavior Analysis 28:27–37.

La Vigna, G.D. and Donnellan, A. (1986) Alternatives to Punishment: Solving Behavior Problems with Non-Aversive Strategies. New York: Irvington.

Lennox, D.B. and Miltenberger, R.G. (1989) Conducting a functional assessment of problem behavior in applied settings. Journal of the Association for Persons with Severe Handicaps 14:304–311.

Lerman, D.C. and Iwata, B.A. (1993) Descriptive and experimental analyses of variables maintaining self-injurious behavior. Journal of Applied Behavior Analysis 26:293–319.

Lovaas, O.I. (1987) Behavioral treatment and normal educational and intellectual functioning in young autistic children. Journal of Consulting and Clinical Psychology 55:3–9.

Lovaas, O.I. and Favel, J.E. (1987) Protection for clients undergoing aversive/restrictive interventions. Education and Treatment of Children 10:311–325.

Lovaas, O.I. and Smith, T. (1988) Intensive behavioral treatment for young autistic children. In B.B. Lahey and A.E. Kazdin (eds) Advances in Clinical Child Psychology 11:285–324. New York: Plenum.

Lovaas, O.I. and Smith, T. (1989) A comprehensive behavioral theory of autistic children: Paradigm for research and treatment. Journal of Behavior Therapy and Experimental Psychiatry 20:17–29.

Luce, S.C. and Dyer, (1996) Answers to commonly asked questions. In C. Maurice, G. Green and S.C. Luce (eds) Behavioral Intervention for Young Children with Autism: A Manual for Parents and Professionals Texas: Pro-Ed. S. 345–357.

Maurice, C., Green, G. and Luce, S.C. (eds) (1996) Behavioral Intervention for Young Children with Autism: A Manual for Parents and Professionals. Texas: Pro-Ed.

O'Neill, R.E., Horner, R.H., Albin, R., Storey, K. and Sprague, J. (1990) Functional Analysis: A Practical Assessment Guide. Sycamore IL: Sycamore Press.

O'Reilly, M.F. (1997) Assessing challenging behaviour of persons with severe mental disabilities. In K. Dillenburger, M.F. O'Reilly, and M. Keenan (eds) Advances in Behaviour Analysis. Dublin, University College Dublin Press.

O'Reilly, M.F., O'Kane, N.P. and Taylor, I. (1994) Current trends in behavioural assessment of problem behaviour. Thornfield Journal 17:18–23.

Repp, A.C. and Singh, N.N. (1990) Perspectives on the Use of Nonaversive and Aversive Interventions for Persons with Developmental Disabilities. Sycamore, Illinois: Sycamore Publishing.

Repp, A.C., Singh, N.N., Olinger, E. and Olson, D.R. (1990) The use of functional analysis to test causes of self-injurious behavior: Rationale, current status, and future directions. Journal of Mental Deficiency Research 34:95–105.

Skinner, B.F. (1957) Verbal Behaviour. New York: Appleton–Century–Croft.

Skinner, B.F. (1982) Contrived reinforcement. The Behavior Analyst 5:3–8.

Slifer, K.J., Ivanic, M.T., Parrish. J.M., Page. T.J. and Burgio, L.D. (1986) Assessment and treatment of multiple behavior problems exhibited by a profoundly retarded adolescent. Journal of Behavior Therapy and Experimental Psychiatry 17:203–213.

Taylor, I., O'Reilly, M.F. and Lancioni, G. (1996) A consultation model to train teachers to treat challenging behaviour. International Journal of Disability, Development and Education 43:203–218.

Whitman, T.L. (1990) Self-regulation and mental retardation. American Journal of Mental Retardation 94:347–362.

5 Colins Geschichte

Laura McKay, Mickey Keenan und Karola Dillenburger

In diesem Kapitel berichten wir über das erste Jahr von Colins[6] Behandlung. Wir haben uns dazu entschieden, das Vorgehen in der Reihenfolge zu beschreiben, in der wir es angewandt haben, um das jeweilige Zielverhalten zu erreichen. Diese sequenzielle Beschreibung macht deutlich, wie viel Arbeit für die Durchführung von ABA mit Ihrem Kind notwendig ist. Neben der Beschreibung der Ergebnisse werden auch spezielle Fragen diskutiert, die für die einzelnen Interventionen relevant sind. Am Ende des Kapitels finden Sie eine Diskussion der wichtigsten Punkte, die uns über die Jahre begegneten. Am Ende jeder Seite dieses längsten Kapitels des Buchs haben wir einen Orientierungsbalken mit 17 Kästchen eingefügt, der Ihnen helfen soll, den Überblick zu behalten. Die Interventionen sind von 1 bis 17 durchnummeriert, wobei sich über jeder Zahl ein Kästchen befindet. Bei der Beschreibung einer jeden Intervention ist das entsprechende Kästchen markiert.

5.1 Colins erste Jahre

Bis zu Colins erstem Geburtstag gab es keine Anhaltspunkte darüber, dass er irgendwelche Schwierigkeiten haben könnte. Er war das jüngste von 5 Kindern, das nach einer normalen Schwangerschaft komplikationslos geboren wurde. Er kam mit 3320 g auf die Welt und entwickelte sich zu einem zufriedenen und aufmerksamen Baby. Mit 12 Monaten machte er erste »Mama«- und »Dada«-Laute und war in der Lage, sich an Möbeln festzuhalten und daran entlangzulaufen. Obwohl Colins Eltern keine speziellen Auffälligkeiten bemerkten, wurde bei Colin mit 20 Monaten ersichtlich, dass er anders war. Bei der verspäteten 18-Monats-Untersuchung zeigte sich die Krankenschwester besorgt. Colin war klein und leicht und wirkte im Erscheinungsbild unreif für sein Alter. Er hätte leicht für ein 6 Monate jüngeres Kind gehalten werden können. Er reagierte nicht auf den Hörtest und es bereitete bereits Schwierigkeiten, ihn für die Untersuchung im Raum zu halten. Der Arzt vermutete einen

---

6 Zum Schutz der Privatsphäre wurden die Namen verändert.

Gehörverlust sowie eine mögliche Hirnschädigung und diagnostizierte Entwicklungsverzögerungen.

Zwischen einem Alter von 20 Monaten und 3 Jahren 9 Monaten wurde Colin von etlichen Fachleuten aus dem Gesundheitswesen untersucht. Darunter waren Allgemeinmediziner, Pädaudiologen, Hals-Nasen-Ohren-Spezialisten, Sprachtherapeuten, Psychologen, Kinderärzte, ein Ergotherapeut, ein Physiotherapeut und viele Krankenschwestern (▶ Tab. 5.1). Colin wurde immer resistenter gegenüber Veränderungen, seine Sprache war auf wenige Forderungen und Bezeichnungen beschränkt und das Familienleben war stark dadurch eingeschränkt, dass es jedes Mal ein Kampf war, mit ihm jemanden zu besuchen oder einkaufen zu gehen. Colin wurden moderate Lernschwierigkeiten attestiert und Fachleute begannen, über spezielle Schulen und Gruppen zu sprechen. Sie sprachen über die Möglichkeit, dass Colin sich im autistischen Spektrum befinden könnte, und die Frage nach einer besonderen schulischen Förderung stand im Raum. Kurz darauf diagnostizierte der beratende Psychiater bei Colin das Asperger-Syndrom und ein Aufmerksamkeitsdefizit-Hyperaktivitätssyndrom. Colin war sehr unruhig. Wurde er zurückgehalten (z. B. an den Händen festgehalten, getragen oder in ein Kindergeschirr gebunden), so reagierte er sehr aufgebracht, was zu einer sehr aversiven Situation für die ganze Familie wurde. Er war abhängig von Routinen, beispielsweise geriet er aus der Fassung, wenn seine Mutter Laura einen anderen Weg zum Kindergarten fuhr oder auch nur das Auto an einem andern Ort parkte. Im Kindergarten weigerte er sich, am Vorlesen oder an sonstigen geplanten Aktivitäten teilzunehmen. Er bevorzugte zurückgezogene repetitive Spiele mit Autos, Wasser und Sand. Trotzdem gewöhnte er sich schnell an Routinen wie den Weg zum Kindergarten, Pausen im Kindergarten und den Weg nach Hause. Zu Hause hielt er selten Ruhe und die Eltern mussten Fenster und Türen schließen. Er reagierte nicht auf seinen Namen, er schlief wenig, erwachte häufig, und es war schwer, ihn wieder ins Bett zu bringen. Er tat nicht, was man ihm sagte und alles endete in einem Kampf. Trotz dieser Litanei von negativen Eigenschaften gab es auch eine positive Seite an ihm, er war ein freundliches Kind und konnte sehr gut zählen.

Tab. 5.1: Einschätzung der Fachleute

Colins Alter	Einschätzung
1 Jahr und 8 Monate	Colin wurde eine logopädische Behandlung empfohlen.
2 Jahre	Ein Logopäde stellt schwerwiegende Auffälligkeiten in der Sprachentwicklung fest. Sowohl Sprachverständnis als auch expressive Sprache waren erheblich betroffen, Echolalien waren häufig.
2 Jahre 2 Monate	Colins Arzt empfahl eine psychologische Abklärung.
2 Jahre 6 Monate	Colin begann mit Sprachtherapie und Logopädie. Das Förderprogramm wurde aufgrund von Personalmangel jedoch nur mit Unterbrechungen durchgeführt.

Tab. 5.1: Einschätzung der Fachleute – Fortsetzung

Colins Alter	Einschätzung
3 Jahre	Colin wurde in einem Zentrum für Entwicklungsdiagnostik vorgestellt, aber »sein ausgeprägtes Aufmerksamkeitsdefizit verhinderte die Durchführung weiterer Diagnostik« (Bericht des Entwicklungspsychologen). Colins Eltern wurde lediglich geraten, mit jedem Problemverhalten konsequent umzugehen.
3 Jahre 2 Monate	Colin wurde zu Hause in Anwesenheit seiner Eltern begutachtet. Bericht des Entwicklungspsychologen: »Wiederum war die Durchführung einer individuellen Diagnostik nicht möglich, da Colin sich nicht ausreichend beruhigen ließ. In erster Linie mangelt es Colin an Aufmerksamkeit, Kontrolle und der Fähigkeit, zuzuhören. Dieser Mangel an Aufmerksamkeit verhinderte die Entwicklung eines angemessenen Wortschatzes und damit die Möglichkeit, sich auszudrücken.« Colins Betreuer im Kindergarten zeigten sich optimistischer. Die Interaktion mit Gleichaltrigen schien zur Entwicklung von Kommunikationsfertigkeiten beizutragen. Colin bekam Sprachtherapie und vorschulische Förderung mit dem Ziel, die Zeitspanne zu verlängern, in der er Aufgaben am Tisch bearbeiten konnte. Zunächst allerdings zeigten sich die Förderstunden unproduktiv, da Colin sich meist allein beschäftigte und kein Interesse an Interaktion zu haben schien.
3 Jahre 2 Monate	Colins Arzt berichtet: »Er weist generelle Entwicklungsrückstände auf, die hauptsächlich im Bereich Sprache und Kommunikation liegen. Colin hat eine sehr kurze Aufmerksamkeitsspanne. Er neigt dazu, für sich alleine zu spielen und kommt nicht gut mit anderen Kindern zurecht. Colin fühlt sich wohl, wenn die Dinge nach einer festgelegten Routine ablaufen.« Die Erzieherinnen bemerkten, dass Colin die Frühförderer besser akzeptierte und sich seine feinmotorischen Fähigkeiten verbesserten. Colin sprach einfache Wörter nach und war in der Lage, einige Objekte zu benennen. Dies tat er jedoch unbeständig. Er konnte bis 20 zählen und Ziffern bis 10 erkennen. Bei ausreichendem Interesse konnte er derartige Aufgaben bis zu 15 Minuten am Stück bearbeiten. Interaktionsdauer und Qualität folgten seinen Bedingungen, er widersetzte sich Anweisungen. Bericht des Frühförderers: »Colin kann selbständig essen und aus einer Tasse trinken. Er kann seine Schuhe an- und ausziehen, dasselbe gilt für weitere Kleidungsstücke wobei er bei Verschlüssen Hilfe braucht. Die von ihm verwendete Sprache gilt hauptsächlich dem Ausdruck von Bedürfnissen, beispielsweise Trinken, Kekse. Die meisten seiner Sätze beinhalten Echolalien ... Generell läuft jede Interaktion mit Colin nach seinen Bestimmungen.«
3 Jahre 3 Monate	Die Pflegekraft berichtet: »Colins Pflegebedürftigkeit bezieht sich lediglich auf den Toilettengang. Er muss häufig ins Badezimmer gebracht werden.«

Tab. 5.1: Einschätzung der Fachleute – Fortsetzung

Colins Alter	Einschätzung
3 Jahre 4 Monate	Frühförderer bemerkt mehr Bereitschaft und Interesse beim Benennen. Entwicklungspsychologe berichtet: »Sein Bewusstsein für Sauberkeitsentwicklung hat sich verbessert.« Colins Arzt berichtet: »Colins körperliche Gesundheit ist gut. Unterschiedliche Untersuchungen haben stattgefunden, um festzustellen, ob es medizinische Ursachen für Colins Schwierigkeiten gibt, aber diese waren alle unauffällig.«
3 Jahre 8 Monate	Obwohl sich Colins expressive und rezeptive Sprache verbessert hat, gab es nach wie vor »… eine erhebliche Menge an Echolalie und repetitiver Sprache. Es gab keine funktionale Interaktion mit Gleichaltrigen« (Bericht des Entwicklungspsychologen).
3 Jahre 9 Monate	Colin wurde in der Spielgruppe beobachtet. Diese Beobachtung ergab weniger Hyperaktivität, aber das zurückgezogene Spiel und das schnelle Abdriften von einer Tätigkeit zur anderen war weiterhin auffällig.
3 Jahre 9 Monate	4 Beobachtungen im Klassenzimmer verdeutlichten einen ausgeprägten Mangel an sozialer Bezogenheit/sozialem Bewusstsein. Bericht des Entwicklungspsychologen: »Colin beachtet die Gruppe und das Geschehen kaum oder ignoriert es vollständig. Er läuft häufig verträumt im Klassenraum umher, ohne die Aktivitäten der anderen wahrzunehmen. Während Gleichaltrige in seiner Umgebung aufeinander achten, beschäftig sich Colin allein mit Spielzeugautos, ohne jegliches Bedürfnis, sich gemeinsam zu beschäftigen.«
3 Jahre 10 Monate	Untersuchung mit der CARS (Childhood Autism Rating Scale). Bericht des Entwicklungspsychologen: »Die Ergebnisse zeigten eine Sprachverzögerung, soziale Zurückhaltung, ein gewisses Maß an Zwanghaftigkeit, wenig Anpassungsfähigkeit an Veränderung, ein hohes Maß an Aktivität, und eine schwache Ausprägung der Aufmerksamkeitskontrolle.« Zu diesem Zeitpunkt wurde eingewilligt, dass ein Gutachten für speziellen Förderbedarf erstellt wird.

5.2 Wie war Colins Weg zur ABA-Behandlung?

Als Colin 3 Jahre und 10 Monate alt war, hatte er intermittierend Sprachtherapie und Logopädie sowie über einige Monate eine Stunde Frühförderung die Woche bekommen. Er nahm außerdem an der örtlichen Spielgruppe teil. Er bekam jedoch keine Therapie, die spezifisch darauf abzielte, die anderen Probleme zu reduzieren, die in den unzähligen Untersuchungen identifiziert worden waren. Die Herangehensweise der beteiligten Fachleute kann mit der Aussage »Er sollte zur Entwicklung ermutigt werden und es sollten ihm Möglichkeiten dazu geboten werden« zusammengefasst werden. Seine Eltern bekamen jedoch keine detaillierte Anweisung dazu, wie dies erreicht werden könne.

Schlussendlich wurde jedoch ein Bericht zur besonderen schulischen Förderung Colins erstellt, in dem seine Schwierigkeiten wie folgt identifiziert wurden:

1. Emotionale Auffälligkeiten und Verhaltensauffälligkeiten
2. Schwere Kommunikationsstörung
3. Kurze Aufmerksamkeitsspanne, leichte Ablenkbarkeit
4. Schwierigkeiten bei der Aufnahme und Aufrechterhaltung ausgeglichener Beziehungen mit Erwachsenen und Kindern

Die Meinung der Fachleute ging dahin, dass die Beschulung in einer Förderklasse stattfinden sollte. Colins Eltern waren bestürzt. Dies war nicht die Beschulung ihrer Wahl. Laura ging erneut zum behandelnden Arzt, um sich dort Rat und Unterstützung zu holen. Der Arzt hatte ihr kürzlich Ratschläge und Lesestoff (z. B. Pryor 1984) mitgegeben, mit deren Hilfe Laura mit Colin ein Toilettentraining durchführte, als er 3 ½ Jahre alt war. Zur damaligen Zeit hatte Laura geglaubt, dass Colin nicht fähig sei, selbständig auf die Toilette zu gehen, und nun war sie sehr zufrieden mit dem Erfolg des Vorgehens, das ihr Arzt ihr empfohlen hatte. Sie hoffte, dass er erneut helfen könne. Der Arzt empfahl, dass die Eltern mit einem Behaviour Analyst der Universität in Ulster sprechen sollten, der ein Freund des Arztes war. Der BA erklärte sich auf ehrenamtlicher Basis bereit, mit Colin und seinen Eltern zu arbeiten. Es wurde ein Trainingsprogramm mit dem Ziel erstellt, Colins Eltern darin zu schulen, seine Therapeuten zu werden.

5.3 Eltern in ABA schulen

Das Elterntrainingsprogramm in Applied Behaviour Analysis (ABA) wurde hauptsächlich mit Colins Mutter Laura durchgeführt. Anfänglich fand das Training wöchentlich im Haus des BAs statt, wobei Colin ebenfalls anwesend war. Gelegentlich nahm ein weiterer Behaviour Analyst teil. Im Laufe der Zeit wurde das Training 14-tägig und dann monatlich angeboten. Nach ungefähr einem Jahr wurde das Training beendet und Laura konnte bei Bedarf weitere Termine in Anspruch nehmen. Die folgenden Seiten schildern die Arbeit in diesem Jahr.

Das Training beinhaltete eine Einführung Lauras in die Grundlagen der Verhaltensanalyse (Keenan und Dillenburger, im Druck). Dies beinhaltete die Identifikation von Zielverhalten (▶ Kap. 2), funktionale Beurteilung des Zielverhaltens (▶ Kap. 4) und den Aufbau von Behandlungsprozeduren sowie datengestütztes Urteilen. Laura sammelte während der Woche Daten, die sie mit dem Behaviour

Analyst erörterte und auf deren Grundlage sie fundierte Entscheidungen trafen. Beobachtungen von Colin während der Treffen wurden dazu genutzt, die Fortschritte, die Laura machte, zu verifizieren. Auf dieser Basis wurden weitere Behandlungspläne erstellt.

Während der Trainingssitzungen wurde Colin eine Auswahl von Spielzeug dargeboten, um ihm die Möglichkeit zu geben, ein freies Spiel zu spielen. Sein Verhalten wurde dabei beobachtet, die Ergebnisse der Beobachtungen wurden genutzt, um das jeweilige Lernziel zu illustrieren. Als beispielsweise »positive Verstärkung« besprochen wurde, entdeckte der zweite BA, der mit Colin spielte, einen bestimmten Spielzeuglaster, der als Verstärker für Aspekte von Colins Spielverhalten eingesetzt werden konnte. So konnte Laura die Wirkung der positiven Verstärkung und die Bedeutung einer funktionalen Definition der Verstärkung vermittelt werden. Kurz gesagt bekam Laura einen Grundkurs in Verhaltensanalyse und wurde angeleitet, Colins Verhalten konstruktiv zu verändern.

5.4 Setting

Der Großteil der Intervention fand bei Colin zu Hause statt. Sein Zuhause liegt in einer ländlichen Gegend von Nordirland. Er lebt dort mit beiden Eltern, seinen 3 älteren Schwestern und einem älteren Bruder. Der größte Anteil der Intervention fand im Hauswirtschaftsraum statt. Colin wurde für gewöhnlich an einen Tisch gesetzt. Ablenkungen wie Fernseher oder Besuch wurden auf ein Minimum reduziert. Das Generalisierungstraining wurde in anderen Räumen des Hauses, wie der Küche und Colins Kinderzimmer, durchgeführt. Laura saß Colin üblicherweise gegenüber. Für die meiste Arbeit war Laura Colins Haupttherapeutin, am Generalisierungstraining nahmen hingegen Colins Vater, Colins Schwestern und Freunde teil.

5.5 Verhaltensmessung

Eine der ersten Aufgaben, die Laura während der anfänglichen Diagnostik bekam, bestand darin, eine Liste mit Verhaltensproblemen zu erstellen, die sie bei Colin beobachtete. Auf diese Weise konnte sie selbst aktiv werden, statt nur passiv Hinweise des Behaviour Analysts zu befolgen, und sie konnte das nötige Selbstvertrauen gewinnen, um sich mit Problemen auseinanderzusetzen, die sie bisher als unlösbar betrachtet hatte. Allen Beteiligten war klar, dass es ein langer Weg werden würde, sodass rasche Erfolgserlebnisse wichtig waren, um die Motivation aufrechtzuerhalten.

5.5 Verhaltensmessung

Nach Lauras Ansicht bedurften folgende Verhaltensweisen einer Veränderung:

1. Colin war unfähig, Signale aus der Umwelt aufzunehmen. Beispielsweise zeigte er schwachen, flüchtigen oder nicht existenten Blickkontakt. Er benutzte wenig Sprache sowie Gesten und zeigte einen Mangel an sozialen Fähigkeiten. Er sprach in Zwei-Wort-Sätzen und reagierte auf Fragen mit Echolalie (z. B. wiederholte er die Frage, anstatt sie zu beantworten). Er war unfähig, eine Unterhaltung mit bekannten Erwachsenen oder Kindern zu beginnen oder aufrechtzuerhalten, besonders, wenn er diese nur selten sah (z. B. Berater). Er stellte nie Fragen wie »Was ist das?«.
2. Colin war nicht für äußere Reize empfänglich, wenn er mit einer Aktivität beschäftigt war. Wenn er z. B. von einem Raum in den nächsten lief und Dinge auf dem Boden lagen, so lief er einfach über diese hinweg, anstatt um sie herum zu gehen. Wenn ihm Menschen im Weg standen, so schob er sie weg, anstatt um sie herum zu laufen. Wenn er mit einem bestimmten Spielzeug spielte, dann legte er es nicht weg, auch wenn Laura ihm ein anderes Spielzeug oder etwas zum Essen oder zum Trinken anbot.
3. Colin war auf Routinen fixiert. Er erwartete beispielsweise exakt das gleiche Besteck zu jeder Mahlzeit und er wurde ungehalten, wenn sein Handlungsmuster gestört wurde. Wurde eine Aktivität beim ersten Mal in einer bestimmten Weise ausgeführt, so erwartete er, dass sie beim nächsten Mal in exakt der gleichen Weise wieder ausgeführt werde, sogar dann, wenn es zu der Gelegenheit unangemessen war. Er räumte in der Logopädie beispielsweise die Regale auf und verlangte, dass der Computer des behandelnden Arztes in einer bestimmten Ausrichtung stand. Colin weigerte sich eine Aufgabe auszuführen, wenn er diese einmal abgelehnt hatte (wenn er sich z. B. einmal geweigert hatte, zu malen, dann tat er dies auch später nicht).
4. Colin verlor das Interesse an einem Spielzeug oder Objekt, wenn es weggenommen wurde. Spielte er beispielsweise mit einem Spielzeug und jemand nahm es ihm weg, versuchte er nicht, es wiederzubekommen. Obwohl es schien, als verliere er das Interesse an den meisten Dingen, wenn sie weg waren, war dies nicht immer der Fall. Es gab bestimmte Objekte wie Spielzeugautos und -traktoren, für die er mehr und länger Interesse zeigte. In manchen Fällen allerdings zeigte er erneut Interesse: Wenn er zuvor ein Spielzeug aus dem Auge verloren hatte und sich dann jemand anderes damit beschäftigte. Beispielsweise spielte er mit einem Spielzeuggeldbeutel, kümmerte sich aber nicht mehr darum, wenn ihn ein anderer wegnahm. Wenn jemand den Geldbeutel öffnete und schloss oder ihn in irgendeiner anderen Weise »interessant« machte, wurde er jedoch wieder aufmerksam.

Diese Liste bot einen brauchbaren Startpunkt. Sie half uns, einige der Zielverhaltensweisen zu identifizieren, an denen wir arbeiten mussten. Die Identifikation von Zielverhaltensweisen war jedoch in keinem Fall ein geradliniger oder vorherbestimmter Prozess. Wir nutzten eine Auswahl an Methoden, um herauszufinden, welche Verhaltensweisen wir Colin zu welcher Zeit beibringen sollten. Wir nutzten unsere Beobachtungen von Colins Verhalten während der Elterntrainingssitzungen und Lauras Wissen über die typische Entwicklung seiner älteren Geschwister. Wir fragten Colins Kindergärtnerin nach einer Liste von Verhaltensweisen, die Colin von den anderen Kindern unterschied. Wir nutzten den Bericht des Entwicklungspsychologen, um Verhaltensweisen zu identifizieren, die vorhanden sein mussten, wenn Colin an einer Regelbeschulung teilnehmen sollte.

Der Prozess der Identifikation des Zielverhaltens entwickelte sich über das gesamte Jahr. ABA wurde ein Teil des täglichen Lebens. In diesem Kapitel beschreiben wir 17 der unzähligen Interventionen, die wir genutzt haben. In Tabelle 5.2 sind die Zielverhaltensweisen aufeinanderfolgend aufgelistet.

5.6 Applied Behaviour Analysis mit Colin

1. Zielverhalten

Als Colin 3 Jahre und 10 Monate alt war, begann die verhaltensbezogene Intervention. Das erste Verhalten, das verändert werden sollte, war der Blickkontakt. Laura hatte beobachtet, dass Colin Blickkontakt weder suchte noch hielt, wenn jemand mit ihm sprach oder er etwas wollte. Da Blickkontakt eine der Grundlagen von sozialen Fähigkeiten und wesentlich für das Erhalten von Instruktionen und das Lernen mit und von anderen ist (einschließlich seiner Mutter), wurde der Blickkontakt als erstes Zielverhalten ausgewählt. Eine klare Definition dessen, was Laura erreichen wollte, war nötig, und die anfängliche Definition des Zielverhaltens war folgende: Als Blickkontakt galt, wenn Colin einen direkten Blick in die Augen der anderen Person warf oder in die Augen einer anderen Person starrte. Ein zufälliger Blick wurde nicht als angemessen betrachtet, selbst wenn dieser einen kurzen Kontakt mit den Augen der anderen Person darstellte. Diese Definition erschien zunächst angemessen, aber konnte nicht praktisch genutzt werden: Colin schaute nicht einmal hoch, wenn sein Name gerufen wurde. Daher wurde entschieden, dass dies das erste Verhaltensdefizit war, mit dem man sich befassen wollte.

Tab. 5.2: Erwünschte Verhaltensweisen

Intervention	Datum	Erwünschtes Verhalten
Intervention 1	2.–11. Dezember 1995	Blickkontakt (dauerhaft)
Intervention 2	29. Dezember 1995	Möglichkeiten zur Selbsthilfe (Stereotypien)

■ □ □ □ □ □ □ □ □ □ □ □ □ □ □ □ □
1 2 3 4 5 6 7 8 9 10 11 12 13 14 15 16 17

Tab. 5.2: Erwünschte Verhaltensweisen – Fortsetzung

Intervention	Datum	Erwünschtes Verhalten
Intervention 3	1.–5. Januar 1996	Spielen (Flexibilität)
Intervention 4	1.–4. Februar 1996	verbale Fertigkeiten (expressive Sprache)
Intervention 5	3.–6. März 1996	verbale Fertigkeiten (Echolalie, Häufigkeit)
Intervention 6	3. März 1996	Blickkontakt (Generalisierung)
Intervention 7	6.–19. März 1996	verbale Fertigkeiten (flüssige Sprache)
Intervention 8	März 1996	Objektpermanenz (verstecktes Spielzeug finden)
Intervention 9	16. März bis 4. Juli 1996	verbale Fertigkeiten (Echolalie)
Intervention 10	14. Mai bis 3. Juni 1996	Kommunikation (Steckpuzzle)
Intervention 11	29. Mai bis 4. Juni 1996	Blickkontakt (während des Spiels)
Intervention 12	8.–27. Juni 1996	Blickkontakt (»Guckspiel«)
Intervention 13	23. Juni–10. Juli 1996	Blickkontakt (anhaltend)
Intervention 14	17. August bis 15. September 1996	Spielen (entspannt)
Intervention 15	17. August bis 17. September 1996	Spielen (mit Gleichaltrigen)
Intervention 16	20. August bis 4. September 1996	Spielen (Rollenspiele)
Intervention 17	1.–26. Oktober 1996	(vor)schulische Fähigkeiten (Arbeit am Tisch)

Der Fachbegriff für die Zeit zwischen dem Einsatz eines Stimulus (z. B. Namen rufen) und dem Auftreten eines Verhaltens (z. B. Blickkontakt) wird *Latenz* genannt. Das erste Ziel war daher die Abnahme der Latenz, mit der Colin Blickkontakt aufnahm, wenn er dazu verbal aufgefordert wurde. Die ersten verbalen Prompts, die ausgewählt wurden, waren die Worte »Colin, schau mich an« oder »Schau mich an«. Später in der Intervention (2. Arbeitsschritt) wurde dies zu »Colin« vereinfacht, wenn Laura wollte, dass Colin sie anschaut. Zu diesem Zeitpunkt war es egal, wie lange Colin Laura ansah, es war nur wichtig, dass Colin sie anschaute.

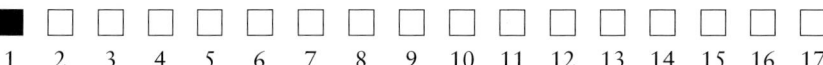

Erste Maßnahme

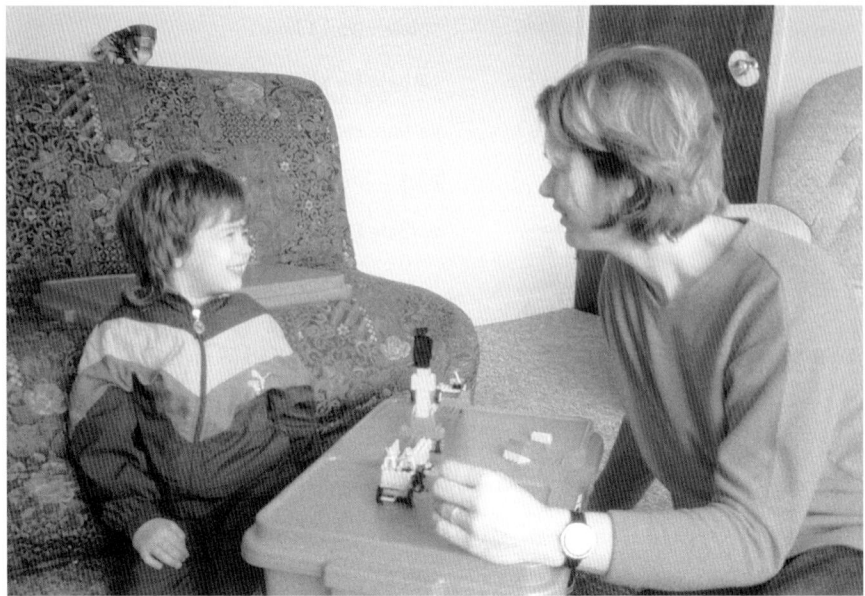

Abb. 5.1: Blickkontakt

Für diese Intervention wurde Colin an einen Tisch gesetzt und ihm wurde die Aufgabe gegeben, mit einem relativ schweren Puzzle sowie mit einem Satz Karten zu spielen. Einige seiner Schwestern waren ebenfalls anwesend. Während Colin mit den anderen Kindern spielte oder für sich alleine Kartenhäuser baute, gab Laura die direkte Anweisung, er solle sie anschauen. Dann maß sie die Zeit bis zu seiner Reaktion mit einer Stoppuhr und schrieb die Ergebnisse auf einen Notizblock.

Während der ersten 20 Mal (»Lerndurchgänge«) tat Laura nichts anderes, als Colin dazu aufzufordern, sie anzusehen. Die Daten, die sie auf diese Weise sammelte, stellten die »Baseline« dar. Die Erhebung der Baseline bot Laura die Möglichkeit, ein klares Bild des Verhaltens, um das es ging, zu bekommen. Außerdem bot die Baseline einen Maßstab, mit dem sie den Erfolg ihrer Intervention messen konnte. War die Intervention erfolglos, so ähnelten sich die Daten, die während der Baseline und der Intervention erhoben wurden, stark. Der Erhebung der Baseline folgte eine kurze Pause, in der Colin den Tisch verlassen durfte.

Als Colin am Ende der Pause wieder an den Tisch gebracht wurde, wurde er dazu aufgefordert wieder mit dem Puzzle und den Karten zu spielen. Erneut

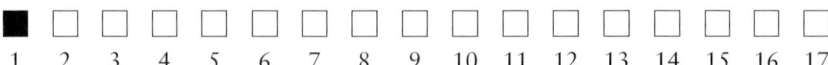

wurde er mit den Worten »Colin, schau mich an« oder »Schau mich an« dazu aufgefordert, Blickkontakt aufzunehmen. Dieses Mal gab es sofort eine Verstärkung, sobald Colin Blickkontakt aufnahm. Zeigte Colin das vereinbarte Verhalten, bekam er unverzüglich essbare Verstärker wie Smarties® oder weiße Schokoladentropfen sowie soziale Verstärker wie Umarmungen oder verbales Lob. Die anfängliche Intervention wurde 18-mal durchgeführt und dann 3 Tage später in der Küche 8-mal wiederholt.

Ergebnisse

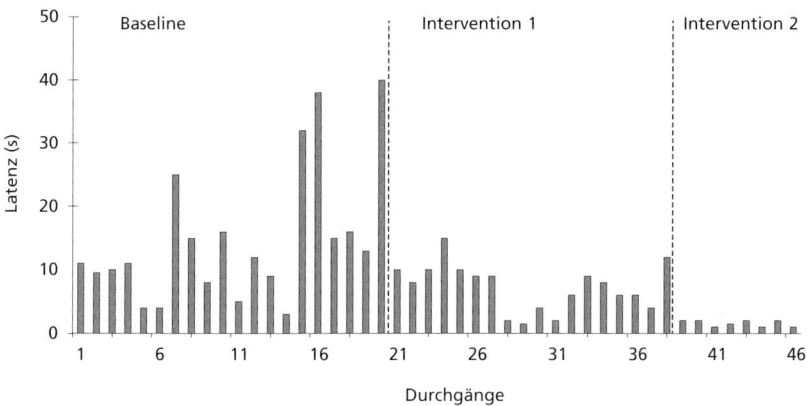

Abb. 5.2: Latenz, bis Colin auf die Aufforderung seiner Mutter »Schau mich an« mit Blickkontakt reagierte

Abbildung 5.2 zeigt die Ergebnisse, die in der ersten Intervention erzielt wurden.

Die Latenz, mit der Colin den Blickkontakt nach Lauras Aufforderung aufnahm, war die abhängige Variable. Während der Baseline wurde eine durchschnittliche Latenz von 14 Sekunden gemessen. In der ersten Intervention konnte eine Abnahme der Latenz festgestellt werden. Sie betrug im Durchschnitt nur noch 6,5 Sekunden. Während der zweiten Intervention 3 Tage später konnte die Latenz im Schnitt auf 1,5 Sekunden reduziert werden.

Diskussion

Die Ergebnisse der ersten Intervention zeigten eine drastische Reduktion der Latenz, die Colin benötigte, um nach Aufforderung angemessen mit Blickkontakt zu reagieren. Da Blickkontakt eine der wichtigsten Komponenten der sozialen

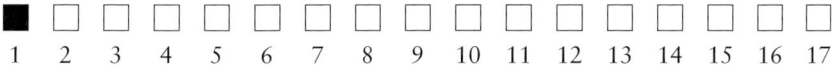

5 Colins Geschichte

Interaktion darstellt, war es erforderlich, dieses Verhalten aufzubauen, bevor weitere Interventionen geplant werden konnten.

Während der Intervention konnten einige Probleme beobachtet werden. Es gab viele ablenkende Reize während der Baseline-Erhebung, wie die anderen Kinder, Geräusche vom Computer und Personen, die in den Raum hinein und wieder heraus liefen. Trotzdem beobachtete Laura, dass Colin eine beträchtliche Zeit am Tisch saß, ohne den Versuch zu unternehmen, aufzustehen oder unkooperativ zu werden. Diese Beobachtung war für Laura sehr wichtig. Sie zeigte ihr, dass Colin neue Verhaltensweisen lernen konnte, und dies wiederum motivierte sie, mit der Intervention fortzufahren.

Eine weitere wichtige Beobachtung Lauras während der ersten Intervention war, dass essbare Verstärker wie Smarties® schnell unwirksam wurden. Andererseits entdeckte sie, dass Umarmungen und Lob zunehmend als Verstärker fungierten. Nach 18 Durchgängen wurde die Intervention beendet, weil Colin unkooperativ wurde, nachdem er für eine ungewohnt lange Zeit gesessen hatte. 3 Tage später fand die Intervention in der Küche statt, dieses Mal war Colin alleine mit Laura. Sobald er die Stoppuhr sah, sagte er »Mickey«, den Namen des BAs. An diesem Tag war es schwer, Colins Reaktion zu stoppen, da er so schnell war. Er begann außerdem, Schokolade zu fordern, sobald er reagiert hatte, und suchte Lauras Ärmel nach Süßigkeiten ab. Laura befürchtete, dass sie Colins unangemessen forderndes Verhalten möglicherweise verstärken könnte, wenn sie ihm Schokolade gab, sobald er diese einforderte. Daher beschloss Laura, die Intervention zu beenden.

Während der Intervention benutzte sie die direkte Aufforderung »Colin, schau mich an« oder »Schau mich an« Grund dafür war, dass Laura Colin bei der ersten Trainingssitzung sehr oft rief, ohne dass er eine Reaktion zeigte. Es wurde schnell klar, dass das Rufen seines Namens keine Kontrolle über sein Verhalten ermöglichte. Daher wurde Laura darin instruiert, Colins Namen nicht ständig zu rufen, sondern die direkte Aufforderung »Schau mich an« zu benutzen. Dennoch ist es ungewöhnlich, diese direkte Aufforderung zu benutzen, um Blickkontakt zu bekommen. Normalerweise dient der eigene Name als Stimulus für Blickkontakt. Daher wollte Laura »Colin« als Stimulus einsetzen, der Colin dazu bringen sollte, Blickkontakt aufzunehmen – so wie die meisten Menschen Blickkontakt herstellen, wenn sie ihren Namen hören, unabhängig davon, wer sie ruft oder wo sie sich befinden. Colin musste daher nicht nur lernen, Blickkontakt aufzunehmen, wenn sein Name gerufen wurde, sondern dies auch auf andere Personen und Situationen zu übertragen.

Zweite Maßnahme

Colin wurde erneut an den Tisch im Hauswirtschaftsraum gesetzt, dieses Mal mit seiner Schwester Ruth. Sie spielten mit 2 neuen Puzzles. Laura rief »Colin«

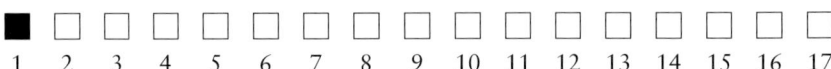

und stoppte die Zeit, bis Colin Blickkontakt aufnahm. Nach einer kurzen Baseline verstärkte sie den Blickkontakt mit essbaren, sozialen und beliebigen Verstärkern (Sticker).

Das nächste Ziel war es, dass Colin nicht nur im Hauswirtschaftsraum Blickkontakt aufnahm. Das Generalisierungstraining wurde in verschiedenen Räumen durchgeführt, erst in der Küche, dann in Colins Schlafzimmer. In der Küche spielte Colin mit seinen alltäglichen Spielsachen auf dem Boden, während andere Kinder gelegentlich hereinkamen und mitspielten. Laura rief »Colin«, um Blickkontakt herzustellen. Während der Intervention in Colins Zimmer spielte er mit seiner Schwester Ruth mit einem Puzzle auf dem Boden.

Um zu garantieren, dass die Generalisierung des Zielverhaltens nicht nur in anderen Situationen, sondern auch bei anderen Personen stattfinden würde, wurde die Prozedur von einer weiteren Person durchgeführt, Colins Vater Geoffrey. Er führte 2 Sitzungen mit Colin im Hauswirtschaftsraum und eine dritte in der Küche durch. Colin wurde mit einem Haufen Puzzleteilen an den Tisch gesetzt und Geoffrey rief »Colin« um Blickkontakt zu initiieren. Baseline und Intervention waren dieselben wie zuvor. Während der Intervention bekam Colin für das Herstellen von Blickkontakt direkt einen essbaren oder sozialen Verstärker.

Ergebnisse

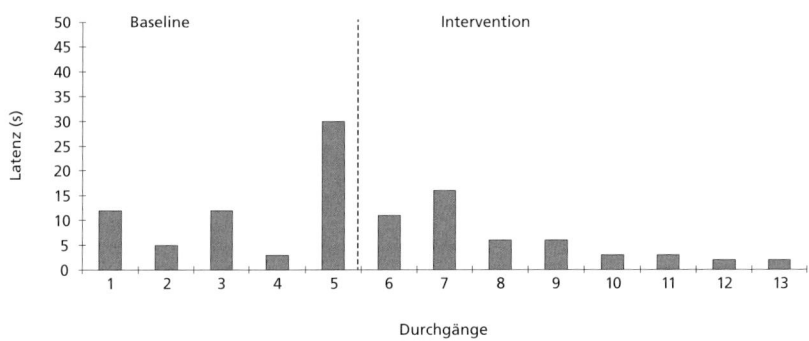

Abb. 5.3: Latenz, bis Colin auf seine Mutter reagierte, wenn sie ihn beim Namen rief, als beide sich im Hauswirtschaftsraum aufhielten

In den Abbildungen 5.3 bis 5.7 sind die Ergebnisse der Interventions- und Generalisationsdurchgänge aufgeführt.

5 Colins Geschichte

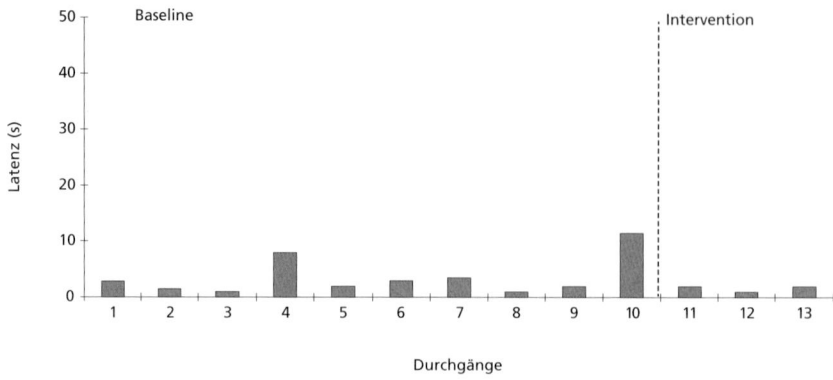

Abb. 5.4: Latenz, bis Colin auf seine Mutter reagierte, wenn sie ihn beim Namen rief, als beide sich in der Küche aufhielten

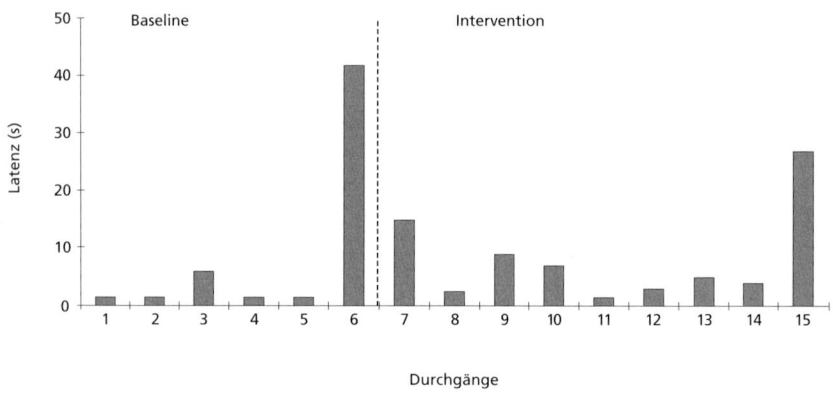

Abb. 5.5: Latenz, bis Colin auf seine Mutter reagierte, wenn sie ihn beim Namen rief, als beide sich in Colins Zimmer aufhielten

Die durchschnittliche Latenz bei Lauras Durchgängen im Hauswirtschaftsraum betrug 12,4 Sekunden in der Baseline. Während der Intervention betrug die Latenz durchschnittlich 6,1 Sekunden. Bei den Durchgängen in der Küche betrug die Baseline durchschnittliche 5 Sekunden und während der Intervention 1,6 Sekunden.

Beim Arbeiten mit Laura in Colins Zimmer betrug die Baseline durchschnittlich 9 Sekunden und während der Intervention 8,2 Sekunden.

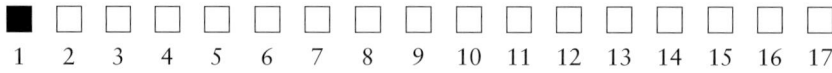

5.6 Applied Behaviour Analysis mit Colin

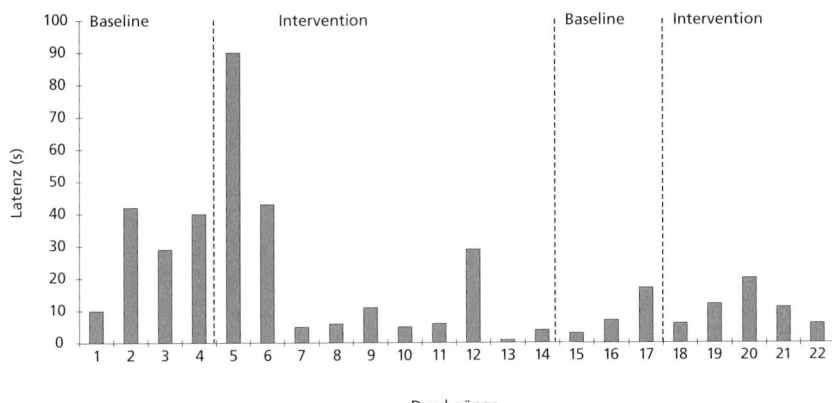

Abb. 5.6: Latenz, bis Colin auf seinen Vater reagierte, wenn er ihn beim Namen rief, als beide sich im Hauswirtschaftsraum aufhielten

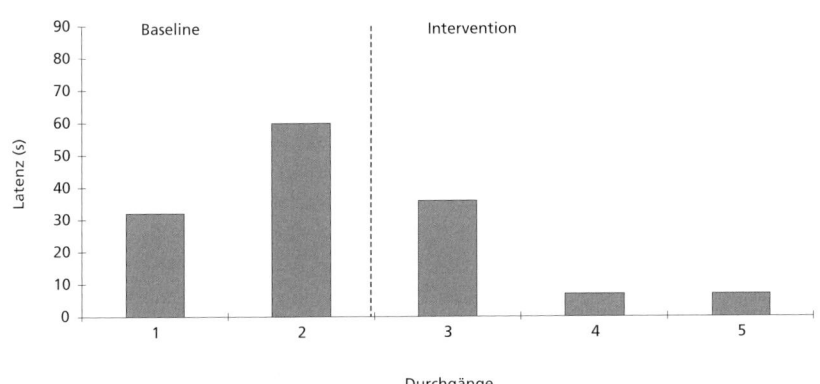

Abb. 5.7: Latenz, bis Colin auf seinen Vater reagierte, wenn er ihn beim Namen rief, als beide sich in der Küche aufhielten

Colin arbeitete 2-mal mit seinem Vater im Hauswirtschaftsraum. Beim ersten Mal betrug die Latenz-Baseline durchschnittlich 30,2 Sekunden und reduzierte sich während der Intervention auf 20 Sekunden. Während des zweiten Durchgangs betrug die Baseline durchschnittlich 9 Sekunden und während der Intervention konnte ein leichter Anstieg auf 11 Sekunden festgestellt werden.

Während Colin mit seinem Vater in der Küche arbeitete, betrug die Baseline der Latenz im Durchschnitt 46 Sekunden und fiel bei der Intervention auf durchschnittlich 16,6 Sekunden.

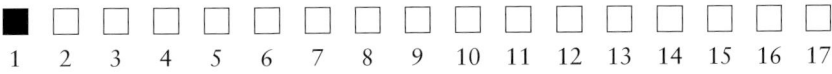

Diskussion

In diesem Arbeitsschritt wurde die direkte Instruktion »Schau mich an« durch Colins Namen ersetzt. Die Baseline-Messung legt nahe, dass die Latenzen bis zum Blickkontakt in den Durchgängen mit der direkten Aufforderung denen ähneln, in denen Laura »Colin« ruft. Allerdings konnte die Latenz in der Intervention schnell reduziert werden. Diese Reduktion konnte außerdem auf Situationen und Personen generalisiert werden. Es gab nur eine Ausnahme. Sie trat auf, als Colins Vater mit ihm zum zweiten Mal im Haushaltsraum arbeitete, dabei konnte eine leichte Steigerung der Latenz beobachtet werden.

Laura bemerkte eine Reihe wichtiger Aspekte beim Einsatz der Verstärker. In den ersten Durchgängen nutzte sie essbare Verstärker wie Schokolade. Nach ein paar Durchgängen begann Colin »Schokolade« zu sagen und seine Hand für Schokolade aufzuhalten, nachdem er einen sehr kurzen Blickkontakt gemacht hatte. Daraufhin gab Laura ihm keine Schokolade. Colin rannte zu Laura und umarmte sie, nachdem er einen Durchgang beendet hatte. Die Schokolade hatte ihre verstärkende Wirkung verloren und Laura musste eine Alternative finden. Sie gab Colin Sticker und setzte die Durchgänge fort. Colin arbeitete gut weiter und die Latenz bis zum Blickkontakt reduzierte sich weiter. Allerdings begann Colin wieder Schokolade zu fordern, als sein Vater mit ihm arbeitete, und sein Vater gab ihm diese. Geoffrey bemerkte jedoch: »Colin wurde ruhelos und es war schwierig, ihn bei einer Aktivität zu halten.« Er gab daher letztendlich auf, weil er Colin als »zu schnell ablenkbar« erlebte.

Colins Reaktion auf essbare Verstärker war aus verschiedenen Gründen interessant. Hätte Laura Colin die Schokolade auf sein Verlangen hin gegeben, anstatt zu den Stickern als Verstärker zu wechseln, so hätte sie möglicherweise unfreiwillig das fordernde Verhalten Colins anstelle des Blickkontakts verstärkt. Dies kann – wie im Falle von Colins Vater – passieren. Er verstärkte versehentlich Colins unangemessenes Verhalten und hatte somit Schwierigkeiten, mit Colin die Aufgabe zu erledigen. Es kann auch passieren, dass Kinder eine Verstärkung verlangen, bevor sie Blickkontakt herstellen. Wenn Sie Ihrem Kind die als Verstärker gedachte Belohnung geben, bevor es Blickkontakt herstellt, dann verweigert es möglicherweise die Herstellung des Blickkontakts. Auch dies kann sehr schnell passieren, aber es ähnelt eher einer »Bestechung« als einer Verstärkung. Manche Menschen verwechseln Bestechung mit Verstärkung. Es gibt jedoch eindeutige und wichtige Unterschiede zwischen den Begriffen. Bestechung ist eine »Zusicherung, [ein] Angebot oder das Geben von etwas, meist Geld, (an eine Person), um einen Dienst zu erhalten oder Einfluss zu gewinnen, insb. illegale« (Collins English Dictionary 1991). Es wird also etwas gegeben, *bevor* das Verhalten gezeigt wird. Der Begriff Verstärkung wurde bereits in Kapitel 2 definiert als ein

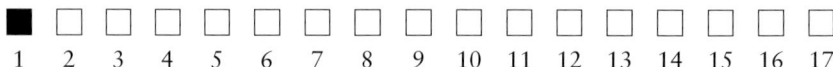

Resultat, dass *nach* einer gezeigten Konsequenz erfolgt. Dieses Resultat bestimmt, wie wir die Funktion eines Stimulus beschreiben, z. B. ob er eine verstärkende Qualität besitzt oder nicht.

2. Zielverhalten

Die nächste Intervention begann, als Colin 3 Jahre und 11 Monate alt war. Laura war aufgefallen, dass Colin nur aus einem bestimmten alten gelben Plastikbecher trank. Der Becher war schon fleckig und spröde, aber Colin weigerte sich, aus etwas anderem zu trinken. Laura kannte die Fixierung auf Routinen aus vielen anderen Bereichen, daher schien das »Trinkbecher-Problem« ein guter Anfang zu sein, um ihr zu vermitteln, wie man eine Intervention konzipiert.

Maßnahme

Colin wurde an den Tisch gesetzt, vor ihn wurden 3 verschiedene Becher gestellt, unter ihnen auch der alte gelbe Becher. In jeden Becher wurde nun ein anderes Getränk gefüllt. Der alte gelbe Becher wurde immer mit Wasser gefüllt, während ein blauer Becher mit Brombeersaft oder Pepsi Light® und ein weiterer Becher, mit einer Abbildung eines Blatts darauf, mit Orangensaft, Milch, Brombeersaft oder Pepsi Light® gefüllt wurde. Colin wurde dazu eingeladen, aus allen Bechern einen kleinen Schluck zu nehmen und sie wieder auf den Tisch zu stellen. Daraufhin sollte er erneut einen Schluck aus allen Bechern nehmen und sich dann einen aussuchen.

Ergebnisse

Tabelle 5.3 zeigt die Ergebnisse der 4 Durchgänge.

Tab. 5.3: Abbau stereotyper Verhaltensweisen

Versuch	Gelber Becher	Blauer Becher	»Blätter«-Becher
1.	Wasser	Brombeersaft	Orangensaft x
2.	Wasser	Brombeersaft	Milch x
3.	Wasser	Pepsi light x	Brombeersaft
4.	Wasser	Brombeersaft	Pepsi light x

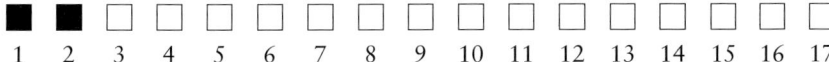

In jedem Durchgang trank Colin aus jedem Becher. Das »x« in Tabelle 5.3 gibt an, welchen Becher er auswählte. Während des letzten Durchgangs schaute er nur noch auf die Becher, sagte »Blätter-Becher« und nahm ihn. Später am Tag war Colin in einer schlechten Verfassung und fragte nach seinem gelben Becher. Laura füllt ihn mit Wasser und gab ihm den Becher. Colin schüttete das Wasser aus und füllte den gelben Becher mit dem Saft aus dem blauen Becher. Laura füllte erneut Wasser in den gelben und Saft in den blauen Becher und Colin wählte den blauen Becher. Seitdem benutzt Colin fröhlich den blauen oder den »Blätter-Becher« und füllt sie sich selbst.

Diskussion

Innerhalb von 4 Durchgängen konnte Colins hartnäckiges stereotypes Verhalten, nur aus einem bestimmten Becher zu trinken, verändert werden. Dies generalisierte sich über verschiedene Situationen und nun trinkt Colin aus einer Vielzahl von Bechern. Für Fachleute ist dies kein überraschender Befund, allerdings kann eine solche kleine Veränderung im Verhalten für die Eltern sehr bedeutsam sein. Zusätzlich hatte die Veränderung dieses langjährigen Verhaltens eine Reihe von erwünschten Nebeneffekten. Erstens half es Colin, in öffentlichen Situationen weniger Aufmerksamkeit auf sich zu ziehen. Zweitens stärkte es Lauras Zuversicht, dass sie langanhaltende Veränderungen bei Colin erreichen konnte. Drittens half diese Intervention dabei, weitere potenzielle Verstärker für Colin zu finden, die in anderen Interventionen eingesetzt werden konnten.

3. Zielverhalten

Diese Intervention fand statt, als Colin 4 Jahre alt war. Die Kindergärtnerin hatte angemerkt, dass Colin alleine oder neben anderen Kindern spielte und nicht am Gespräch mit anderen Kindern teilnahm. Sie schrieb in ihren Bericht über die besondere schulische Förderung:

> »Er hat Schwierigkeiten zu kommunizieren, außer unter seinen eigenen Bedingungen, und seine sprachlichen Fähigkeiten sind schwach für einen Vierjährigen. Er spricht mit sich selbst, wenn er spielt, z.B. ›krawum, krawum, Bagger‹ und ›mach Räder dran‹. Manchmal wird er sogar wütend, wenn andere Kinder zu ihm kommen und mit ihm auf dem Boden spielen wollen (vor allem beim Spielen mit der Eisenbahn), da er ausschließlich alleine spielen will. An ›chaotischen‹ Aktivitäten nimmt er nicht freiwillig teil ... Seine Aufmerksamkeit beim Vorlesen von Geschichten ist sehr kurz. Es ist für ihn unmöglich, mit anderen Kindern für einige Zeit auf dem Boden zu sitzen, er bleibt aber ab und zu auf dem Schoß einer Betreuerin, um für eine kurze Zeit zuzuhören.«

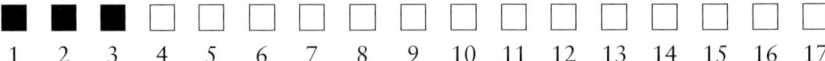

Wie es so oft in der Arbeit mit Colin war, boten diese beiläufigen Beobachtungen gute Hinweise für die Feststellung neuer Zielverhaltensweisen. Fachleute, die nicht in der Verhaltensanalyse trainiert waren, berichteten über viele Verhaltensaspekte so statisch, als wäre dies »die Art, wie er ist und immer bleibt«, anstatt das problematische Verhalten als Grundlage zur Entscheidungsfindung für neue Interventionen zu betrachten. In Colins Fall bereitete dies große Sorge, denn die Fachleute trafen weitreichende Entscheidungen aufgrund ihrer Beobachtungen (z. B. Colin in einer Förderklasse unterzubringen). Für uns Therapeuten startete damit ein Rennen, um sicherzustellen, dass Colins Verhalten sich in die richtige Richtung entwickelte. Diese Verbesserungen sollten in zukünftige Beurteilungen der Fachleute einfließen, damit diese zu anderen Entscheidungen führen konnten.

Eine wichtige Komponente des Spiels ist die Fähigkeit, von einem Spielzeug zum nächsten zu wechseln, während sich soziale Interaktionen über das Spiel hinweg entwickeln. Für Colin waren soziale Interaktionen schwierig genug, aber wenn er nicht einmal in seinem eigenen Spielverhalten flexibel sein konnte, wie konnte er da flexibel reagieren, wenn andere Kinder Anforderungen an ihn stellten? Die Fixierung auf bestimmte Objekte wurde daher als Interventionsziel anvisiert. Laura hatte beobachtet, dass Colin nicht in der Lage war, von einem Spiel zum nächsten und wieder zurück zu wechseln, wenn er einmal mit einem bestimmten Spielzeug beschäftigt war. Ziel der Intervention war daher, Colin zu befähigen, im Spiel flexibler zu werden, indem er lernte, auf Anforderung zwischen verschiedenen Spielzeugen zu wechseln.

Maßnahme

Colin und Laura saßen auf dem Küchenboden. Es wurde eine Reihe verschiedener Spielzeuge benutzt, z. B. ein Puppenhaus, Lego®, eine Spielzeugkiste, Spielzeugautos etc. Bei jedem Durchgang wurden verschiedene Spielsachen benutzt, um eine Generalisierung zu gewährleisten. Ein Spielzeug (Spielzeug A) wurde Colin gegeben, ein anderes Spielzeug (Spielzeug B) wurde an die andere Seite des Raumes gestellt. Colin spielte mit dem ersten Spielzeug ungefähr für 2 Minuten, dann instruierte Laura ihn, dass er zum anderen Spielzeug gehen und mit diesem spielen solle. Wenn Colin nicht zu Spielzeug B gehen wollte, dann gab Laura ihm visuelle und physische Hinweise/Prompts, z. B. zeigte sie Colin Spielzeug B oder sie nahm seine Hand und führte ihn sanft zum neuen Spielzeug. Dann spielte Colin ungefähr 2 Minuten mit dem neuen Spielzeug, bis Laura ihn aufforderte, zu Spielzeug A zurückzugehen. Wenn sich Colin nicht bewegte, gab Laura ihm dieselben, sanften Prompts wie zuvor. Später wurden physische Prompts nur noch benutzt, wenn Colin länger als 30 Sekunden brauchte, um der verbalen Aufforderung zu folgen.

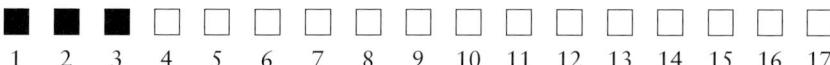

Laura bewertete 3 Bewegungen von Spielzeug A zu Spielzeug B sowie 3 Bewegungen von Spielzeug B zurück zu Spielzeug A als eine Sitzung. Die Verhaltensmessung machte Laura daran fest, wie häufig sie die Aufforderung geben musste, bis er ihr folgte.

Im zweiten Teil dieser Intervention wurden 3 verschiedene Spielzeuge benutzt. Colin wurde auf den Küchenfußboden gesetzt und spielte dort mit einem Spielzeug (Spielzeug A). Ein anderes Spielzeug (Spielzeug B) wurde in das angrenzende Wohnzimmer gelegt, wo Colin es nicht sehen konnte, und das dritte Spielzeug (Spielzeug C) wurde auf die andere Seite der Küche gelegt. Colin spielte ungefähr 2 Minuten mit Spielzeug A, dann gab Laura ihm die Instruktion, mit Spielzeug B zu spielen, das im Wohnzimmer lag. Nachdem Colin erneut für ca. 2 Minuten mit Spielzeug B gespielt hatte, forderte Laura ihn auf, mit Spielzeug C zu spielen, das in der Küche lag. Wenn Colin der Instruktion, zum nächsten Spielzeug zu gehen, nicht nachkam, so ging Laura selbst zum Spielzeug und forderte Colin auf, ihr zu folgen. Gemessen wurde in diesem Fall die Latenz (gemessen in Sekunden), bis Colin der Aufforderung folgte. Laura benutzte essbare und soziale Verstärker wie MilkyWay®, Umarmungen und verbales Lob.

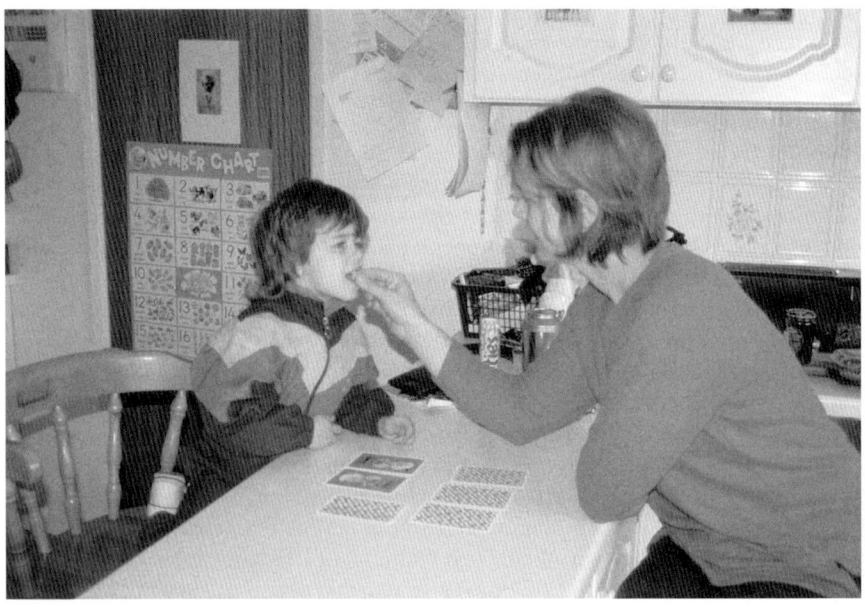

Abb. 5.8: Colin erhält essbare Verstärker

Ergebnisse

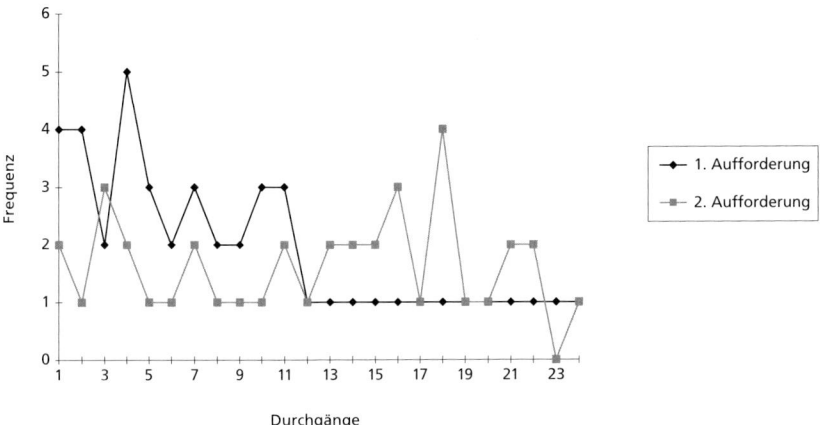

Abb. 5.9: Anzahl der Aufforderungen, bis Colin verbalen und visuellen Hinweise folgte, wenn er von einer Aufgabe zur nächsten übergehen sollte (1. Aufforderung) und zurück zur ersten Aufgabe (2. Instruktion).

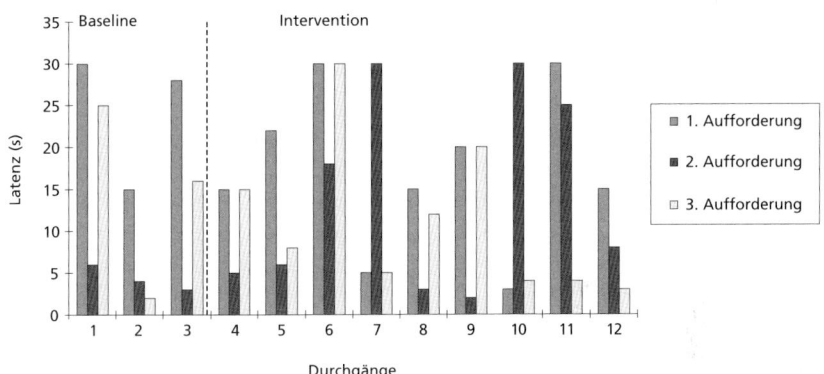

Abb. 5.10: Zeit, die Colin benötigte, um sich von Spielzeug A Spielzeug B zuzuwenden (1. Aufforderung), von Spielzeug B Spielzeug C (2. Aufforderung) und um sich von Spielzeug C zurück zu A zu wenden (3. Aufforderung)

Die Abbildungen 5.9 und 5.10 zeigen die Ergebnisse der Intervention. In Abbildung 5.9 ist die Häufigkeit dargestellt, mit der Laura Colin dazu auffordern musste, von einem Spielzeug zum anderen zu wechseln, bis Colin reagierte.

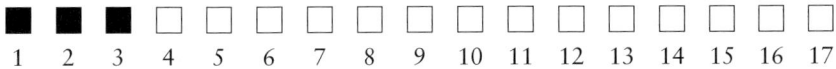

Acht Sitzungen wurden durchgeführt, wobei jede Sitzung im Durchschnitt 19,6 Minuten dauerte. Während der ersten 4 Sitzungen benötigte Colin im Schnitt 2,8 Instruktionen, um von Spielzeug A zu Spielzeug B zu wechseln. Die Häufigkeit der Instruktion, von Spielzeug B zu A zurück zu wechseln, betrug im Durchschnitt nur 1. Während der letzten 4 Sitzungen betrug die durchschnittliche Anzahl der Instruktion, von Spielzeug A zu B zu wechseln, 1,5 und die, von Spielzeug B zu A zu wechseln, 1,7.

Abbildung 5.10 zeigt die Latenz, mit der Colin die Aufforderung ausführte, von einem der 3 Spielzeuge zum nächsten zu gehen.

Jeder der 12 Durchgänge bestand aus 3 Aufforderungen: eine, um von Spielzeug A zu B zu gehen, eine, um von Spielzeug B zu C zu gehen, und eine, um von Spielzeug C zu A zu gehen. Insgesamt variierte die Latenz, bis Colin auf die erste Aufforderung reagierte, zwischen 5 und 30 Sekunden, der Durchschnitt betrug 18 Sekunden. Die Latenz bei der zweiten Aufforderung variierte von 2 bis 30 Sekunden und lag im Durchschnitt bei 11 Sekunden. Die Latenz bei der dritten Aufforderung lag zwischen 2 und 30 Sekunden, der Durchschnitt betrug 12 Sekunden.

Diskussion

In dieser Intervention wurde Colin dazu aufgefordert, zwischen verschiedenen Spielzeugen zu wechseln. Anfänglich wurden 2 Spielzeuge verwendet. Gemessen wurde, wie häufig Laura die Aufforderung geben musste, bevor Colin darauf reagierte. Colin benötigte im Durchschnitt fast 3 Aufforderungen, bis er zwischen den Spielzeugen wechselte. Allerdings reduzierte sich die Häufigkeit schnell und Colin konnte auf die verbale Aufforderung hin frei zwischen den Spielzeugen wechseln. In den nächsten Durchgängen wurden 3 Spielzeuge benutzt. Gemessen wurde nun die Latenz, mit der Colin sich zwischen den Spielzeugen hin und her bewegte, nachdem Laura ihn dazu aufgefordert hatte. Obwohl die Ergebnisse dieser Intervention stark variierten, wurde die Latenz insgesamt geringer.

Bereits während der Intervention ließen die Daten erkennen, dass Colin die Erwartungen übertraf. Er war fähig, relativ frei zwischen den Spielzeugen zu wechseln. An dieser Stelle fragt man sich vielleicht nach dem Zweck der Intervention: Es gibt eine Reihe von Gründen für deren Nützlichkeit. Erstens wurde zwar vor der Intervention die Fähigkeit, zwischen 3 Spielzeugen zu wechseln, nicht gemessen, aber wir nehmen an, dass die Trainingseffekte während des ersten Teils der Intervention (zwischen 2 Spielzeugen wechseln) möglicherweise Colins Leistung im zweiten Teil der Intervention (zwischen 3 Spielzeugen wechseln) verbessert haben. Zweitens lernte Laura an dieser Übung, wie man eine Aufgabe auf kleine Schritte herunterbricht, und es ermöglichte ihr, genau zu se-

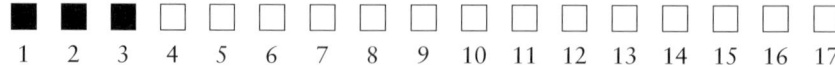

hen, was Colin konnte und was nicht. Dieses Wissen wurde in späteren Interventionen sehr nützlich. Drittens bekam Colin die Möglichkeit, Verhaltensweisen einzuüben, die ihm helfen würden, sich bei seinen Kindergartenfreunden zu integrieren.

Laura bemerkte in dieser Intervention etwas Interessantes: Obwohl Colin gelernt hatte, von einem Spielzeug zu einem anderen zu wechseln, nahm er häufig ein Element des ersten Spielzeugs zum nächsten mit. Beispielsweise nahm er einen Teddybär (Spielzeug A) mit zum Lego® (Spielzeug B), oder wenn er mit den Puppen im Puppenhaus (Spielzeug A) »frühstücken« gespielt hatte, dann spielte er weiterhin »frühstücken« mit den Puppen Ernie und Bert (Spielzeug B) aus der Fernsehsendung »Sesamstraße«. Mit anderen Worten: Obwohl Colin der Aufforderung nachkam, zwischen den Spielzeugen zu wechseln, zeigte er trotzdem noch Aspekte des Verhaltens, das Laura eigentlich reduzieren wollte, nämlich sein Fixiert-Sein auf bestimmte Objekte. Was hätte Laura tun sollen? Hätte sie die Wahrscheinlichkeit seines Problemverhaltens reduzieren sollen? In anderen Worten, hätte sie ein Programm erstellen sollen, in dem Colin für dieses Verhalten hätte »bestraft«[7] werden sollen? Eine Alternative zu einer Bestrafung wäre es, das Problemverhalten zu ignorieren und an dem ursprünglichen Zielverhalten zu arbeiten (zwischen Spielzeugen wechseln). Wäre Aufmerksamkeit der Verstärker gewesen, so wäre es möglich, das Problemverhalten zu löschen, während gleichzeitig inkompatibles Verhalten verstärkt werden könnte. Laura entschied sich für das Letztere. Sie machte sich weiterhin Notizen, wenn das Problemverhalten auftrat und verstärkte wie gewohnt das Wechseln zwischen den Spielzeugen. Sie bemerkte, dass das Problemverhalten immer weniger wurde, bis es schließlich verschwand.

In diesem Kontext muss der Begriff »Bestrafung« ausführlicher erläutert werden. Viele Menschen setzten den Begriff »Bestrafung« mit aversiven Konsequenzen gleich, wie z. B. einem Klaps, Bußgeld oder einer Freiheitsstrafe. In der autismusspezifischen Verhaltenstherapie wird dieser Begriff anders definiert. Die verhaltensanalytische Definition von Bestrafung ist eher funktional. Eine funktionale Definition von Bestrafung bedeutet, dass diejenigen Konsequenzen, die die Auftretenswahrscheinlichkeit eines Verhaltens reduzieren, als »Bestrafung« aufgefasst werden. Eine »Bestrafung« kann vieles sein: Eine Umarmung wird als Bestrafung angesehen, wenn sie Weinen reduziert, eine Ermahnung kann als Bestrafung angesehen werden, wenn sie den Streit zwischen Geschwistern reduziert.

---

7 In der autismusspezifischen Verhaltenstherapie ist »Bestrafung« ein Fachwort, das sich auf eine Konsequenz bezieht, die die Wahrscheinlichkeit des Wiederauftretens des Verhaltens reduziert (Dillenburger und Keenan 1995).

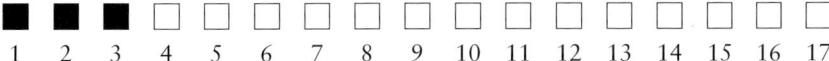

Der Vorteil einer korrekt ausgeführten Verhaltensanalyse ist, dass Eltern lernen, sich auf eine Funktionale Analyse der Konsequenzen zu beziehen, die sie für das Verhalten ihrer Kinder festlegen (▶Kap. 4). Sie werden daher keine aversiven Konsequenzen benutzen, wenn nichtaversive Maßnahmen ebenso effektiv sind, um Problemverhalten zu reduzieren. Das Beispiel von Laura, die Löschung kombiniert mit Verstärkung von inkompatiblem Verhalten genutzt hat, zeigt die positiven Ergebnisse einer Intervention, die auf einer Funktionalen Analyse basiert.

4. Zielverhalten

Colin war 4 Jahre und 1 Monat alt. Der Schulpsychologe hatte eine Sprachdiagnostik (language assessment) mit Subtests der »British Ability Scale« durchgeführt. Er berichtete, dass Colins expressive Sprache ungefähr auf dem Niveau eines 3-Jährigen sei (7. Perzentil), während seine rezeptive Sprache noch weniger entwickelt sei. Unsere nächste Intervention fokussierte daher auf die Entwicklung von Colins expressiver und rezeptiver Sprache und darauf, seine gesprochenen Sätze zu verlängern. Während dieser Behandlungsphase nutzten wir eine Reihe von Verfahren. Wir stellen sie hier in der Reihenfolge vor, in der sie durchgeführt wurden.

Erste Maßnahme

Colin wurde mit einer Serie aus 9 Karten (von Masidlover und Knowles 1979, Derbyshire Language Scheme: Person Action Place, mit einfachen Zeichnungen, beispielsweise ein Teddybär, der auf einem Kasten sitzt) an den Küchentisch gesetzt. Er wurde dazu aufgefordert, Laura eine der Karten zu geben. Beispielsweise sagte Laura »Gib mir den Teddybär, der auf der Kiste sitzt« und Colin musste ihr die richtige Karte geben und dabei sagen »Hier ist der Teddybär, der auf der Kiste sitzt«. Er sollte dann selbst nach der nächsten Karte fragen, z. B. »Gib mir die Puppe, die auf dem Tisch sitzt«. Nur ganze Sätze wurden mit essbaren und sozialen Verstärkern wie Smarties® und Lob verstärkt. Essbare Verstärker wurden sobald wie möglich durch verbales Lob ersetzt.

Ergebnisse

Tabelle 5.4 stellt die Ergebnisse des ersten Arbeitsschrittes dar.
Häkchen stehen für eine richtige, Kreuze für eine falsche Antwort. Colin beantwortete 60 % von Lauras Fragen richtig und stellte 100 % seiner Fragen an Laura richtig.

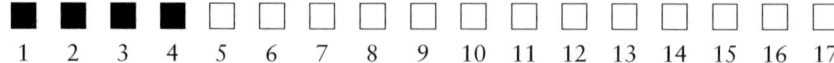

Tab. 5.4: Training expressiver Sprache

Versuch	Colin antwortet	Colin fragt
1*	x	✓
2*	✓	✓
3*	x	✓
4*	x	✓
5*	x	✓
6*	✓	✓
7*	x	✓
8**	✓	✓
9**	✓	✓
10**	✓	✓
11**	✓	✓
12**	✓	✓
13**	✓	✓
14**	✓	✓
15**	✓	✓
16**	✓	✓

* erster Durchgang
** zweiter Durchgang

Zweite Maßnahme

Colin und Laura (oder eine von Colins Schwestern) saßen am Küchentisch. Derbyshire-Sprach-Karten und Spielkarten wurden benutzt. Die Karten wurden in Paaren zusammen mit der Vorderseite auf den Tisch gelegt.

Für die Durchgänge 1–9 wurden 2 Paare (4 Karten), für die Durchgänge 10–12 5 Karten und für die Durchgänge 13–27 3 Paare (6 Karten) benutzt. Abwechselnd schauten Colin und Laura unter eine Karte, hielten sie so, dass der andere nicht darunter schauen konnte und fragten »Was habe ich?«. Die andere Person musste dann Antworten mit »Du hast …«. Während der Durchgänge 1–10 wurde das richtige »Raten« mit essbaren und sozialen Verstärkern verstärkt, während der Durchgänge 11–27 die Benutzung ganzer Sätze.

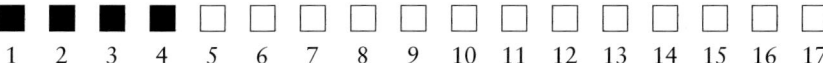

Es wurden 2 spezifische Trainingssitzungen durchgeführt, als Colin Schwierigkeiten zeigte, die Karten zuzuordnen und die Namen zu nennen, z. B. wenn Laura sagte: »Sind sie [die 2 Karten] die Gleichen?«. Das erste Training zielte darauf ab, die Karten korrekt zuzuordnen. Dieses Training wurde nach dem dritten Durchgang durchgeführt. 4 Kartenpaare wurden mit der Vorderseite nach unten auf den Tisch gelegt. Laura drehte eine Karte um und fragte Colin: »Welche Karte ist das?«. Colin musste mit »Das ist …« antworten, bevor die nächste Karte umgedreht wurde. Lagen 2 Karten umgedreht auf dem Tisch, fragte Laura »Sind das die Gleichen?«. Wenn Colin richtig geantwortet hatte, durfte er die nächsten 2 Karten aufdecken.

Das zweite Training wurde nach Durchgang 22 eingeführt, um Colin beizubringen, zwischen dem Fragen einer Person und dem Antworten einer anderen Person zu unterscheiden. Ein einfaches Kartenspiel (Schnipp Schnapp) wurde dazu eingeführt. Jeder Spieler bekam gleich viele Karten und legte abwechselnd eine der Karten offen auf den Tisch. War die Karte, die ein Spieler in die Mitte legte, die gleiche wie die Karte, die der Spieler zuvor in die Mitte gelegt hatte, so mussten alle Spieler »Schnipp Schnapp« rufen. Der Spieler, der zuerst »Schnipp Schnapp« rief, bekam alle Karten auf dem Tisch. Dies wurde dann solange wiederholt, bis ein Spieler alle Karten hatte. Während des Trainingsdurchgangs nannten Colin, Laura und alle anderen Familienmitglieder, die mitspielten, die Karte, die sie ausspielten (z. B. das ist ein Bär), und alle Spieler bestätigten dies mit einem »Ja, das stimmt« oder »Nein, das stimmt nicht«. Laura nannte manchmal mit Absicht falsche Namen und Colin musste »Nein, das stimmt nicht« oder »Ja, das stimmt« sagen.

Ergebnisse

Tabelle 5.5 zeigt die Ergebnisse des zweiten Arbeitsschrittes.

Häkchen stehen für eine richtige, Kreuze für eine falsche Antwort. Colin beantwortete in 89 % der Durchgänge Lauras Frage »Was habe ich?« richtig. In 93 % der Durchgänge, in denen er fragen musste, war seine Reaktion korrekt.

Tab. 5.5: Karten erkennen und zuordnen

Versuch	Anzahl Karten	Colin antwortet	Colin fragt
1*	4	✓	✓
2*	4	✓	✓
3*	4	✓	✓
4*	4	✓	✓

5.6 Applied Behaviour Analysis mit Colin

Tab. 5.5: Karten erkennen und zuordnen – Fortsetzung

Versuch	Anzahl Karten	Colin antwortet	Colin fragt
5*	4	x	x
6*	4	✓	✓
7*	4	✓	✓
8*	4	x	✓
9*	4	✓	✓
10**	5	✓	✓
11**	5	✓	✓
12**	5	✓	✓
13**	6	✓	✓
14**	6	✓	✓
15**	6	✓	✓
16**	6	✓	✓
17**	6	✓	✓
18**	6	✓	✓
19**	6	✓	✓
20**	6	✓	✓
21**	6	✓	✓
22**	6	✓	✓
23**	6	✓	✓
24**	6	✓	✓
25**	6	✓	✓
26**	6	✓	✓
27**	6	✓	✓

* richtiges »Raten« wurde verstärkt
** richtige Sätze wurden verstärkt

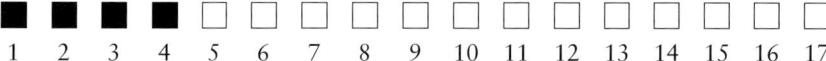

Diskussion

Colins expressive Sprache wurde in 2 Lernschritten weiterentwickelt. Die Ergebnisse des ersten Schrittes zeigen, dass Colin bei der Mehrzahl der Aufgaben richtig geantwortet hat, daher wurde er aufgefordert, immer komplexer werdende Sätze zu nutzen. Bei dem zweiten Lernschritt konnten einige Probleme festgestellt werden. Daher wurden 2 weitere Einzelprogramme als Trainingselemente hinzugenommen: das Zuordnungsspiel und das Benennungsspiel.

Die Einführung weiterer Elemente war in dieser Intervention sehr wichtig. Als Colin nicht in der Lage war, eine Aufgabe richtig zu beantworten, gab Laura nicht etwa auf und schob dies darauf, dass »er es einfach nicht kann«, sondern entwickelte interessante und humorvolle Wege, mit dem Problem umzugehen. Colin genoss diese zusätzlichen Trainingssitzungen, und da die gesamte Familie teilnahm, lernte er wahrscheinlich noch mehr als nur das Zuordnen und Benennen von Karten. Laura hatte außerdem gezeigt, dass sie damit begann, selbständig Interventionen zu entwickeln. Sie war nun nicht mehr komplett von den Fachleuten abhängig, um Interventionen zu planen, sondern hatte ihre eigene Initiative und Kreativität genutzt, um ihrem Kind zu helfen. Dies war sehr ermutigend. Es zeigte, dass Laura einen großen Nutzen aus dem Elterntraining der letzten 3 oder 4 Monate gezogen hatte. Es zeigte auch, dass sie keine besonderen Materialien benötigte, um Colin zu helfen. Alles was sie brauchte, waren ihr neues methodisches Wissen und Repertoire sowie die Motivation, diese in der Arbeit mit Colin anzuwenden.

Verbesserungen waren auch im Bericht des Logopäden sichtbar:

> »Aufmerksamkeits-/Zuhörfähigkeiten. In diesem Bereich sind in den letzten 4 Monaten signifikante Verbesserungen zu verzeichnen. Früher war es für Colin schwierig, für länger als ein paar Minuten an Aktivitäten teilzunehmen, die am Tisch stattfanden und durch einen Erwachsenen strukturiert wurden. Nun kann er sich über 20 bis 25 Minuten in einer Eins-zu-eins-Situation konzentrieren und benötigt nur wenig Unterstützung.«

5. Zielverhalten

Der Entwicklungspsychologe berichtete, dass Colin immer noch damit beschäftigt war, »häufig Echolalie und repetitive Ausdrücke« zu benutzen. Die Echolalie zeigte sich wie folgt: Wenn Laura ihm eine Spielzeugeisenbahn zeigte und ihm die Anweisung gab »Sag ›Zug‹«, wiederholte Colin: »Sag ›Zug‹«, anstatt nur »Zug« zu sagen. Das Zielverhalten für Colin war daher, nur das Objekt zu benennen und die Aufforderung »Sag« wegzulassen. In dieser Intervention wurde die Häufigkeit Colins richtiger Antworten gemessen.

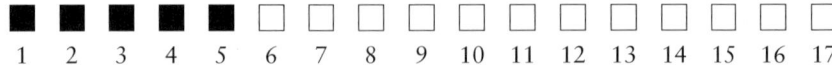

Maßnahme

Colin wurde an einen Tisch gegenüber von Laura gesetzt. Laura sagte »Sag Apfel«, »Sag Keks« usw., sie benutzte 12 verschiedene Worte (▶ Tab. 5.6). Wenn Colin richtig antwortete (mit nur einem Wort, der Objektbezeichnung), verstärkte Laura ihn verbal (»Gut gemacht«, »Das ist richtig«, »Gut«). Diese Maßnahme wurde am gleichen Tag mit Colin und 3 anderen Kindern wiederholt, weitere 3 Tage später noch einmal.

Das Lernprogramm wurde nach diesen 3 Durchgängen angepasst, da die ersten Ergebnisse entmutigend waren. Es wurden in der Folge 10 Worte benutzt. Laura oder eine der älteren Schwestern sagte »Ball« und Colin musste »Ball« sagen. Dann sagte sie »Sag Ball« und die richtige Antwort war weiterhin »Ball«. Diese Maßnahme wurde zuerst mit Colin alleine und dann, 3 Tage später, mit Colin und einem weiteren Kind durchgeführt. Für die richtige Antwort gab es eine verbale Verstärkung.

Ergebnisse

Tabelle 5.6 und 5.7 stellen die Ergebnisse dieser Maßnahme dar. Tabelle 5.6 zeigt die Häufigkeit der richtigen Antworten während der ersten Bedingung.

Tab. 5.6: Bewertung verbaler Wiederholung der Aufforderung

Aufforderung	Versuch 1 Colin alleine	Versuch 2 Colin + 3 andere	Versuch 3 Colin + 3 andere
Sag Zug	x	x	x
Sag Mann	✓	x	x
Sag los	✓	✓	x
Sag Socke	x	x	x
Sag Ball	✓	x	x
Sag Eisenbahn	✓	x	x
Sag Nase	✓	x	x
Sag Hausschuh	✓	✓	x
Sag Schal	✓	✓	x
Sag Tasse	x	x	✓
Sag Traktor	✓	✓	x
Sag Auto	✓	✓	x

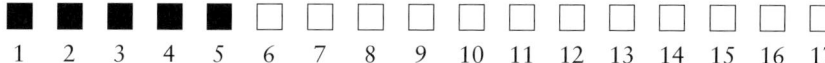

Häkchen stehen für eine richtige Antwort, während Kreuze für die Durchgänge stehen, in denen Colin die Aufforderung »Sag« in seiner Antwort wiederholte. Im ersten Durchgang antwortete Colin zu 75 % richtig. Während der Durchgänge 2 und 3 fiel seine Leistung jedoch auf 41 % und 9 % ab. Tabelle 5.7 stellt die Ergebnisse der veränderten Maßnahme dar.

Tab. 5.7: Training von verbal korrekter Wiederholung der Aufforderung

Erster Tag		3 Tage später	
Aufforderung	Colin alleine	Aufforderung	Colin + ein anderer
Ball	✓	Ball	✓
Gras	✓	Hut	✓
Hase	✓	Stopp	✓
Papa	✓	Sag Stopp	✓
Mama	✓	Elefant	✓
Feuerlöscher	✓	Sag Elefant	✓
Pinguin	✓	Fisch	✓
Sag Pinguin	✓	Sag Fisch	x
Hund	✓	Hund	✓
Sag Hund	x	Sag Hund	✓
Giraffe	✓	Papa	✓
Sag Giraffe	✓	Sag Papa	✓
Elefant	✓	Boot	✓
Sag Elefant	✓	Sag Boot	✓
Löwe	✓	Strand	✓
Sag Löwe	✓	Sag Strand	x
Panda	✓	Laster	✓
Sag Panda	✓	Sag Laster	✓
Tiger	✓		
Sag Tiger	x		

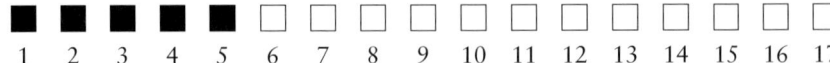

In den beiden Durchgängen antwortete Colin zu 90 % und 88,8 % richtig.

Diskussion

Es wurde ein Lernprogramm entwickelt, um mit Colins Echolalie und repetitiven Ausdrücken umzugehen. Colin bekam dabei die Aufforderung, ein einziges Wort zu sagen. Anfänglich wiederholte Colin die Aufforderung »Sag« gemeinsam mit dem richtigen Wort. Daher wurde eine Intervention entwickelt, in der Laura oder die älteren Schwestern Colins das Wort erst alleine sagten und es dann mit der Aufforderung »Sag« koppelten. Dies führte dazu, dass Colin in der Mehrzahl der Durchgänge richtig antwortete.

Diese Maßnahme ist ein gutes Beispiel für das datengestützte Treffen von Entscheidungen. Laura hatte bei den ersten Durchgängen die Qualität von Colins Antworten notiert und festgestellt, dass die Anzahl der richtigen Antworten nicht stieg. Sie schienen sogar eher zu sinken. Anstatt eine Intervention weiterzuführen, die augenscheinlich nicht funktionierte, wägte Laura folgende Alternativen gegeneinander ab: 1) Sie könnte die verwendeten Wörter verändern, 2) sie könnte von den anderen Kindern verlangen, absichtlich falsch zu antworten, oder 3) sie könnte die Aufgabe auf kleinere Schritte herunterbrechen. Die dritte Option schien am angemessensten zu sein und daher wurde die Maßnahme dementsprechend angepasst. Die Ergebnisse der angepassten Maßnahme belegen die Effektivität der Veränderung.

6. Zielverhalten

Die Sprachtherapeutin und Logopädin berichtete, dass sich Colins »Blickkontakt verbessert hat«. Trotzdem beobachtete sie, dass »er manchmal den Blickkontakt vermeidet, wenn er eine Aktivität oder Aufgabe schwierig findet«. Obwohl der Blickkontakt bereits Gegenstand einer vorangegangenen Intervention war, war die Latenz, bis Colin Blickkontakt aufnahm, gestiegen und es war daher wichtig, erneut den Fokus auf den Blickkontakt zu legen. Es wurden die Latenz und die Generalisierung des Blickkontakts gemessen.

Maßnahme

Colin war in der Küche und spielte dort mit 3 Mädchen, seiner Schwester und 2 Freundinnen. Die Mädchen riefen abwechselnd Colins Namen und nutzten verbales Lob, wenn Colin Blickkontakt mit ihnen aufnahm. Die Latenz, mit der Colin den Blickkontakt zu jedem der Mädchen aufnahm, wurde gemessen.

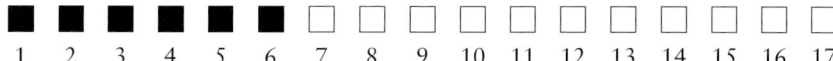

5 Colins Geschichte

Ergebnisse

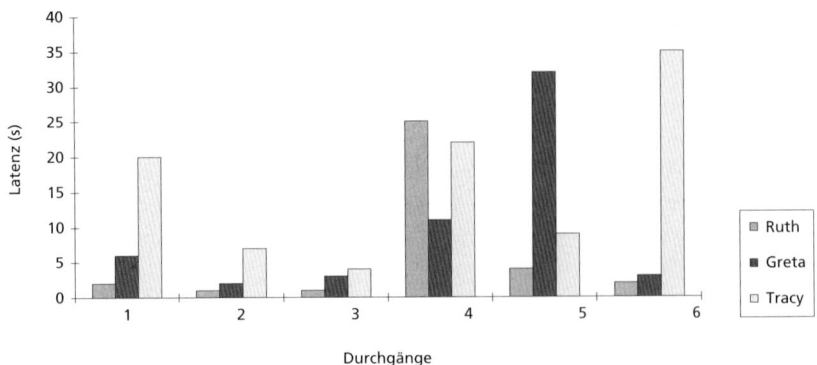

Abb. 5.11: Latenz, bis Colin auf 3 verschiedene Mädchen reagierte, die ihn beim Namen riefen

In Abbildung 5.11 ist die Latenz dargestellt, mit der Colin den Blickkontakt in den 6 Durchgängen aufnahm.

Alle Durchgänge fanden in einer Sitzung statt. Die Latenz betrug bei seiner Schwester Ruth durchschnittlich 5,8 Sekunden, während die Latenz bei ihrer Freundin Greta im Durchschnitt 9,5 Sekunden betrug. Bei Tracy betrug sie durchschnittlich 16,2 Sekunden.

Diskussion

Dieses Lernprogramm wurde konzipiert, um einerseits die Latenz zu senken, mit der Colin Blickkontakt aufnahm, wenn er mit seinem Namen gerufen wurde, und andererseits, um dieses Verhalten auch auf andere Menschen zu generalisieren.

Obwohl soziale Isolation und soziale Distanzierung häufige Kennzeichen von Autismus sind, zeigen die Ergebnisse dieser Intervention, dass Colin zwischen den Beziehungen zu den Mädchen differenzierte. Laura bestätigte, dass die Ergebnisse Colins generell die Zuneigung zu den Mädchen wiedergaben. Ruth ist Colins Schwester und sie haben eine sehr gute Beziehung. Greta war immer eng mit Colin, sie trug ihn als er noch ein Baby war, fütterte ihn und half die Windeln zu wechseln. Colins Beziehung zu Tracy ist gut, jedoch kommandiert sie mehr herum, als Colin es mag.

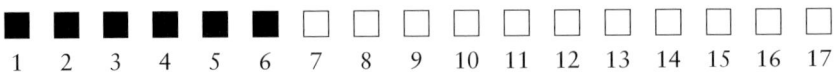

7. Zielverhalten

Zum Zeitpunkt dieser Intervention war Colin 4 Jahre und 2 Monate alt. In den Interventionen 4 und 5 wurde Colins Sprache erstmalig zum Ziel. Aus diesen Interventionen resultierte nur eine geringe Verbesserung und die Sprachtherapeutin und Logopädin berichtete weiter, dass Colin »eine schwere Funktionsstörung in der Kommunikationsentwicklung zeigt. Seine Aufmerksamkeit für Kommunikation, die auf ihn gerichtet ist, ist variabel. Echolalie ist ebenfalls vorhanden ... Manchmal gibt er nach der Wiederholung eine angemessene Antwort.« Es war ersichtlich, dass noch weitere Schritte notwendig waren. Gemessen wurde in dieser Intervention daher, wie flüssig Colin sprach (▶ **Anhang 1** und **2**). Gemessen wurde die Sprachflüssigkeit in Prozent der Durchgangsdauer, in welcher Colin eine Geschichte erzählte, ohne dabei Unterstützung zu bekommen.

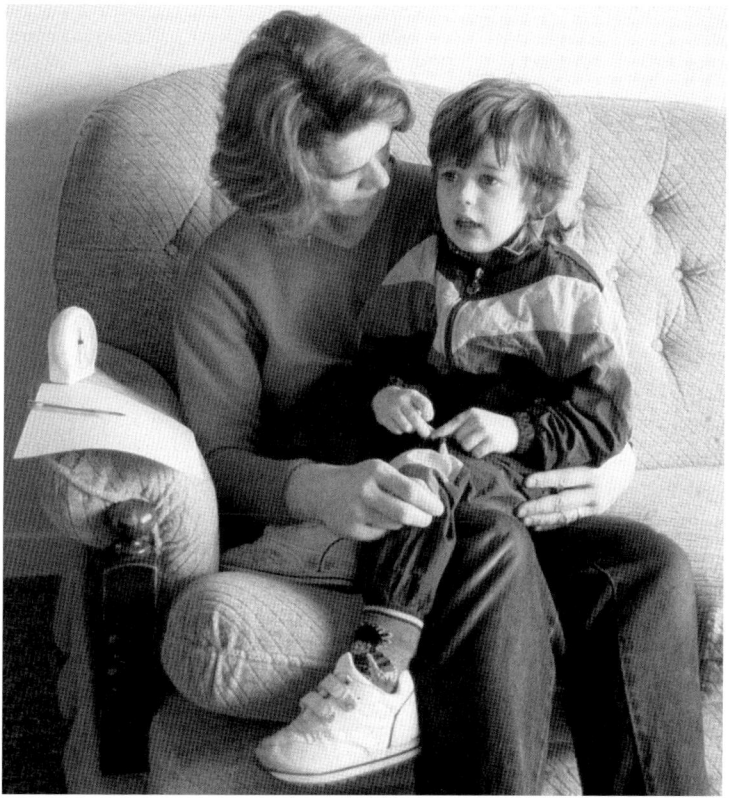

Abb. 5.12: Geschichten erzählen

■ ■ ■ ■ ■ ■ ■ □ □ □ □ □ □ □ □ □ □
1   2   3   4   5   6   7   8   9   10   11   12   13   14   15   16   17

Maßnahme

Diese Intervention fand an unterschiedlichen Orten statt, inklusive der Küche und dem Auto. Colin wurde dazu aufgefordert, eine ihm bekannte Kindergeschichte zu erzählen (»Die drei frechen Ziegenböcke«, »Die drei kleinen Schweine« oder »Goldlöckchen«). Colin wurde dazu aufgefordert, die Geschichte weiterzuerzählen, wenn der Erzählfluss stockte. Gemessen wurden die Dauer der Durchgänge, die Häufigkeit der verbalen Aufforderungen und die Dauer der Unterbrechung.

Ergebnisse

In Tabelle 5.8 sind die Ergebnisse der neuen Durchgänge dargestellt.

Tab. 5.8: Training von flüssiger Sprache beim Erzählen von Geschichten

Titel der Geschichte	Dauer des Versuchs	Verbale Hilfe (Häufigkeit)	Dauer der Unterbrechung	Flüssiges Erzählen (in % der gesamten Versuchsdauer)
1. Die drei frechen Ziegenböcke	5 min	14	35 s	88,4
2. Die drei frechen Ziegenböcke	4 min 35 s	16	Keine Daten	Keine Daten
3. Die drei kleinen Schweinchen	4 min	20	Keine Daten	Keine Daten
4. Die drei frechen Ziegenböcke	3 min 30 s	11	33 s	84,3
5. Die drei kleinen Schweinchen	5 min 25 s	21	64 s	80,0
6. Die drei kleinen Schweinchen	6 min 35 s	13	50 s	87,2
7. Die drei kleinen Schweinchen	6 min 30 s	9	29 s	92,6
8. Goldlöckchen	5 min 30 s	12	81 s	76,2
9. Goldlöckchen	5 min 40 s	10	38 s	88,9

Jeder Durchgang dauerte im Durchschnitt 5 Minuten und es wurden durchschnittlich 14 verbale Aufforderungen gegeben. Das bedeutet, dass jeder Durchgang für durchschnittlich 47 Sekunden unterbrochen wurde. Insgesamt betrug der Durchschnitt des flüssigen Geschichtenerzählens 85,3 % der Geschichtendauer.

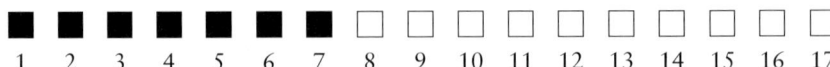

Diskussion

Diese Intervention bezog sich auf Colins Sprechflüssigkeit. Er wurde von Laura dazu aufgefordert, ihr eine ihm bekannte Kindergeschichte zu erzählen. Sobald Colin zögerte oder ins Stocken geriet, bot Laura ihm verbale Prompts, um ihn zum Geschichtenerzählen zu ermutigen. Bei den letzten Durchgängen wurden die Prompts vornehmlich zu Beginn der Geschichte gegeben. Wenn er dann einmal im Redefluss war, benötigte er weniger Prompts. Das wiederholte Erzählen von bekannten Kindergeschichten führte somit zu einer verbesserten Sprechflüssigkeit, ohne zusätzliche Verstärker zu benötigen.

Colins Sprechflüssigkeit wurde verbessert, indem er dazu ermutigt wurde, in zunehmendem Umfang seine Lieblingsgeschichten zu erzählen. Obwohl Colin die Geschichten bekannt waren, hatte er sie in unterschiedlichen Kontexten kennengelernt. Beispielsweise wurde die erste Geschichte (»Die drei frechen Ziegen«) bereits in einer früheren Intervention genutzt, als es darum ging, die Dauer von Colins Blickkontakt zu verändern. Laura erzählte dabei die Geschichte, Colin leistete nur selten einen Beitrag. Die Geschichte »Die drei kleinen Schweinchen« war erst vor Kurzem in einem Kinderbuch wiederentdeckt worden. Die Version, die in dieser Intervention benutzt wurde, war Colin allerdings nicht bekannt. Die Geschichte von »Goldlöckchen« hatte Colin zwar bereits zuvor gehört, aber er hatte bisher keine aktive Rolle beim Erzählen der Geschichte eingenommen.

Es konnte eine deutliche Steigerung der Sprechflüssigkeit bei der Geschichte »Die drei kleinen Schweinchen« verzeichnet werden. Die Anteile an der Erzählzeit, in denen Colin eine Geschichte flüssig erzählte, stiegen von Durchgang 5 bis 7 von 80 % auf 92,6 %. Auch bei der Geschichte »Goldlöckchen« konnte von Durchgang 8 auf 9 eine Verbesserung der Sprechflüssigkeit festgestellt werden, die Dauer des flüssigen Erzählens stieg von 76,2 % auf 88,9 %. Es kann festgehalten werden, dass Colins Sprechflüssigkeit beim Erzählen von Geschichten durch Übung erhöht wurde. Dazu mussten keine extrinsischen Verstärker benutzt werden. Der »Spaß am Geschichtenerzählen« diente effektiv als intrinsischer Verstärker für die Sprechflüssigkeit. Es war ermutigend, nach 4 Monaten der Intervention festzustellen, dass Colin anfing auf »intrinsische« Verstärkung zu reagieren.

8. Zielverhalten

Diese Intervention hatte ein komplexes Verhalten zum Ziel, die Objektpermanenz. Normal entwickelte Kinder folgen vor einem Alter von 8 oder 9 Monaten einem Spielzeug, das von ihrem Hochstuhl fällt oder vorsätzlich vor ihnen versteckt wird, nicht mit den Augen. Ab diesem Alter folgen Kinder dann jedoch dem Spielzeug mit den Augen und versuchen, es wiederzuerlangen. Colin tat dies nicht. Wurde ihm ein Spielzeug weggenommen, so verfolgte er es weder mit den

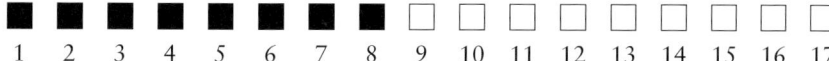

Augen noch versuchte er, es wiederzuerlangen. Daher wurde eine Maßnahme entwickelt, die Colin dazu anleitete, dieses Verhalten zu zeigen.

Maßnahme

Colin wurde an den Tisch im Hauswirtschaftsraum gesetzt. 6 Spielzeuge (eine Spielzeuggeldbörse, ein Spielzeugauto, ein Puzzle, eine kleine Auswahl an Büchern, ein Spielzeugtelefon und ein Alphabet-Puzzle) wurden für diese Intervention benutzt. Jedes Spielzeug wurde in 5 Durchgängen benutzt. In jedem Durchgang wurde Colin das Spielzeug erst gegeben und dann wurde es entfernt. Immer wenn ein Spielzeug entfernt wurde, notierte Laura Colins Reaktion. Sie notierte, ob Colin das Spielzeug mit den Augen verfolgte (»schauen«) oder ob er nach dem Spielzeug griff (»berühren«).

Die Durchgänge 1 bis 3 wurden als »Baseline« genutzt. Laura ermutigte Colin in keiner Weise, das Spielzeug zu verfolgen. Dann zeigte Laura Colin, wie man mit den Spielzeugen spielt (»Modellieren«), z. B. zeigte sie Colin, was in der Geldbörse war oder wie man die Tür des Autos öffnete. Dann ließ sie Colin für einen kurzen Moment mit dem Spielzeug spielen und entfernte es dann. Sie notierte Colins Reaktion.

Ergebnisse

Abbildung 5.13 zeigt die mit 6 Spielzeugen erzielten Ergebnisse der Intervention.

Es war eine auffällige Steigerung von Colins Fähigkeit zu verzeichnen, die Spielzeuge mit den Augen zu verfolgen, nachdem Laura das funktionale Spiel modelliert hatte. Colin schaute allen Spielzeugen nach und berührte sie, bis auf das Spielzeugtelefon.

Diskussion

Dieses Lernprogramm vermittelte Colin, kontinuierliches Interesse an Spielzeugen zu zeigen, auch wenn sie ihm weggenommen wurden. Die Baseline zeigte ein sehr geringes Level der Objektpermanenz. Nach der Intervention (Modellieren) steigerte sich Colins Objektpermanenz und er verfolgte alle Objekte mit den Augen und versuchte sie zu berühren (mit Ausnahme des Spielzeugtelefons, welches er nicht berührte). Nach dieser Intervention berichtete Laura, dass Colin großes Interesse an dem Bücherset hatte und »Hallo Bücher« rief, wenn sie jemand nahm. Laura berichtete auch, dass Colin in den Tagen nach der Intervention mit allen Spielzeugen spielte, die in der Intervention genutzt wurden.

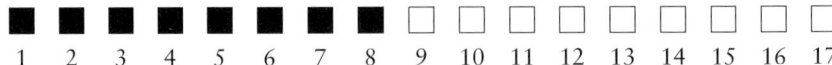

5.6 Applied Behaviour Analysis mit Colin

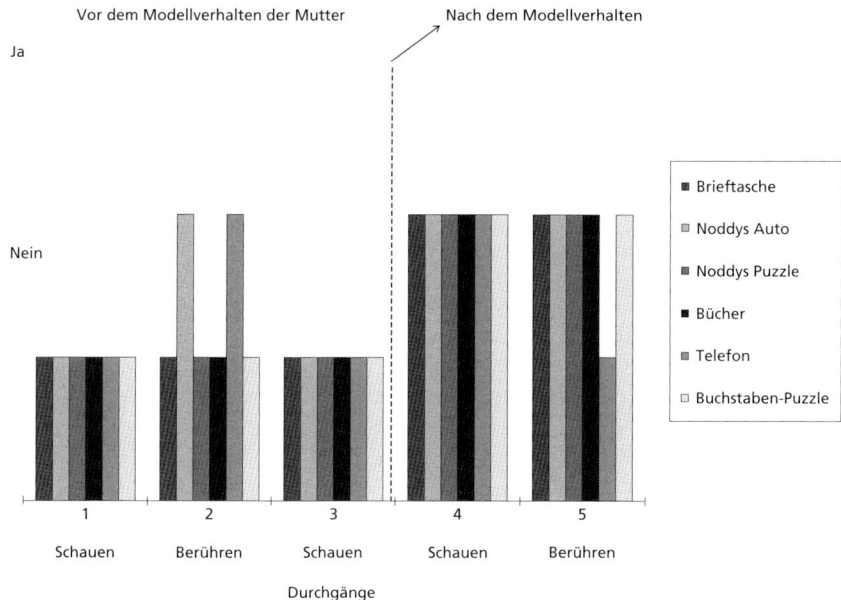

Abb. 5.13: Häufigkeit, mit der Colin ein Spielzeug anschaute oder anfasste, nachdem es für eine kurze Zeit weggenommen wurde, bevor und nachdem seine Mutter funktionalen Umgang damit demonstriert hatte

Diese Intervention ist aus entwicklungspsychologischer Sicht von großem Interesse, da man in der Vergangenheit konzeptionell davon ausging, dass sich die Objektpermanenz mehr oder weniger im Rahmen der allgemeinen Reifung entwickelt und genetisch kontrolliert wird. Der Umstand, dass Modellieren dazu genutzt werden kann, um dieses Verhalten zu lehren, macht deutlich, dass Lernen eine grundlegende Rolle in der Entwicklung der Objektpermanenz spielt (siehe Dillenburger und Keenan 1997).

9. Zielverhalten

Der Fokus dieser Intervention lag erneut auf Colins Echolalie. Er wiederholte immer noch häufig, was ihm gesagt wurde. Manchmal folgte auf die Echolalie direkt die richtige Antwort, manchmal wiederholte er allerdings nur die gesamte Frage ohne eine angemessene Antwort. Frühere Interventionen (Intervention 4, 5 und 7) waren auf grundlegende Sprachfähigkeiten ausgerichtet, aber es war noch mehr Arbeit an der Sprache nötig. Laura besprach die Details von Colins

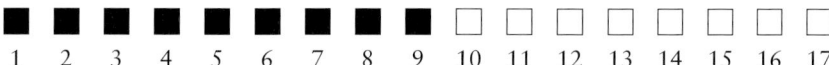

Sprachentwicklung mit seiner Logopädin, die sehr unterstützend war (▶ **Anhang 3**). Das Ziel dieser Prozedur war es, Colin darin zu unterstützen, zwischen angemessenen und unangemessenen Antworten auf Fragen zu unterscheiden. Wir wussten, dass Colin manchmal richtige Antworten gab, aber dass er dies nicht konsistent tat.

Maßnahme

Colin saß am Tisch, es wurden Aufgaben aus der Logopädie und Sprachtherapie eingesetzt. Im Anschluss an die Aufgabe wurde Colin eine Reihe von Fragen gestellt, die sich auf die Aufgabe bezogen. Die Fragen wurden entweder in der Anwesenheit einer grünen oder roten Karte gestellt. Unsere Absicht war es, Colin mit den Karten bei der Diskrimination einer angemessenen Antwort zu unterstützen. Allerdings erfüllten die Karten als solche diese Aufgabe nicht. Es war zusätzlich eine Konsequenz für angemessene und unangemessene Reaktionen nötig – das Verstärkersystem über Token wird unten dargestellt. Wenn Laura die grüne Karte zeigte, wurde Colins Echolalieren (das Wiederholen der Frage) verstärkt. Wenn Laura die rote Karte zeigte, wurde die richtige Reaktion (das Beantworten der Frage) verstärkt.

Anfänglich umfassten die Durchgänge 7–10 Fragen. Diese Anzahl wurde langsam bis auf 60 Fragen im letzten Durchgang erhöht. Während Durchgang 1 wurden die rote und die grüne Karte wahllos gezeigt. In den Durchgängen 2–16 wurden die rote und die grüne Karte alternierend dargeboten (je 50 % der Durchgänge). Während der Durchgänge 17–21 wurden die grünen Karten ausgeschlichen, also weniger häufig gezeigt (25 % der Durchgänge). Die Generalisierung wurde von Colins Vater durchgeführt.

Es wäre für Laura sozial nicht akzeptabel oder praktikabel gewesen, grüne und rote Karten dabei zu haben, um Colin darin zu unterstützen, angemessen zu kommunizieren. Wir mussten einen Weg finden, die Karten durch andere, sozial akzeptierte Hinweisreize zu ersetzen. In den Durchgängen 29–34 wurde das Wort »Well« (im Deutschen wäre »Also« vergleichbar, Anm. d. Ü.) gemeinsam mit der Frage und in Anwesenheit der roten Karte sowie das Wort »So« (im Deutschen wäre »Nun« vergleichbar, Anm. d. Ü.) in Anwesenheit der grünen Karte benutzt. Anstatt zu fragen »Was hat Teddy gemacht?«, wurde beispielsweise die Frage »Also, was hat Teddy gemacht?« oder »Nun, was hat Teddy gemacht?« gestellt. Echolalisches Antworten wurde nur verstärkt, wenn das Wort »Nun« benutzt wurde. Wurde das Wort »Also« benutzt, wurde nur richtiges Reagieren verstärkt, also das Beantworten der Frage. Ab Durchgang 34 wurden die Karten nicht mehr benutzt. Die Hinweisbegriffe wurden dann allmählich ausgeschlichen.

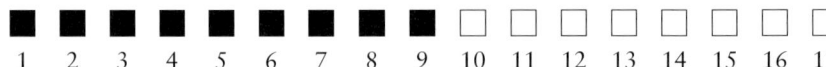

Als Verstärker wurden »Token«[8] (Spielzeugmünzen) genutzt. Zur Einführung dieses »Tokensystems« bekam Colin anfänglich Token, wenn er seine Sprachtherapieaufgaben beendet hatte. Im Verlauf verdiente er sich die Token mit angemessenen Reaktionen. Danach wurde es zunehmend schwieriger für Colin, Token zu verdienen. Am Ende einer jeden Sitzung tauschte Colin die Token gegen etwas aus einem »Laden« ein, den Laura als einen Teil des Tokensystems aufgestellt hatte. Er wählte normalerweise Schokolade, M&M® oder MilkyWay®.

Ergebnisse

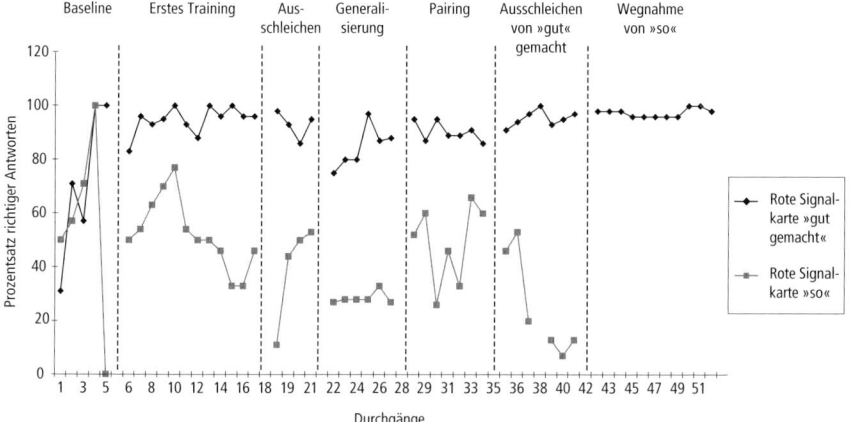

Abb. 5.14: Anteil richtiger Reaktionen auf Fragen, die in Anwesenheit der roten Karte gestellt wurden (nichtecholalische Antworten wurden verstärkt) und in der Anwesenheit der grünen Karte (echolalische Antworten wurden verstärkt)

---

8 Ein Tokensystem ist ein System, in dem Token (z. B. Münzen) als Konsequenz für angemessenes Verhalten gegeben werden. Die Token können später für ein Privileg (z. B. Fernsehen) oder in Colins Fall für Süßigkeiten eingetauscht werden. Mit dieser Methode können Token direkt gegeben werden, ohne einen Arbeitsdurchgang dadurch zu stören, dass der essbare Verstärker erst aufgegessen werden muss. Man kann auch einen Anstieg des Verhaltens fordern, bevor ein Token gegeben wird. Zusätzlich kann der »Preis« eines Verstärkers, der für ein Token »gekauft« wird, angehoben werden, somit muss mehr erwünschtes Verhalten pro Verstärker gezeigt werden.

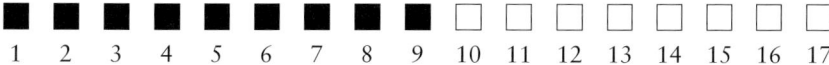

Abbildung 5.14 stellt die Ergebnisse von 53 Durchgängen dar.

Die Baseline zeigt, dass Colin auf die Gegenwart der roten und grünen Karte inkonsistent reagierte. In der ersten Trainingsphase wurde angemessenes Reagieren auf die rote Karte (Fragen beantworten) verstärkt und auf annähernd 100 % erhöht. Er wurde auch für die angemessene Reaktion auf die grüne Karte (echolalische Reaktion) verstärkt und die richtige Reaktion stieg auf 50 % an. Während der Ausschleich-Phase, als grüne Karten weniger benutzt wurden, behielt Colin die richtige Reaktion auf die rote Karte bei. Während der Generalisierungsphase, als Colins Vater mit ihm arbeitete, sank die Rate der richtigen Reaktionen bei der roten und grünen Karte leicht, allerdings stieg der Anteil der richtigen Reaktionen erneut, als Laura die Karten mit den Wörtern koppelte. Als zum Schluss die Wörter ausgeschlichen und zurückgenommen wurden, verschwand das echolalische Verhalten.

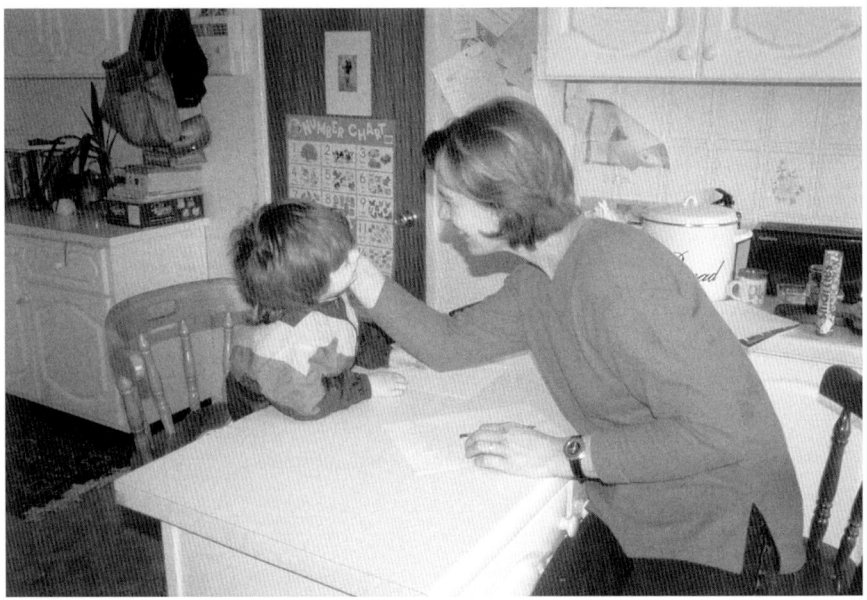

Abb. 5.15: Colin erhält soziale Verstärker

Diskussion

Ziel dieses Lernprogramms war es, das echolalische Antworten auf Fragen zu eliminieren. In Anwesenheit einer grünen Karte wurde eine echolalische Reak-

5.6 Applied Behaviour Analysis mit Colin

tion verstärkt, während in der Anwesenheit einer roten Karte richtiges Antworten verstärkt wurde. Die Karten wurden dann durch einleitende Worte vor der Frage ersetzt und Letztere wurden dann ausgeschlichen, bis Colin alle Fragen richtig beantwortet hatte. Die Daten zeigen den Abbau der Echolalie über die 53 Durchgänge hinweg.

Zu Beginn des Buchs wurde die Wichtigkeit einer ABC-Analyse bei der Entwicklung einer Interventionsmaßnahme dargestellt (▶ Kap. 2 und 4). Bisher haben wir uns vornehmlich auf die Effekte der Konsequenzen (Verstärker) auf das Verhalten konzentriert. Diese Intervention ist ein gutes Beispiel dafür, wie vorangehende Ereignisse effektiv dazu genutzt werden können, das Verhalten zu beeinflussen. Zuerst wurde ein (unerwünschtes) Verhalten in der Anwesenheit eines Stimulus (Echolalie in der Gegenwart der grünen Karte/des Worts »So«) und ein anderes (erwünschtes) Verhalten in der Anwesenheit eines anderen Stimulus (nichtecholalisches Antworten in Gegenwart einer roten Karte/des Worts »Also«) geübt. Daraufhin wurde der Stimulus, mit dem das unerwünschte Verhalten gekoppelt war, ausgeschlichen und Colin zeigte das unerwünschte Verhalten seltener.

Obwohl diese Maßnahme unkompliziert wirkt, ist sie nicht so einfach, wie sie zunächst scheint. Beispielsweise sollte die Maßnahme so lange durchgeführt werden, bis das unerwünschte Verhalten zuverlässig unter Stimuluskontrolle ist. In diesem Fall bedeutete das, dass Colin zuverlässig Echolalie zeigen musste, wenn die grüne Karte/das Wort »So« zugegen war. Es stellte ein Problem dar, als Colin zu Beginn der Maßnahme auf die grüne Karte mit einer richtigen Antwort reagierte, anstatt echolalisches Verhalten zu zeigen. Laura befand sich in einem Dilemma. Der Interventionsplanung nach hätte sie dieses Verhalten nicht verstärken dürfen, da es aber das Zielverhalten war, fiel es ihr schwer, dies zu ignorieren und sie verstärkte es. Dies bedeutete aber auch, dass die diskriminative Kontrolle der grünen Karte nie 100 % war. Daher entschied sie schon recht früh (nach nur 12 Durchgängen), die grüne Karte viel weniger zu benutzen als ursprünglich geplant (25 % statt 50 % der Durchgänge).

Dieses Lernprogramm war eine der arbeitsintensivsten Interventionen während des ersten Jahres der Therapie mit Colin. Es gab Situationen, in denen Laura ermüdete und die Intervention beinahe abgebrochen hätte. Ihre Ausdauer bei der Arbeit wurde dann jedoch durch Erfolg belohnt. Obwohl einige der oben beschriebenen Maßnahmen sehr schnell und sehr effektiv wirkten, zeigt dies, dass manche Verhaltensexzesse oder -defizite schwieriger zu handhaben sind als andere.

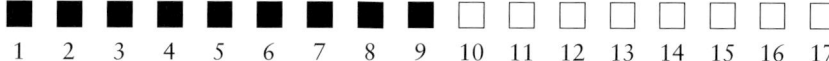

10. Zielverhalten

Zum Zeitpunkt dieser Intervention war Colin 4 Jahre und 2 Monate alt, die Therapie lief seit 4 Monaten. Der Entwicklungspsychologe berichtete nach dem Merrill-Palmer-Test:

> »[Colin] war bei dem Test in der Altersspanne 30–35 Monate zu 75 % erfolgreich und zu 66 % in der Altersspanne 36–41 Monate. In allen verbalen Tests zeigte er mangelhafte Leistungen, mit Ausnahme der »Wortwiederholung« in der 18–24-Monatsspanne. Seine Gesamtleistung liegt im 10. Perzentil, dies grenzt an den unteren Durchschnitt sowie an unterdurchschnittliche Leistungen. Es sollte beachtet werden, dass der Merrill-Palmer-Test im Vergleich mit Tests für ältere Kinder die Fähigkeiten tendenziell eher besser bewertet.«

Mit dieser Einschätzung kann man in zweierlei Weisen umgehen. Man könnte das als quasi unveränderliche Tatsache akzeptieren, in anderen Worten daraus schließen, dass damit Colins Leistungsniveau ausreichend beschrieben sei. Aus therapeutischer Perspektive aber war es konsequent, die Befunde als eine Art Baseline-Erhebung zu betrachten und daraus abzuleiten, welches Ziel die weitere Förderung haben sollte. Die nächste Intervention wurde daher entwickelt, um eine bidirektionale (in beide Richtungen gehende, gegenseitige) verbale Kommunikation aufzubauen.

Maßnahme

Colin saß im Wohnzimmer oder in der Küche am Boden. Laura stellte ein 24-teiliges Puzzle vor ihn hin und forderte ihn verbal auf, das Puzzle so schnell wie möglich fertigzustellen. Dabei lief eine Stoppuhr in seinem Blickfeld. Colin musste nach den Teilen des Puzzles fragen, indem er sie mit Worten beschrieb, z. B. »Das Teil mit Sootys Ohr«, »Das Teil mit der Krabbe im Eimer«, »Das Teil von Sootys Fuß« etc. Anfänglich beschrieb Laura die Details der Puzzleteile, die er brauchte, später sollte er selbst danach fragen, und dann musste er die Teile beschreiben, die sie in der Hand hielt. Bevor Colin ein Teil bekam, musste er erst Blickkontakt aufnehmen. Sowohl Laura als auch Geoffrey und Colins Freunde arbeiteten in diesem Lernprogramm mit ihm.

Parallel wurde ein ähnliches Lernprogramm durchgeführt, bei dem Colin an einem Tisch saß und ein 6- bzw. 7-teiliges Puzzle fertigstellen sollte. Hierbei versteckte Laura die Puzzleteile hinter ihrem Rücken oder in der Hand. Colin musste nach jedem Teil fragen, bevor er es bekam. Verbales Lob wurde als Verstärker benutzt, Blickkontakt wurde gefordert. Anfänglich zeigte Colins Schwester ihm beispielhaft den Ablauf, fungierte also, lernpsychologisch gesprochen, als Modell. Colin wurde dazu ermutigt, so schnell wie möglich zu arbeiten. Auch bei diesem Programm lief die Stoppuhr in Colins Blickfeld mit.

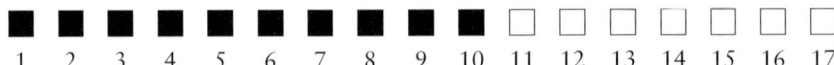

Ergebnis

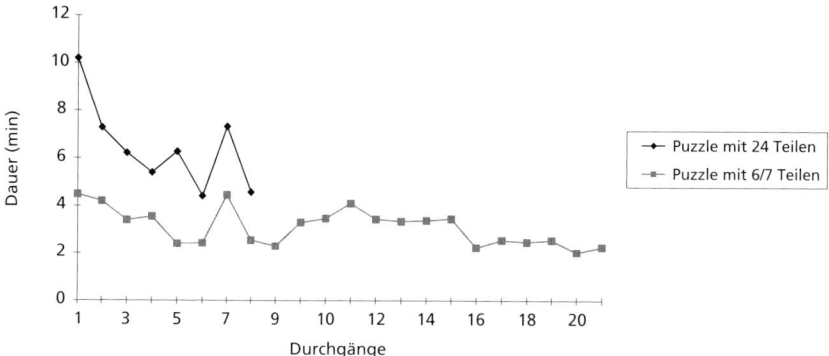

Abb. 5.16: Zeit, die Colin brauchte, um ein Steckpuzzle zu vervollständigen, wenn er um jedes Puzzleteil bitten und es beschreiben musste, bevor er es einsetzen konnte

In Abbildung 5.16 sind die Ergebnisse beider Maßnahmen dargestellt.
Die erste Maßnahme mit dem 24-teiligen Puzzle wurde 8-mal durchgeführt. Während Colin beim ersten Durchgang über 10 Minuten benötigte, um das Puzzle zu vervollständigen, reduzierte sich die Zeit im letzten Durchgang auf knapp unter 5 Minuten. In Durchgang 5 wurde der Abwärtstrend in den Daten unterbrochen, Colin war an diesem Tag sehr ablenkbar. In Durchgang 7 wurde der Abwärtstrend erneut unterbrochen, als Colin eine Erkältung hatte und deutlich länger dafür brauchte, die Teile zusammenzufügen.

Diskussion

Es wurden 2 Lernprogramme entwickelt, um die bidirektionale verbale Kommunikation mit Colin zu verbessern. Er sollte verschiedene Puzzles fertigstellen und dafür Laura, Geoffrey oder einen Freund nach den einzelnen Teilen fragen, z. B. jedes Teil beschreiben, bevor er es einsetzen konnte. Die Ergebnisse machen deutlich, dass Colin mit zunehmender Schnelligkeit in der Lage war, die Aufgabe auszuführen. Colins verbale Kommunikationsfähigkeiten wurden immer effektiver. Er lernte also, die Sprache zu einem nützlichen Werkzeug zu machen.

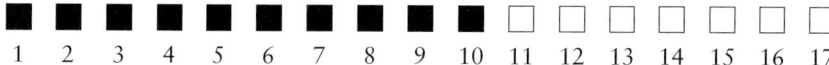

11. Zielverhalten

Diese Intervention fokussierte erneut auf Colins Blickkontakt. Seit der ersten Übung zum Blickkontakt wurde dieses Verhalten als Bestandteil der meisten anderen Maßnahmen verlangt. Trotzdem benötigte Colin zum Zeitpunkt dieser Intervention eine Reihe von Prompts, um Blickkontakt aufzunehmen. Der Entwicklungspsychologe berichtete, dass Colin während der Testung

> »... häufige Prompts brauchte, um aufmerksam zu sein. Wenn die Aktivität nicht neu war, konnte er flüchtigen Blickkontakt herstellen, aber wenn [Colin] nicht mit ›Schau auf meine Augen‹ aufgefordert und verstärkt wurde, entfiel der Blickkontakt«.

Diese Intervention wurde daher entwickelt, um Blickkontakt nach nur einer Aufforderung auszulösen. Des Weiteren musste Colin Blickkontakt aufnehmen, auch wenn viele ablenkende Faktoren (»Distraktoren«), wie intensives Spiel mit den Geschwistern, vorhanden waren.

Maßnahme

Colin wurde an einen Tisch gesetzt und in eine Reihe von Aktivitäten eingebunden, wie z.B. mit seinen Schwestern Lego® zu spielen, ein Puzzle zu komplettieren oder mit anderen Spielzeugen zu spielen. Laura oder Geoffrey riefen einmal Colins Namen, und wenn er Blickkontakt aufnahm, wurde er mit einem essbaren Verstärker, wie Süßigkeiten, und verbalen Verstärkern, wie »Guter Junge«, belohnt. Das Lernprogramm wurde anfänglich in 4 Sitzungen durchgeführt (jeweils 10 bis 15 Durchgänge) und 5 Monate später mit 3 Sitzungen (je 10 Durchgänge) wiederholt. Um die Effektivität der Intervention festzustellen, wurde die Latenz, mit der Colin Blickkontakt aufnahm, gemessen.

Ergebnis

Abbildung 5.17 stellt die Ergebnisse der Intervention dar.

Zu Beginn stieg die Latenz, mit der Colin Blickkontakt aufnahm, von durchschnittlich 7,8 Sekunden (während der ersten Sitzung) auf 13,7 und 23,4 Sekunden (in den Sitzungen 2 und 3). In Sitzung 4 fiel die Latenz auf durchschnittlich 3,5 Sekunden. Bei der späteren Messung konnte diese niedrige Latenz in 3 Sitzungen aufrechterhalten werden (durchschnittliche Latenz 4,7 Sekunden, 1,4 Sekunden und 3,1 Sekunden).

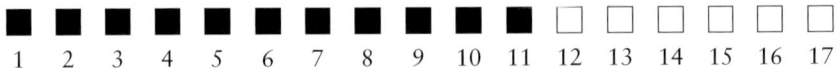

5.6 Applied Behaviour Analysis mit Colin

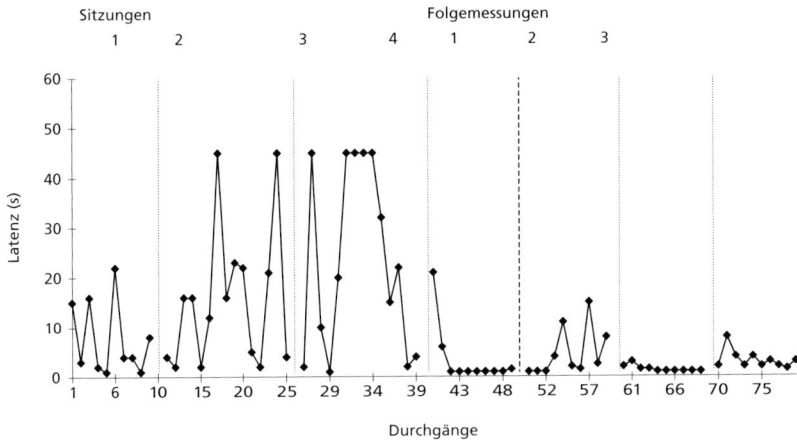

Abb. 5.17: Latenz, bis Colin im intensiven Spiel Blickkontakt mit seiner Mutter oder seinem Vater aufnahm, wenn sie ihn (einmal) beim Namen riefen (zunächst Training, dann Folgetraining nach 5 Monaten)

Diskussion

Es wurde ein Lernprogramm dazu entwickelt, die Latenz zu reduzieren, mit der Colin nach einmaligem Zuruf seines Namens Blickkontakt aufnahm, während er mit Spielen beschäftigt war. Die Daten zeigen, dass die Reduktion der Latenz während der ersten 4 Trainingssitzungen erreicht wurde und dass diese Reduktion auch nach 5 Monaten noch bestand.

Ist ein Verhalten einmal erfolgreich erlernt, kann es wieder auf das ursprüngliche Level zurückfallen, wenn die aufrechterhaltenden Bedingungen nicht sorgfältig arrangiert werden. In Colins Fall war zu erkennen, wie trotz des großen Arbeitsaufwands in den ersten Interventionen (Intervention 1 bis 6) Colins Fähigkeit, Blickkontakt aufzunehmen und beizubehalten, wieder nachließ. Es ist daher nötig, kontinuierlich zu kontrollieren, ob das einst trainierte Verhalten unter den angemessenen Umständen immer noch zuverlässig ausgeführt wird.

12. Zielverhalten

Obwohl Colin auf Aufforderung Blickkontakt herstellen konnte, war dieses Verhalten nur von kurzer Dauer. Diese Intervention, als das »Guckspiel« bezeichnet, zielte darauf ab, die Dauer des Blickkontakts zu verlängern.

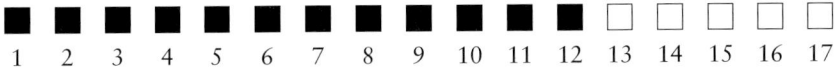

Maßnahme

Dieses Lernprogramm wurde in unterschiedlichen Umgebungen sowohl im Haus als auch draußen durchgeführt. Alle Familienmitglieder nahmen daran teil (in Anhang 4 wird berichtet, wie das »Guckspiel« in Colins Alltagsablauf integriert wurde). Colin wurde einer Person gegenüber gesetzt und beide schauten einander an. Zunächst wurde die Dauer des Blickkontakts mit einer Stoppuhr erfasst, später zählten die Teilnehmer die Sekunden (z. B. galt zählen bis 10 als 10 Sekunden Blickkontakt). Zunächst wurde Colin körperlich geprompted, beispielsweise dadurch, dass Laura ihm vorsichtig den Kopf oder die Schultern drehte, um sicherzustellen, dass er sie anschaute. Als Colin in der Lage war, Blickkontakt für die besagte Zeit aufrechtzuerhalten, nahm die Dauer (das Kriterium) langsam (in Schritten von 5 oder 10 Sekunden) zu. Es wurden soziale und verbale Verstärker verwendet, beispielsweise Umarmungen, Anlächeln oder Lob wie »Gut gemacht!«. Aktive Verstärker wie die Möglichkeit, mit einem beliebten Spielzeug (z. B. dem Computer) zu spielen oder einer Lieblingsbeschäftigung nachzugehen (z. B. nach der Übung auf den Spielplatz zu gehen), wurden ebenfalls verwendet. Diese Verstärker wurden dann angeboten, wenn ein bestimmtes Kriterium erreicht wurde.

Ergebnis

Abbildung 5.18 zeigt die Ergebnisse, die während des »Guckspiels« erreicht wurden. Entsprechend der Baseline war das Erfolgskriterium, dass Colin den Blickkontakt 10 Sekunden lang hält. Dies wurde schnell erreicht. Das Kriterium wurde deshalb auf 15 Sekunden ausgeweitet, musste jedoch wieder auf 10 Sekunden reduziert werden, als sich nach einigen Versuchen zeigte, dass Colin es noch nicht schaffte, den Blickkontakt so lange zu halten. Nach Versuch 65 wurde das Kriterium wieder angehoben und dieses Mal konnte Colin den Blickkontakt stabil über 15 Sekunden lang aufrechterhalten. Nach 85 Versuchen wurde das Kriterium auf 20 Sekunden erhöht und nach einigen weiteren Durchgängen wurden 30 Sekunden verlangt. Bei Versuch 95 lag das Kriterium bei 50 Sekunden. Das bedeutete, dass nur Blickverhalten, welches mindestens 50 Sekunden lang auftrat, verstärkt wurde. Wie in Abbildung 5.14 zu sehen ist, war Colin nicht in der Lage, durchgängig über 50 Sekunden lang Blickkontakt zu halten. Daher setzte Laura die Schwelle wieder auf 30 Sekunden herunter, bevor sie sie für den Rest der Übung auf 40 Sekunden anhob.

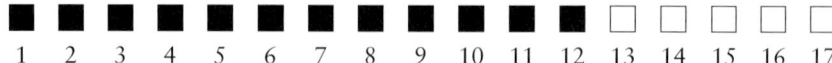

5.6 Applied Behaviour Analysis mit Colin

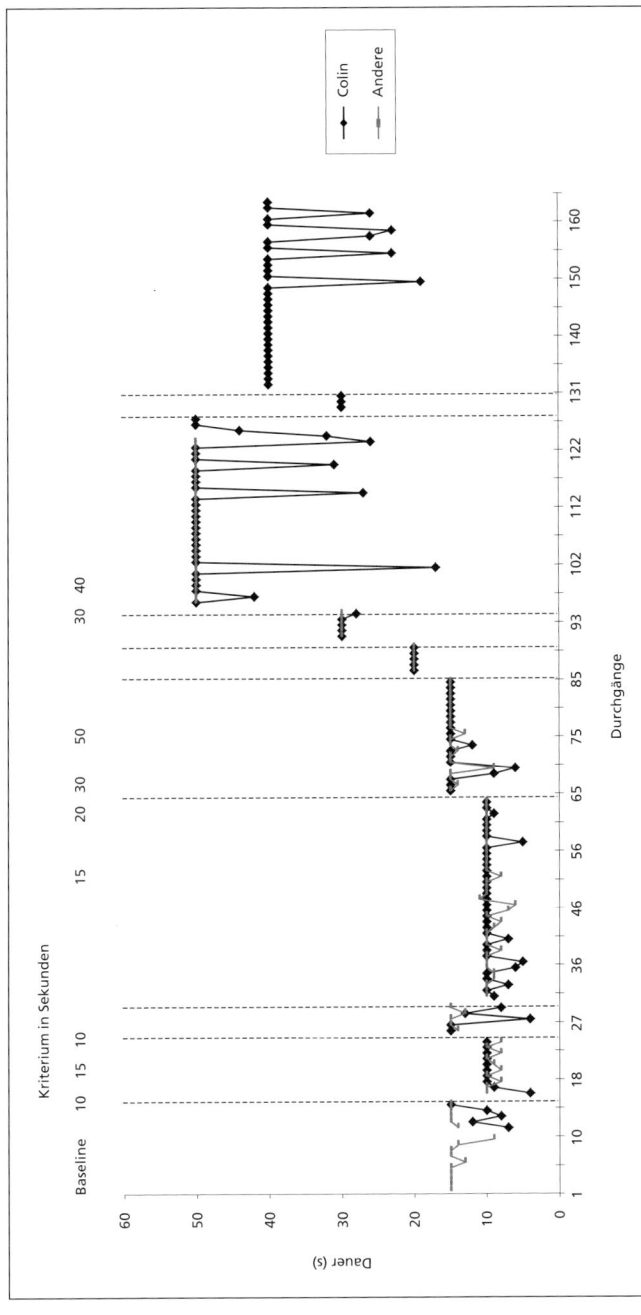

Abb. 5.18: Zeit, die Colin das »Guckspiel« mit anderen spielte (das Erfolgskriterium hing von seiner Leistung ab)

Diskussion

Es fand ein Training zur Verlängerung der Blickkontaktdauer statt. Durch das langsame Erhöhen des Kriteriums verlängerte sich die Blickdauer von 10 auf 40 Sekunden. Während dieser Intervention wurden einige wichtige Punkte deutlich. Viel von Colins Training fand in Situationen statt, in denen es ruhig war und mit wenigen Unterbrechungen zu rechnen war. Dies war vor allem während der ersten Versuche wichtig, um Routine in der Übung zu bekommen. Einige Verhaltensweisen mussten vorab trainiert werden, bevor sie in alltägliche Handlungen übertragen werden konnten. Als das »Guckspiel« einmal eingeführt war, wurde es in verschiedenen natürlichen Situationen gespielt. Bei Versuch 107 begannen die Schulferien. Das bedeutete, dass das Training nicht mehr unter ruhigen Bedingungen stattfinden konnte, da die anderen Kinder in den Raum kamen oder anderweitig ablenkten. Die Daten machen deutlich, dass das Kriterium unter den Umständen nicht durchgängig erreicht wurde. Zudem war es schwierig, unter diesen Bedingungen überhaupt Daten zu erheben, und deren Erhebung erfolgte unvollständig. Eine ausbleibende Datenerhebung bedeutet aber, dass es keine frühzeitigen Hinweise gibt, ob eine Intervention effektiv ist oder nicht. Ein anderes weiteres Problem war die Zeitmessung mit der Stoppuhr. Für Colin stellte sie eine große Ablenkung dar. Daher wurde entschieden, stattdessen die Sekunden zu zählen. Dies war wesentlich einfacher und hatte den Vorteil, dass Colin selbst zählen und so das Spiel kontrollieren konnte.

Während des Spiels verweigerte sich Colin gelegentlich der Aufgabe. Anfangs zählte er beispielsweise noch sehr laut (ohne Blickkontakt) und zappelte herum, wodurch Blickkontakt vermieden wurde. Laura ignorierte das Verhalten, bis er schließlich Blickkontakt zeigte. Sie begann dann sofort zu zählen und Colin fiel mit ein. In den frühen Phasen des Guckspiels, als Colin keinen Blickkontakt aufnahm, gebrauchte Laura Körperprompts. Sie legte ihre Hand vorsichtig auf Colins Augen und lenkte seine Aufmerksamkeit in Richtung der Handbewegung. Mit dieser Hilfestellung gelang der Blickkontakt in der Regel. Körperprompts sind in den ersten Durchgängen einer neuen Intervention häufig hilfreich. Laura verwendete sie auch, um verbale Instruktionen auf ein Minimum zu reduzieren. Generell sollten körperliche Prompts jedoch so bald wie möglich ausgeschlichen werden, damit sichergestellt wird, dass das Zielverhalten auch ohne körperliche Führung erreicht werden kann. Während dieser Intervention verwendete Laura aktive Verstärker. Sie hatte herausgefunden, dass Colin auf diese Art von Verstärker, hier einen kleinen Spielzeugtrecker, sehr gut reagiert. Der Trecker war für Colin außerhalb des Guckspiels nicht zugänglich. Dies funktionierte so gut, dass Colin das Guckspiel verlangte, indem er Laura den zugehörigen Datenbogen auf den Tisch legte. Das Guckspiel ist ein weiteres gu-

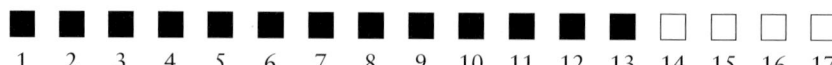

tes Beispiel für datenbasierte Entscheidungsfindung. Laura notierte die Dauer, für die Colin Blickkontakt aufnahm, und nutzte diese Information, um zu entscheiden, wann sie das Erfolgskriterium anhob. Wenn sie der Meinung war, dass Colin das Kriterium nicht erreichte, setzte sie es herunter, bis die Daten zeigten, dass Colin durchgängig Blickkontakt hielt. Nur dann wurde das Kriterium wieder angehoben.

13. Zielverhalten

Colins Blickverhalten hatte sich definitiv bzgl. der Dauer des Blickkontakts verbessert. Dennoch war das Guckspiel eine eher unsichere Art, einen länger anhaltenden Blickkontakt zu erzielen. Die nächste Intervention wurde deshalb entwickelt, um das Blickverhalten während des Erzählens von Geschichten herzustellen. Eltern, Erzieher und Lehrer erzählen Kindern häufig Geschichten. Dabei wird erwartet, dass die Kinder die Eltern oder Lehrer anschauen, die ihnen die Geschichte erzählen. Diese Intervention zielte darauf ab, Colins Verhalten diesbezüglich zu »normalisieren«.

Maßnahme

Colin wurde Laura gegenüber an einen Tisch gesetzt. Er wurde dazu aufgefordert, Laura anzuschauen, während sie ihm eine Kindergeschichte erzählte. Sobald Colin wegschaute, hörte Laura auf zu erzählen. Wenn Colin den Blickkontakt wieder aufnahm, erzählte sie weiter. Die meisten Geschichten kannte Colin gut (»Goldlöckchen und die drei Bären«, »Die drei kleinen Schweinchen«, »Die drei frechen Ziegenböcke«). Es wurde jedoch auch eine neue Geschichte erzählt (»Rotkäppchen«).
Übungen zur Aufrechterhaltung des Verhaltens fanden in alltäglichen Situationen statt. Hierfür wurden Verstärker verwendet, die sich entsprechend der natürlichen Situation anboten. Das bedeutete, dass nach diesem Lernprogramm Colin bei jeder Bitte und Äußerung Blickkontakt herstellen musste, bevor er das bekam, was er wollte. Wenn er beispielsweise etwas zu trinken oder naschen verlangte oder zum Spielen hinaus wollte, musste er Blickkontakt herstellen, bevor er die Erlaubnis bekam.

Ergebnis

Tabelle 5.9 zeigt die Ergebnisse, die beim Geschichtenerzählen erreicht wurden.

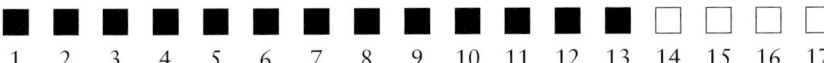

Tab. 5.9: Training von Blickkontakt beim Erzählen von Geschichten

Titel der Geschichte	Dauer des Versuchs	Abbruch von Blickkontakt (Häufigkeit)	Abbruch von Blickkontakt (in Sekunden)	Blickkontakt (in % der gesamten Versuchsdauer)
1. Goldlöckchen	11 min	6	32	95,5
2. Die drei kleinen Schweinchen	8 min	15	52	83,8
3. Die drei frechen Ziegenböcke	4 min 20 s	7	18	93,1
4. Goldlöckchen	8 min	2	18	96,3
5. Die drei frechen Ziegenböcke	4 min	7	24	90,0
6. Rotkäppchen	4 min	6	34	87,5
7. Die drei frechen Ziegenböcke	4 min 30 s	1	7	97,0
8. Goldlöckchen	3 min 20 s	6	33	87,0
9. Rotkäppchen	4 min	5	11	95,4
10. Rotkäppchen	4 min 20 s	0	0	100
11. Rotkäppchen	4 min 25 s	4	9	96,6
12. Rotkäppchen	4 min 12 s	0	0	100

Insgesamt gab es 12 Durchgänge. Dabei wurden 4 verschiedene Geschichten erzählt. Die Dauer eines Durchgangs betrug im Durchschnitt 5,2 Minuten, dabei traten durchschnittlich 4,9 Unterbrechungen durch Wegschauen auf. Es gingen in jedem Durchgang 19,8 Sekunden verloren. Es ist interessant, dass es einen deutlichen Unterschied zwischen der Dauer des Blickkontakts bei Colins Lieblingsgeschichte (»Goldlöckchen«) und einer deutlich weniger beliebten Geschichte (»Die drei kleinen Schweinchen«) gab (95,5 % vs. 83,8 %). Die Geschichten »Goldlöckchen« und »Schweinchen« wurden in Durchgang 1 bzw. 2 erzählt. In Durchgang 4 wurde auf »Goldlöckchen« zurückgegriffen, wobei eine bessere Leistung zu beobachten war (95,5 % vs. 96,3 %). Diese Verbesserung hielt sich jedoch nicht in Durchgang 8, als wiederum »Goldlöckchen« erzählt wurde (84 %). Die neue Geschichte (»Rotkäppchen«) wurde 5-mal erzählt (Durchgänge 6, 9, 10, 11, 12). Colins verbesserte seine Leistung bei dieser Geschichte kontinuierlich (84,5 %, 95,4 %, 100 %, 96,6 % und 100 %).

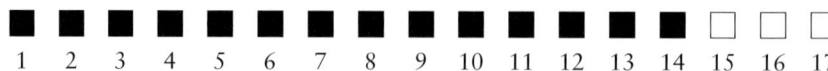

Diskussion

Während der 12 Durchgänge, in denen Geschichten erzählt wurden, wurde erfasst, wie lange der Blickkontakt anhielt und wie häufig Colin den Blick vom Erzähler abwandte. Im Großen und Ganzen war die Blickdauer während des Erzählens recht lang, außer bei der Geschichte, die im Vergleich zu den anderen unbeliebt war (»Die drei kleinen Schweinchen«). Es war interessant zu beobachten, dass sich die mangelnde Beliebtheit tatsächlich im Blickverhalten widerspiegelte. Obwohl der Blickkontakt in der Regel für 80 % der Erzählzeit aufrechterhalten wurde, gab es Anzeichen dafür, dass Colins Leistung bei der Wiederholung derselben Geschichte noch verbessert werden konnte.

Laura berichtete, dass das größte Problem bei der Datenerhebung darin bestand, gleichzeitig die Geschichte zu erzählen und Colin anzuschauen. Dieses Problem wurde dadurch behoben, dass Geoffrey nach den ersten Versuchen die Datenerhebung übernahm. Während einiger Durchgänge des Erzählens der Geschichte »Die drei frechen Ziegenböcke« unterbrach Colin den Blickkontakt, weil er so sehr lachen musste, dass er beinahe vom Stuhl gefallen wäre. Laura notierte, dass Colin seit dieser Übung damit begonnen hatte, zu seinen Familienmitgliedern zu sagen »Schau mich an«, wenn sie nicht schnell genug auf seine Aufforderungen und Wünsche reagierten. Und er schaute immer direkt zu Laura, wenn er von ihr etwas haben oder mit ihr spielen wollte.

14. Zielverhalten

Dieses Lernprogramm wurde eingeführt, weil Colin sich nicht in dem Maße entspannen konnte, wie es für ein Kind seines Alters angemessen wäre. Sowohl seine fein- als auch seine grobmotorischen Bewegungen waren recht unkontrolliert. Das Ziel war es, ihm beizubringen, sich mehr zu entspannen. Eine entspannte Grundhaltung gilt als Voraussetzung für andere Verhaltensweisen wie beispielsweise Spielverhalten, Lernverhalten, vorschulisches Arbeiten und die Entwicklung von harmonischen grob- und feinmotorischen Bewegungen. Entspannung wurde definiert als »auf der Entspannungsmatte liegen, ohne herumzuzappeln«. Als Colin dazu in der Lage war, sich zu entspannen, war das Ziel, die Dauer zu verlängern, in der er ruhig auf der Matte liegen konnte.

Maßnahme

Colin lag auf einer Matte auf dem Wohnzimmerboden. Laura ließ Entspannungsmusik laufen und massierte sanft seine Arme und den Rücken. Wenn Colin während der ersten Durchgänge zappelte oder weg wollte, legte sich Laura neben ihn

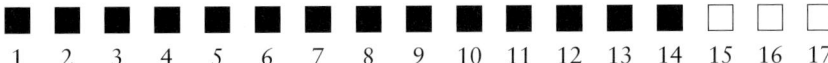

5 Colins Geschichte

und machte sehr langsame Übungen mit ihm, wie Armbewegungen wie beim gemütlichen Sonnenbaden oder Zusammenrollen wie eine Schnecke, und forderte ihn auf, sich zu entspannen. Bei jedem Durchgang stoppte Laura die Zeit.

Ergebnis

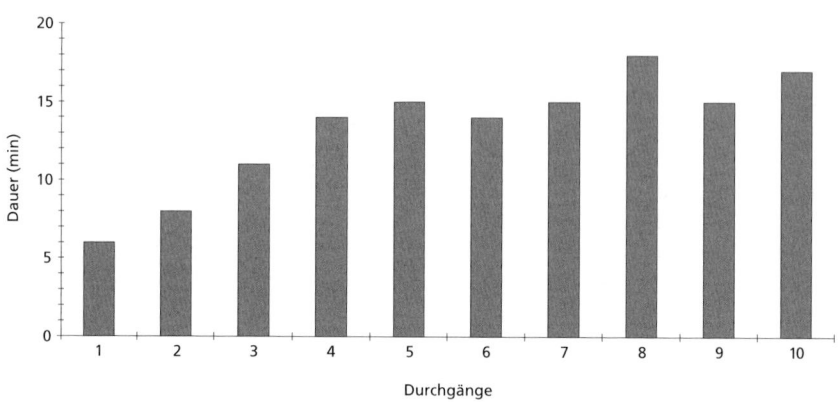

Abb. 5.19: Zeit, die Colin sich auf die Entspannungsübung einließ

Abbildung 5.19 zeigt, wie lange Colin sich während 10 Durchführungen entspannte. Colins Fähigkeit, sich zu entspannen, verbesserte sich von 6 Minuten im 1. Durchgang bis zu einem Maximum von 18 Minuten während der 8. Durchführung. Die Dauer von Durchgang 9 und 10 war etwas kürzer, aber immer noch mehr als doppelt so lang wie beim ersten Mal. Während des ersten Durchgangs zappelte Colin und zog Grimassen, doch Laura lag bei ihm und machte die oben beschriebenen sehr langsamen Übungen. Beim 2. Durchgang war er zunächst unkooperativ und schwer zu beruhigen, obwohl Colin die Matte selbst holte. Er wurde dazu aufgefordert, langsam »auf dem Rücken zu schwimmen«. Laura probierte dann, seine Arme vorsichtig zu massieren um ihn zu entspannen, aber er zappelte so sehr, dass sie es aufgab und stattdessen seine Beine und Füße rieb. Er hörte nach und nach auf sich zu widersetzen und legte sich hin, während Laura seine Arme und Schultern massierte. Nach ca. 8 Minuten sagte er »Mach die Matte weg«, daraufhin verlangte Laura eine Umarmung und fragte ihn, ob er Entspannung gerne mag. Er sagte »Ja!« und legte die Matte weg.

Während des 3. Entspannungsdurchgangs im Wohnzimmer verwendete Laura Massageöl. Colin war unwillig und wollte nicht mitmachen. Dennoch ließ er zu,

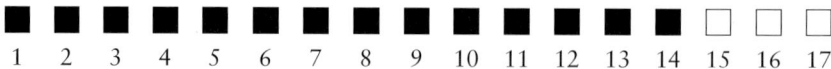

dass seine Arme und Füße massiert wurden, und Laura berichtete, es habe ruhige und entspannte Momente gegeben. Während der nächsten Durchführung, wieder im Wohnzimmer, gab es mehrere anhaltende Phasen der Entspannung. Colin legte die Matte nach 14 Minuten weg. Als Laura die Kassette mit der Musik

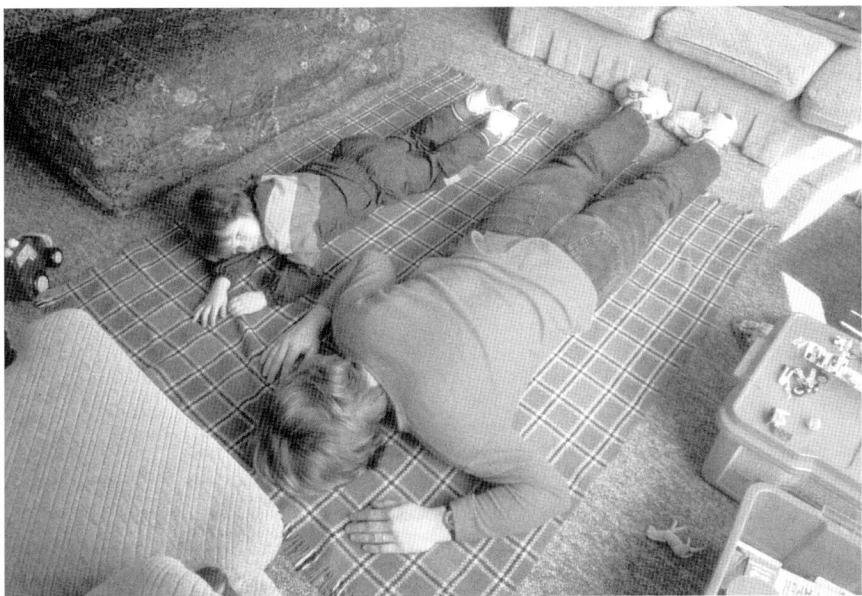

Abb. 5.20: Entspannungsübungen

zurückspulte, um sie für die nächste Durchführung vorzubereiten, hörte Colin Ausschnitte der Musik und sagte »entspannen« und »Hol die Matte«. Er holte dann die Matte und stellte die Musik an. Zunächst war er zappelig, aber bald machte er es sich gemütlich, rollte sich zusammen, wieder auseinander, bewegte sich langsam und schaukelte, während er lag. Er entspannte sich für eine deutlich längere Phase. Weil er sich weigerte, seine Socken und Schuhe auszuziehen, massierte Laura seine Arme und seinen Rücken mit Öl. Sie kommentierte, dass er »schlapp wird, wenn er aufgefordert wird«. Nach diesem Versuch waren Laura und Colin in einem Restaurant, wo Colin unruhig auf seinem Sitz herumrutschte. Laura forderte ihn auf, sich still hinzusetzen und er reagierte auf die Anweisung »Entspann dich.« Durchgang 6 fand wiederum im Wohnzimmer statt. Laura konzentrierte sich auf Colins Hände und Arme. Sie berichtete, dass es weniger Widerstand gab und einige richtige Phasen von Entspannung. Als es eine Unter-

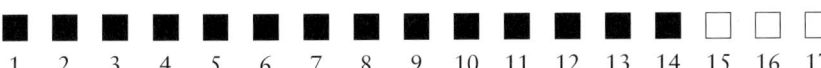

brechung der Musik gab, machte Colin keine Anstalten aufzustehen. Durchgang 7 fand nach Colins Bad statt. Anfänglich gab es Widerstand, als Colin nach seinem Schlafanzug fragte. Laura sagte, dass er sich nun »auf Aufforderung hinplumpsen lässt« und dass er sich gerne entspannt. Der nächste Versuch begann wieder mit etwas Widerstand. Zuerst räumte Colin seine Matte wieder weg. Als eine neue Musik angestellt wurde, ließ er sich jedoch darauf ein und Colin hatte kurze Intervalle echter Entspannung. Dabei erzählte er ruhig von seinem Tag. Die neue Musik stammte von der Sängerin Enya. Am selben Tag verlangte Colins Schwester im Auto, dass eine Kassette mit sehr ähnlicher Musik immer wieder und wieder gespielt werden solle. Colin schlief im Auto ein. Laura berichtete, dass dies zum ersten Mal seit Monaten passiert sei.

Durchgang 9 begann abermals mit Widerstand, aber es gab kurze Phasen der Ruhe und Entspannung. Colins Schwester nahm am letzten Durchgang teil. Colin war unruhig, aber seine Schwester schlief beinahe ein. Dennoch konnte Colin »ruhig werden, wenn es verlangt wurde«.

Diskussion

Es wurde ein Lernprogramm eingeführt, um Colin die Möglichkeit zu geben, sich zu entspannen, und die Zeit, in der er sich entspannen konnte, zu verlängern. Während 10 Durchführungen lernte Colin, sich angemessen tief zu entspannen und dies über einen längeren Zeitraum beizubehalten. Es ist schwierig, Entspannung zu definieren und zu messen. Während die meisten Verhaltensweisen in Colins Behandlung durch Laura oder andere Personen einfach zu beobachten waren, war Entspannung nicht in diesem Sinne beobachtbar. Die einzige Möglichkeit für Laura festzustellen, ob Colin sich entspannte oder nicht, war es, seine Reaktionen sehr genau zu beobachten.

Laura stellte fest, dass Colin die Matte zu Beginn jeder Durchführung eigenständig herbeiholte und auf den Boden legte. Er legte sich bereitwillig hin und machte keine Anstalten, die Matte während der Entspannungsübung zu verlassen. Zusätzlich war zu beobachten, dass Colin für eine längere Zeit in derselben Position ausharrte, ohne unruhig zu werden. Entspannung ist schwierig zu definieren und zu messen, da es mehr um Gefühle und Gedanken geht als um sichtbares Verhalten. Es gibt die Auffassung, dass es einen großen Unterschied zwischen Gefühlen, Gedanken und Verhalten gebe, da Gefühle und Gedanken aus dieser fachlichen Sicht Verhalten auslösen. Als »Verhalten« wird hier also nur ein beobachtbares Verhalten verstanden. Aus verhaltensanalytischer Sicht dagegen werden auch Gefühle und Gedanken als »Verhalten« verstanden. Die Definition von Verhalten ist dort: »Verhalten ist alles, was Menschen tun«. Schauen wir uns Gedanken und Gefühle noch einmal genau an. Ist es nicht so, dass Menschen Gefühle zeigen oder dass sie Gedanken ausführen und dass jede dieser

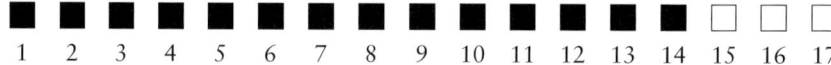

Handlungen Zeit in Anspruch nimmt? Da Gefühle und Gedanken Dinge sind, die Menschen tun, macht es Sinn, sie als Verhaltensweisen zu kategorisieren. Sobald sie als Verhalten bezeichnet werden, kommen neue Fragen auf. Beispielsweise kann man nun, da Gefühle und Gedanken ebenfalls als Verhalten gelten, nicht mehr behaupten, dass sie Verhalten verursachen. Wenn sie nicht Verhalten auslösen, was dann? Wenn Gefühle und Gedanken Verhaltensweisen sind, müssen wir außerdem herausfinden, wodurch sie ausgelöst werden, ebenso müssen wir herausfinden, wie andere Verhaltensweisen zustande kommen. Wir wissen bereits, dass Behaviour Analysts in der Umgebung nach Verhaltensursachen suchen (▶ Kap. 2). Mit anderen Worten verstehen BAs Verhalten als eine Funktion der Umgebungsbedingungen (d. h. als Wenn-dann-Zusammenhänge zwischen Auslöser, Verhalten und Konsequenz). In Bezug auf Fühlen und Denken sind BAs der Meinung, dass nicht nur von außen beobachtbares Verhalten, sondern auch internes Verhalten wie Gedanken und Gefühle aus den Umgebungsbedingungen hervorgehen (Keenan 1997). Das Beispiel von Laura, die Colin dabei hilft, sich zu entspannen, veranschaulicht, wie man die Bedingung so gestalten kann, dass sie internes Verhalten verändern kann (in diesem Fall zu »sich entspannt fühlen« und zu »entspannte Gedanken haben«). Das Ausmaß von Colins Entspannung war von außen zu beobachten: Zeit, die er auf der Entspannungsmatte verbrachte, ohne zu zappeln. Eine Vielfalt von Beobachtungsmessungen kann für Interventionen verwendet werden, in denen es um internes Verhalten geht. Wenn etwa »Selbstbewusstsein« trainiert werden soll, könnte die Messung auf lautes, deutliches Sprechen abzielen, wenn es darum geht, »Rücksicht« auf andere zu nehmen, könnte man die Dauer erfassen, in der ein Kind sich einem anderen zuwendet, wenn dieses zu weinen beginnt. Der wichtige Punkt ist hier, dass nicht nur von außen sichtbares Verhalten verändert werden kann, sondern sich auch nach innen gerichtete Verhaltensweisen durch das Herstellen geeigneter Bedingungen verändern und entwickeln können.

15. Zielverhalten

Der Entwicklungspsychologe beschrieb, dass Colin »Rückstände in sozialer Bezogenheit, sozialer Interaktion und Sprachentwicklung aufweist und diese Kombination die Möglichkeiten des Lernens unter üblichen Lernbedingungen infrage stellt«. Wir beziehen uns auf diese Beurteilung, um spezielle Zielverhaltensweisen zu bestimmen, die einen Einfluss darauf haben könnten, wie Colin innerhalb des Bildungssystems betrachtet wird. Dieses System war seinerzeit nicht in der Lage, Laura konkrete Unterstützung zu geben, um Colins Verhalten positiv zu beeinflussen. Seitdem Colins Eltern beschlossen hatten, ihn an einer regulären Grundschule anzumelden, wurde eine Trainingsmaßnahme eingeführt, die wir »Versteckspiel« nennen, um Colins Kommunikationsfähigkeiten im Spiel mit Gleichaltrigen zu verbessern.

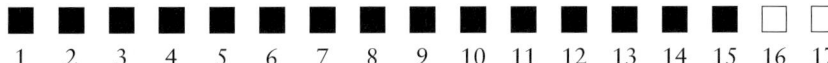

Maßnahme

Das Lernprogramm fand im Wohnzimmer statt. Das Versteckspiel wurde jeweils zu zweit unter folgenden Bedingungen gespielt: Eine Person (der »Sucher«) musste das Wohnzimmer verlassen, während die andere Person (der »Verstecker«) Süßigkeiten im Zimmer versteckte, z. B. unter dem Kissen, auf der Kommode oder unter dem Sessel. Colin suchte sich aus, welche Süßigkeiten versteckt werden sollten, zum Beispiel Smarties®, M&Ms® oder Skittles®. Der Verstecker besprach einen Kassettenrekorder mit Hinweisen, die beim Suchen helfen sollten, z. B. »Die Smarties® sind unter dem Kissen auf dem Sessel«. Der Sucher wurde dann in das Wohnzimmer geholt und hörte sich die erste Nachricht an. Wenn er die Süßigkeiten gefunden hatte, durfte er sie essen. Der Sucher hörte sich dann die nächste Nachricht auf dem Band an und suchte nach der nächsten Süßigkeit usw. Colin erfüllte im Wechsel die Rolle des Suchers und des Versteckers. Seine Schwestern, sein Bruder oder Vater übernahmen den jeweils anderen Part. Nachdem das Spiel zum ersten Mal gespielt worden war, wurden kleine Zettel anstelle von Süßigkeiten versteckt. Aufeinanderfolgende Ziffern wurden auf diese Zettel geschrieben und sie mussten gefunden werden, bevor die letzte Nachricht verriet, wo die Süßigkeiten versteckt waren. Im Laufe der Zeit wurde das Spiel von 3 Verstecken auf 6 Verstecke ausgeweitet.

Ergebnis

Abbildung 5.21 zeigt die Ergebnisse, die mit dem Versteckspiel erzielt wurden. Mit steigender Anzahl der Hinweise (von 3 auf 6) stieg auch die Dauer des Spiels (von 16 Minuten bis auf 39 Minuten).

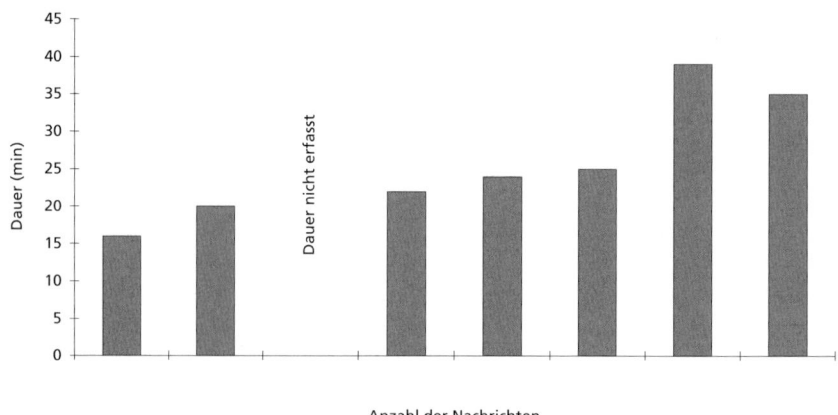

Abb. 5.21: Dauer von Colins »Versteckspielen«, bei denen er eine steigende Anzahl von Nachrichten erhielt und hinterließ

Diskussion

Es wurde ein Lernprogramm entwickelt, um Colins Kommunikationsfähigkeiten im Spiel mit Gleichaltrigen zu erweitern. Das Versteckspiel wurde 8-mal gespielt. Ein kontinuierlicher Anstieg der Spieldauer wurde verzeichnet, ebenso war eine Verbesserung der Komplexität der verbalen Kommunikation zu beobachten, während Durchgang 7 hinterließ Colin z. B. Nachrichten wie »Nummer 1 ist im Flur im Puppenhaus« oder »in der Schublade unter der Nähmaschine«. Im Endeffekt wurde Colin darin unterstützt, seine soziale Aufmerksamkeit zu erweitern, ebenso seine soziale Interaktion und seine Sprache. Laura berichtete, dass das Versteckspiel viel Spaß gemacht habe und Colin sehr aufgeregt war, so sehr, dass er beim ersten Versuch seiner Schwester erzählte, wo die Süßigkeiten zu finden waren, dann zu ihnen rannte und sie selber aß. Laura berichtete weiter, dass Colin von seiner Schwester beschimpft wurde, dies jedoch dem Vergnügen, das alle bei dem Spiel hatten, keinen Abbruch tat. Während der Entwicklungspsychologe Defizite in Colins Verhalten beobachtete, die unbehandelt einer normalen Schullaufbahn Colins im Wege gestanden hätten, gab er jedoch keine detaillierten Anweisungen, wie diese Defizite behandelt und die Voraussetzungen für eine normale Schulbildung geschaffen werden könnten. Der wichtigste Punkt bzgl. der durchgeführten Intervention war, dass Verhaltensdefizite behandelt werden können und dies sogar in Form eines Familienspiels.

16. Zielverhalten

Rollenspiele werden allgemein als wichtiger Teil von Spielverhalten betrachtet, denn sie ermöglichen das Üben von Verhaltensweisen, die anders schwer zu trainieren sind. Kinder lernen beispielsweise eine große Bandbreite an sozialen Fertigkeiten wie Problemlösen und angemessenen Umgang miteinander. Die folgende Maßnahme konzentriert sich auf die Einführung von Rollenspielen in Colins Spielverhalten. Die Dauer der Spielzeit sowie die Komplexität des Rollenspiels wurden erfasst.

Maßnahme

Ein Puppenhaus wurde im Wohnzimmer aufgebaut. Colin saß Laura gegenüber auf einem kleinen Stuhl. Es fanden 4 Durchgänge statt, in denen Laura Colin eine kurze Kindergeschichte erzählte, z. B. »Goldlöckchen« (verwendet für 2 Durchgänge), »Die drei kleinen Schweinchen« und eine Geschichte über 3 Riesen, die Laura selbst erfand. Während der Geschichte drehte Laura nach und nach Colins

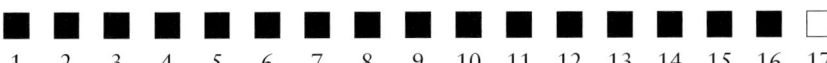

Stuhl, bis er zum Puppenhaus ausgerichtet saß. Dann forderte sie Colin auf, die erzählte Geschichte mit den Puppen und dem Haus nachzuspielen, z. B. sagte sie: »Lass uns nachsehen, ob Mama Bär Pudding gekocht hat!«.

Ergebnis

Die Dauer eines Durchgangs variierte zwischen 12, 35, 30 und schließlich 29 Minuten. Zunächst wurde Colin intensiv in der Handlung des Rollenspiels begleitet, aber während der Durchgänge 2, 3 und 4 spielte er die Geschichte ohne nennenswerte Unterstützung und untermalte sein Rollenspiel mit Gesprächen.

Diskussion

Es wurde ein Lernprogramm eingeführt, um Colin das Rollenspiel nahezubringen. Während 4 Durchführungen variierte die Dauer zwischen 12 und 35 Minuten. Dabei beobachtete Laura eine Zunahme der Spielintensität. Bei einigen Gelegenheiten musste die Situation aufgrund von äußerlichen Bedingungen beendet werden, z. B. mussten die Geschwister von der Schule abgeholt werden oder der Bruder kam mit einem anderen Spielzeug hinzu. Diese Art von Unterbrechungen wurde in der Regel jedoch auf ein Minimum beschränkt. Nichtsdestotrotz dauerte dieses Spieltraining häufig länger als eine halbe Stunde und wurde ein selbstverständlicher Bestandteil des Familienalltags.

17. Zielverhalten

Einen Monat vor dieser Maßnahme begann Colin, die Schule zu besuchen. Colins Lehrer berichtete, dass Colin sich schwer tat, sitzen zu bleiben und selbst unter Begleitung einfache Schulaufgaben am Tisch zu bearbeiten. Das Ziel des folgenden Lernprogramms war deshalb, Colin zu ermöglichen, einfache Schreibaufgaben zu erledigen und dabei die notwendige Betreuung zu verringern bzw. auszuschleichen.

Maßnahme

Colin wurde an einen Tisch gesetzt, vor ihm lagen Bleistift und Papier. Er sollte einfache Schreibaufgaben erledigen, Strichmännchen malen, fehlende Buchstaben einfügen, Zahlen von 1–9 aufschreiben, seinen Namen schreiben, Buchstaben des Alphabets abzeichnen, Objekte zählen, das Bild eines Hauses vervollständigen und gleiche Dinge einkreisen. Immer wenn Colin aufhörte zu arbeiten, gab Laura verbale Anweisungen, um ihn zum Arbeiten zu bewegen, wie etwa

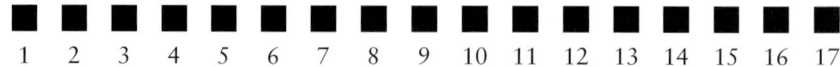

»Male dem Mann noch ein Bein« oder »Schreibe die nächste Zahl«. Die Maßnahme wurde in acht Sitzungen durchgeführt, in jeder dieser Sitzungen fanden 4 Durchgänge statt (d. h. Colin bekam 4 Aufgaben, die er bearbeiten sollte). Insgesamt waren es 32 Durchgänge. Während dieser Intervention wurde die Zeitspanne zwischen den Aufforderungen erfasst. Als die Daten darauf hinwiesen, dass die Zeit zwischen den Aufforderungen zunahm, mit anderen Worten, dass Colin die Aufgaben immer eigenständiger bearbeitete, wurde die nächste Einheit eingeleitet. Colin wurde wieder an den Tisch gesetzt und hatte Papier und Bleistift zur Verfügung. Die Aufgaben glichen denen der vorherigen Sitzung. Zunächst begleitete Laura Colins Arbeitsverhalten, diese Betreuung nahm im Laufe der Durchführung ab. Die Dauer der Versuche wurde erfasst.

Ergebnis

Die Abbildungen 5.22 und 5.23 zeigen die Ergebnisse dieser Maßnahme. Abbildung 5.22 veranschaulicht die zunehmende Zeit zwischen den Aufforderungen über die 8 Sitzungen hinweg. Colin arbeitete weiter, während Laura die Anzahl der Anweisungen zu einer Instruktion von einer Anweisung alle 29 Sekunden (in Durchführung 1) bis hin zu einer Anweisung alle 65 Sekunden (in Durchführung 8) reduzierte. Der zweite Teil dieser Maßnahme (▶ **Abb. 5.23**) wurde in 8 Sitzungen durchgeführt (das heißt in 32 Durchgängen) und führte zu einem Anstieg der Zeit, in welcher Colin sich ohne Betreuung den Aufgaben widmete. In den ersten 5 Sitzungen (Durchgang 1–20) wurde Colin betreut. Colin arbeitete zwischen 2 und 5 Minuten in jedem dieser Durchgänge. Während der Sitzungen 6, 7 und 8 (Durchgänge 21–32) arbeitete er ohne Betreuung für eine Zeit zwischen 2 und 5 ½ Minuten.

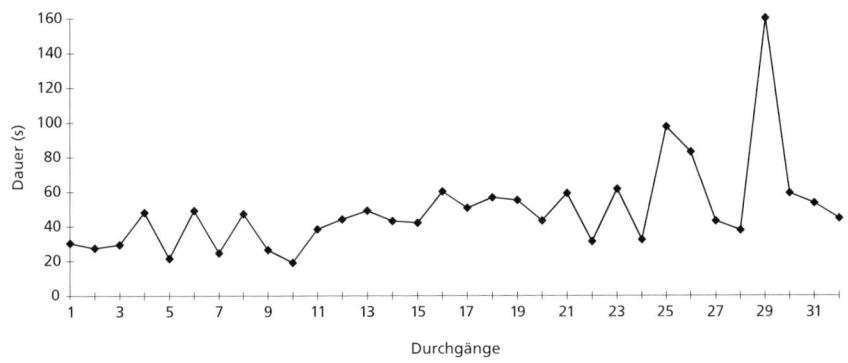

Abb. 5.22: Zeit, die Colin am Tisch sitzend zwischen Aufforderungen mit Schulaufgaben verbrachte

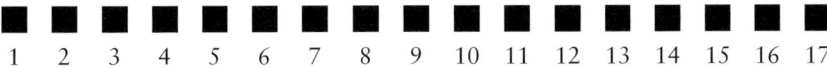

5 Colins Geschichte

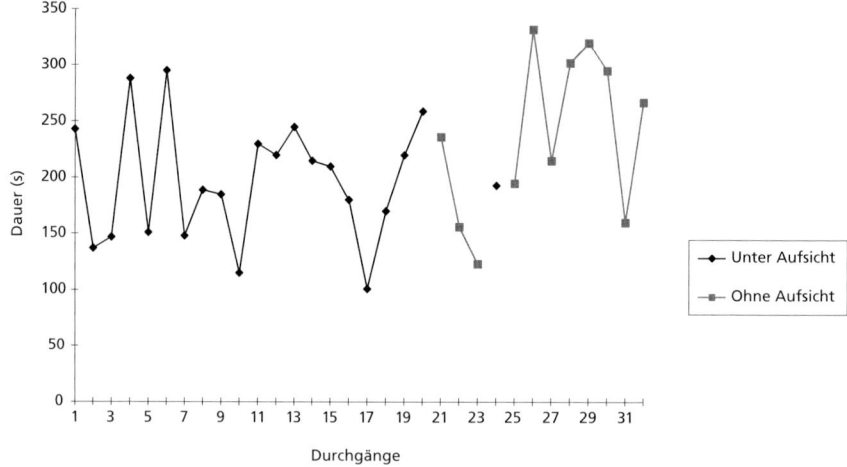

Abb. 5.23: Dauer, die Colin am Tisch sitzend mit Schulaufgaben verbrachte mit und ohne Begleitung

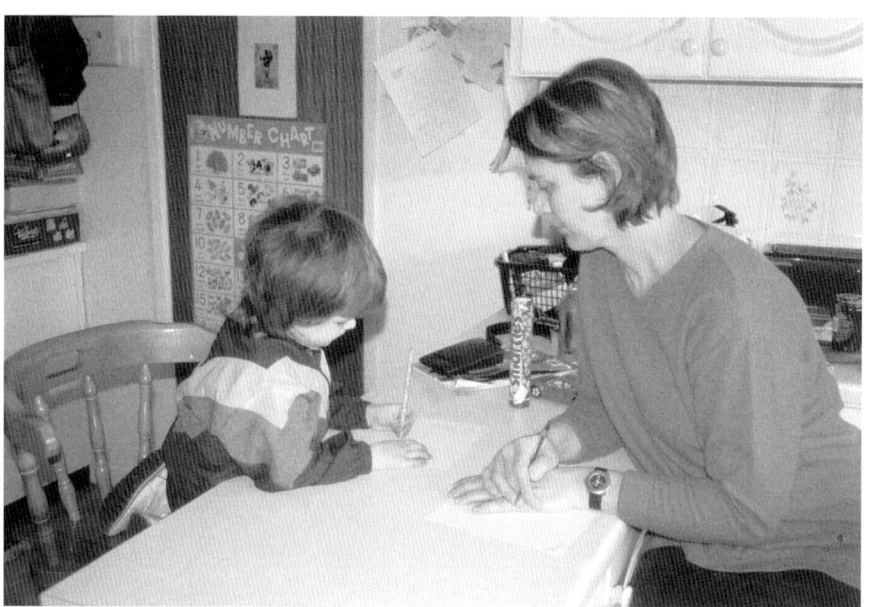

Abb. 5.24: Colin macht Schulaufgaben

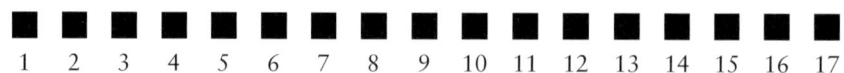

Diskussion

Es wurde ein Lernprogramm entwickelt, um Colin zu ermöglichen, einfache Schulaufgaben ohne ständige Beaufsichtigung zu bearbeiten. Die Ergebnisse zeigen, dass dieses Ziel durch 2 Trainingseinheiten innerhalb von 8 Sitzungen erreicht wurde. Das erste Training ermöglichte Colin, für eine längere Zeit ohne Anweisungen zu arbeiten, die zweite Einheit ermöglichte ihm, unter weniger Aufsicht zu arbeiten. Der Schulpsychologe diagnostizierte bei Colin »spezielle Inseln der Begabung« (darunter die Identifikation von Formen, Kreisen, Quadraten, Dreiecken, das Benennen der Grundfarben, die Fähigkeit, bis 100 zu zählen und Symbole, Ziffern und Buchstaben zu erkennen). Diese Begrifflichkeit und die Einschätzung des Psychologen verursachten bei Laura viel Kummer, da sie sehr wohl erkannt hatte, dass Colin in einigen Bereichen fortgeschrittene Fähigkeiten hatte. Diese unterschieden sich aber nicht von denen normal entwickelter Kinder in seinem Alter, die in bestimmten Bereichen besondere Stärken haben. Um Colins Fähigkeiten richtig einzuschätzen, diese ggfs. sogar als besonders ausgeprägt benennen zu können, musste er vor allem in der Lage sein, ohne ständige Begleitung still zu sitzen und sich zu konzentrieren und Aufgaben unter wenig oder ausbleibender Anleitung zu bearbeiten. Dieses Lernprogramm bildete daher die Grundlage für die genannten spezielleren Fähigkeiten.

5.7 Generelle Diskussion

In diesem Kapitel haben wir die korrekte Anwendung von gut etablierten Verhaltensprinzipien beschrieben, mit denen wir individualisierte Programme erstellt haben, um Colin so gut wie möglich zu fördern. Am Ende des Jahres hatte er gute Fortschritte erzielt und nahm am Unterricht einer Regelgrundschule teil. Unterstützt wurde er dabei von einem Integrationshelfer, der ihn 15 Stunden die Woche begleitete. Als dieses Buch in der englischen Originalausgabe erschien, war Colin 7 Jahre alt. Laura arbeitete weiterhin mit ABA in Bezug auf gewünschtes Zielverhalten, das dann schon wesentlich komplexer war als das, mit dem wir in der Anfangsphase gearbeitet haben. Die vielen Stunden im ersten Jahr der Behandlung können unter folgenden Stichpunkten zusammengefasst werden:

1. Veränderung der Annahmen über Autismus
2. Bestimmen von Zielverhaltensweisen
3. Festlegen von Abläufen und Datenerfassung
4. Verstärkerauswahl
5. Internes Verhalten
6. Generalisierung und Aufrechterhaltung

Veränderung der Annahmen über Autismus

Bevor Laura die Verhaltensanalyse kannte, hatten Fachleute im Bereich Autismus ihr geraten, Colin zu akzeptieren wie er ist und mit seiner Behinderung zu leben. Sie sagten ihr, dass vor seinem Schuleintritt nicht viel getan werden könne, dass die Lehrer in der Schule schon wissen würden, wie man mit ihm umgeht, und er gut versorgt sein werde. Eltern von PEAT beschreiben es so: »Wenn dein Kind nicht laufen kann, bieten sie dir einen Kinderwagen an. Verhaltensanalyse ist anders. Wenn dein Kind nicht laufen kann, zeigt dir die Verhaltensanalyse, wie du ihm laufen beibringen kannst«. Dieser Unterschied zu einem konventionellen »statischen« Ansatz bei Behinderungen öffnete Laura die Augen. Sie traf sich schließlich mit Leuten, die ihr tatsächlich konkrete Ansätze lieferten, um die alltäglichen Probleme zu bewältigen. Verhaltensanalyse verspricht keine Heilung, dessen war sich Laura bewusst. Aber sie bewirkt Verbesserungen. Dies tut sie dadurch, dass der Fokus der Betreuer auf die Anwendung fundierter Verhaltensgrundsätze gelegt wird und ihnen die Verantwortlichkeit für die Durchführung gegeben wird. Laura bemerkte schnell, dass sich viele Aspekte von Colins Verhalten verbesserten. Es war harte Arbeit, aber sobald die ersten Verbesserungen, wie stetiger Blickkontakt, Abnahme stereotyper Verhaltensweisen und Verbesserung in der Kommunikation erreicht waren, verinnerlichte Laura diesen Ansatz und setze ihn fort. Sie entwickelte bald selbst spezielle Lernprogramme für Colin: Schließlich kannte sie ihn am besten. Außerdem konnte sie auf die Erfahrung zurückgreifen, bereits 4 ältere normalentwickelte Kinder großgezogen zu haben. Das Verhalten der Geschwister lieferte ihr Maßstäbe, um herauszufinden, in welchen Bereichen Colin sein volles Potenzial noch nicht erreicht hatte.

Bestimmen von Zielverhalten

Das Wichtigste in der Verhaltensanalyse ist, dass die Ziele einer Maßnahme klar formuliert sind und alle an der Maßnahme Beteiligten sich einig sind. In Colins Fall heißt das, dass vor einer Umsetzung ein »Zielverhalten« festgesetzt und klar definiert werden muss. Das Identifizieren von Zielverhalten muss ein einvernehmlicher Prozess zwischen Kind (wenn möglich), Eltern und Behaviour Analyst sein. Alle 3 Parteien spielen eine wichtige Rolle.

a) Das Kind kann ggf. dabei helfen, Dinge zu benennen, die es erlernen möchte. In der Realität ist es jedoch eher unwahrscheinlich, dass ein kleines Kind konstruktive Beiträge zur Bestimmung eines Zielverhaltens liefert. Dies ist in den Augen des BAs jedoch nichts Besonderes. Kinder geben in der Regel keinen klaren Auftrag oder eine klare Einverständniserklärung für Sauberkeitstraining, die Vermittlung von Sprache oder das Trainieren von Sich-Anziehen, dafür, sich in sozialen Situationen zu benehmen zu wissen oder mit Messer und Gabel zu essen. Dies sind kulturell festgelegte Entwicklungsziele, die generell in der Gesellschaft akzeptiert werden.

b) Eltern haben eine sehr wichtige Rolle bei der Festlegung von Zielverhalten. Sie haben den Vorteil, dass sie das Kind und seine Umgebung sehr genau kennen. Sie sind in der Lage, Verhaltensexzesse und Defizite, Vorlieben und Verstärker zu identifizieren. Außerdem sind sie es, die die Programme hauptsächlich durchführen werden.

c) Der Behaviour Analyst, der mit den Eltern arbeitet, hat die Aufgabe, die theoretischen Grundlagen und Erfahrungen zu vermitteln. Er hat in der Regel den Vorteil einer emotionalen Distanz zu den Kindern. Dies ermöglicht ihm, Verhaltensexzesse und -defizite objektiver zu beobachten. Es ist seine Aufgabe, dafür zu sorgen, dass das Zielverhalten klar identifiziert und sorgfältig und konkret formuliert wird.

Ohne absolutes Einvernehmen zwischen allen Beteiligten bezüglich des Zielverhaltens kann eine Maßnahme nicht umgesetzt und Behandlungserfolge können demnach nicht gemessen werden. Eine Faustregel für eine klare Definition ist, dass jeder die gleiche Antwort geben müsste, wenn er gefragt wird: »Was müsste ich bei dem Kind beobachten, um sagen zu können, dass es das Zielverhalten zeigt?«. Nehmen wir das Beispiel des Blickkontakts. Es reicht nicht aus, generell zu sagen, dass es sich beim Zielverhalten um »Blickkontakt« handelt. Viel zu oft passiert es, dass Zielverhalten wie in diesem Beispiel schwammig definiert wird. Dies erschwert die Datenerhebung extrem. Um ein anderes Beispiel zu nennen: Wenn das Zielverhalten »Aufmerksamkeit« ist, wissen wir nicht, was wir beim Kind sehen müssten, wenn es sich aufmerksam verhält. Eine klarere Definition wäre: »Das Kind sitzt ruhig auf einem Stuhl und hält Blickkontakt, bis der Vater die Aufforderung beendet«. Mit dieser Art von Formulierung könnten unterschiedliche Personen einheitlich beurteilen, ob das Kind das gewünschte Verhalten zeigt.

Ein anderer wichtiger Aspekt beim Identifizieren von Zielverhalten ist, dass wir uns klar darüber sein müssen, welcher Dimension des Zielverhaltens wir uns während der Maßnahme zuwenden: Geht es um die Dauer des Blickkontakts (wie lange schaut er mich an), um die Häufigkeit (wie oft schaut er), oder bewerten wir die Latenz (wie schnell schaut er, nachdem er aufgefordert wurde). Sobald die Dimension, mit der das Verhalten gemessen werden soll, festgelegt wurde, darf diese während einer Durchführung nicht mehr verändert werden. Ansonsten wären die Messergebnisse nicht valide. Dennoch wird manchmal im Verlauf einer Intervention ersichtlich, dass mehr als eine Dimension des Zielverhaltens beachtet werden muss. In diesem Fall müssen wir eine Intervention ausarbeiten, die jede dieser Dimensionen berücksichtigt. Dies taten wir in Bezug auf Colins Blickverhalten. Zunächst arbeiteten wir mit der Latenzzeit (also der Zeit, die Colin brauchte, um mit Aufschauen auf seinen Namen zu reagieren), später arbeiteten wir an der Dauer (also der Zeitspanne, innerhalb derer er den Blickkontakt aufrechterhalten konnte). Nur wenn sich diejenigen, die an der Umsetzung beteiligt sind, im Klaren darüber sind, was das Zielverhalten beinhaltet und welche Form der Messung sie verwenden, sind Daten, die während der Maßnahme erfasst werden, aussagekräftig.

Festlegen von Abläufen und Datenerfassung

Wenn Eltern Berichte über erfolgreiche Behandlungen lesen, wollen sie diese auch mit ihren Kindern auszuprobieren. Diese Art der Nachahmung kann erfolgreich sein. Da jedes Kind aber individuell ist, dürfen wir nicht vergessen, dass eine Maßnahme, die für ein Kind erfolgreich war, nicht unbedingt auch für ein anderes hilfreich ist. Auf jeden Fall muss die Maßnahme an seine speziellen Bedürfnisse und Bedingungen angepasst werden. Behaviour Analysts bieten keine vorgefertigten Trainingsmaßnahmen an, die bei jedem Kind verwendet werden können. Die Notwendigkeit von individueller Anpassung wird ersichtlich, wenn Eltern die zentrale Rolle der Datenerfassung erkennen. Man kann die Bedeutung der Erhebung von Daten innerhalb einer abgesprochenen Dimension des Zielverhaltens nicht überschätzen: Ohne Daten können wir nicht sicher sein, ob die Maßnahme tatsächlich wirkt. Es gab Zeiten, in denen die festgelegten Abläufe für Colin nicht die gewünschten Ergebnisse erzielten. Wir mussten einen Schritt zurückgehen und bestimmte Aspekte der Intervention überarbeiten. Dies war nur möglich, weil Laura konsequent das Zielverhalten in jeder Durchführung festgehalten hat. Das akkurate Erfassen der Daten ermöglicht es, den Ablauf der Maßnahme anhand der gesammelten Daten anzupassen.

Verstärkerauswahl

Eine Grundvoraussetzung für jede verhaltensanalytische Intervention ist das Bestimmen von wirkungsvollen Verstärkern. Wie in Kapitel 3 erläutert, sind Verstärker nicht dadurch definiert, was sie sind, sondern welchen Effekt (oder welche Funktion) sie bezogen auf das Zielverhalten haben. Zunächst reagierte Colin lediglich auf essbare Verstärker. Deshalb haben wir diese verwendet. Jedoch haben essbare Verstärker wie Süßigkeiten eine Reihe von Nebenwirkungen. Erstens sind sie für die Kinder in größeren Mengen ungesund. Zweitens stehen sie nicht immer zur Verfügung, beispielsweise wenn man im Auto oder außerhalb unterwegs ist. Außerdem können sie nicht verwendet werden, wenn man spontan eine Intervention durchführt. Drittens sind sie bei der Verwendung in Gesellschaft sehr auffällig. Viertens werden essbare Verstärker auch bei normal entwickelten Kindern in der Regel nicht in der Form verwendet. Deswegen wurden essbare und soziale bzw. materielle Verstärker (wie Spielzeug) miteinander verknüpft (also gleichzeitig eingesetzt), sodass es bald möglich war, nur soziale oder materielle Verstärker, wie kitzeln, streicheln, spielen, verbales Lob wie »Toll gemacht!« usw., zu verwenden. Die soziale oder spielerische Belohnung stellt eine natürlichere und alltäglichere Variante von Belohnung dar. Später lernte Colin, dass beispielsweise »Spaß im Spiel« oder das »Gelingen eines Bildes«, das er gemalt hat, oder die »Stabilität einer Brücke«, die er aus Bauklötzen gebaut hat, eine belohnende Wirkung haben. Der Fortschritt von essbaren Verstärkern zu sozialen und spielerischen Verstärkern war für uns alle eine große Erleichterung und Wohltat.

Interne Verhaltensweisen

Viele Missverständnisse über die Verhaltensanalyse stammen daher, dass Behaviour Analysts mit ihren Interventionen auf beobachtbares Verhalten abzielen. Kritiker der Verhaltensanalyse schließen daraus, dass BAs lediglich dieses Verhalten interessiert. Dies ist natürlich nicht der Fall. Verhaltensanalyse ist sehr wohl auch an dem Verhalten interessiert, dass sich intern abspielt, wie Gedanken und Gefühle. Obwohl wir uns beispielsweise hauptsächlich auf die Entwicklung von von außen sichtbarem Verhalten konzentrierten, waren wir uns bewusst, dass unsere Maßnahmen auch einen Effekt auf Colins inneres Erleben hatten und dass sich emotionale, kognitive und wahrnehmungsbezogene Veränderungen zeigten.

Der große Unterschied zwischen Verhaltensanalytikern und Nichtverhaltensanalytikern in Bezug auf internes Verhalten ist die Art und Weise, wie dieses Verhalten betrachtet und wie damit umgegangen wird. Viele Fachleute wie Sozialarbeiter, Schulpsychologen und Therapeuten verschiedener Richtungen sind darin ausgebildet, internes Verhalten als Auslöser für außen sichtbares Verhalten zu verstehen. Mit anderen Worten, sie sind darin geschult, äußerlich sichtbares Verhalten, wie das Abwenden Colins von einer Aktivität, zu beobachten, und ziehen dann Rückschlüsse über die Ursache des Verhaltens, indem sie Hypothesen über das innere Verhalten formulieren. Traditionell geschulte Fachleute würden sagen, dass Colin sich abwendet, weil es ihm an Konzentration mangelt. Im Prinzip wird sein internes Verhalten von ihnen als unabhängige Variable betrachtet, die sein außen sichtbares Verhalten (abhängige Variable) auslöst. BAs sehen das anders. Sie sagen, dass sowohl Colins beobachtbares Verhalten (d. h. sich abwenden) als auch sein inneres Erleben abhängige Variablen sind, die im Zusammenhang zueinander stehen. Die Art dieses Zusammenhangs wiederum wird durch die physischen und sozialen Begebenheiten beeinflusst. Dies ist ein besonders bedeutender Unterschied (Keenan 1997). Die Art und Weise wie wir Ursachen von Verhalten interpretieren, bestimmt die Vorgehensweise in unseren Behandlungen und Umgangsweisen.

Generalisierung und Aufrechterhaltung

Eine Behandlung ist nicht abgeschlossen, bevor das Zielverhalten nicht generalisiert und stabil ist. Das bedeutet, Veränderungen, die durch die Behandlung erzielt wurden, sollten nicht nur auf andere Situationen oder andere Leute übertragen werden (Generalisierung), sondern auch über die Behandlung hinaus bestehen bleiben. Um beides zu erreichen, Generalisierung und Aufrechterhaltung, müssen wir beides in den Behandlungsplan aufnehmen. In Colins Fall führten wir Generalisierungstraining durch, indem wir andere Personen hinzuzogen, wie seinen Vater, Geschwister und deren Freunde, um Maßnahmen durchzuführen, die denen glichen, die Laura ansonsten mit Colin übte. Manchmal verlegte Laura die Maßnahme in andere Situationen, ins Auto, in ein Geschäft oder ein anders Zimmer im Haus. Interessanterweise ist Generalisierung eine Fähigkeit, die sich, wenn sie einmal erlernt wurde, von alleine »generalisiert«. Colin wurde beigebracht, auch mit anderen Personen und in anderen Situationen Blickkontakt zu halten. Er zeigte nach und nach Verhaltensweisen, die nicht direkt in den Generalisierungsprozess mit aufgenommen wurden, z. B. wandte er neue Sprachfähigkeiten in der Kindergruppe an. Im Hinblick auf die Aufrechterhaltung von Verhalten gibt es eine Reihe von Möglichkeiten, um sicherzustellen, dass das Verhalten von Dauer ist. In den meisten Fällen würden BAs etwas anwenden, was sie als »variablen Einsatz von Verstärkern« bezeichnen. Das bedeutet, dass nicht mehr jedes Verhalten verstärkt wird, sondern die Verstärkung weniger oder unvorhersehbarer wird. Wenn dies sorgfältig und korrekt gemacht wird, wird das Kind intensiver arbeiten, um einen Verstärker zu erhalten, selbst wenn er weniger häufig zum Einsatz kommt. Eine andere Möglichkeit, um Verhaltensänderungen zu verfestigen, ist es, dafür zu sorgen, dass natürliche Verstärker die vorherigen ersetzen. Dies setzten wir für einige Verhaltensweisen mit Colin um. Wir planten beispielsweise die Aufrechterhaltung von Blickkontakt dadurch, dass er ihn herstellen musste, wenn er etwas haben wollte (wie ein Spielzeug, Getränke oder Aufmerksamkeit), das ohnehin Bestandteil seines Alltags war.

5.8 Fazit

In diesem Kapitel berichteten wir über einen Teil von Colins Geschichte im ersten Jahr der Behandlung. Die Geschichte wurde 3 Jahre vor Erscheinen der englischen Originalausgabe dieses Buchs geschrieben. Nach diesen 3 Jahren verhaltensbezogener Interventionen fragen Sie sich vermutlich: »Wie ist Colin jetzt?«. Nun, er redet sehr viel und ist ein glücklicher und sehr lebhafter 7-Jähriger mit vielfältigen Interessen, ein treuer Fan des Fußballclubs Manchester United und von Michael Schumacher, und er hat einen einzigartigen Sinn für Humor. Er hat einige »beste« Freunde, er nimmt an Spielen auf dem Spielplatz teil, am liebsten Fußball. Wenn er groß ist, möchte er Formel-1-Rennfahrer werden oder Ägyptologe, was weniger beeindruckend klingt, sobald man weiß, dass dies durch eine besonders aufregende Folge einer Fernsehserie motiviert wurde.

In der Schule beteiligt er sich an Diskussionen, ohne dass man ihn auffordern muss. Seine Leistungen in Mathe, Lesen und Verstehen von Sprache sind gut und vergleichbar mit den Leistungen seiner Mitschüler. Sein Lesevermögen liegt sogar über seinem Altersdurchschnitt, er sucht sich viele Bücher aus, die er in der Freizeit liest. Vor Behandlungsbeginn wurde bei Colin eine »ausgeprägte Lernstörung« diagnostiziert. Wir sahen das allerdings nicht als statische Zustandsbeschreibung an, sondern als Hinweis dafür, welche Fähigkeiten wir bei ihm fördern mussten. Es wurde ebenfalls diagnostiziert, dass Colin »isolierte Fähigkeiten«, sogenannte »Inselbegabungen« habe, beispielsweise in der Symbolerkennung. ABA sieht solche zunächst isolierten Fähigkeiten nicht als außergewöhnliche Erscheinung an, die quasi einen diagnostischen Beleg für Autismus darstellen, sondern als besondere Fähigkeiten, auf denen weitere aufgebaut werden können. Ein aktueller Bericht aus der Schule merkt an, dass »Colins Konzentrations- und Aufmerksamkeitspanne sich massiv verbessert hat. Er hört gut zu, trägt zu Diskussionen und Geschichten bei. Sein Lesevermögen und sein schriftlicher Ausdruck sind von hohem Niveau, seine Rechtschreibung ist ausgezeichnet«. Der Schwerpunkt liegt nun darin, seine Teilnahme an sozialen Aktivitäten zu verbessern, vor allem seine Integration im gesamten Klassengeschehen. Selbst in diesem offensichtlich schweren Gebiet gibt es einen stetigen Fortschritt. Colins soziale Entwicklung zeigt bereits eine große Verbesserung. Er »beteiligt sich unter strukturierten Rahmenbedingungen sinnvoll an Gruppenaktivitäten. Er teilt gerne ›Neuigkeiten‹ mit, spielt gemeinsam mit anderen Kindern und seine Kommunikationsmöglichkeiten verbessern sich stetig«. Laura wendet nach wie vor ABA in Bereichen an, die noch unzureichend entwickelt sind. Dies betrifft Feinmotorik (Handschrift und Ausmalen sind noch nicht so gut, wie sie für einen 7-Jährigen sein müssten) und Selbständigkeit, wie Anziehen und Sich-für-die-Schule-fertig-Machen. Objektiv betrachtet, sehen Laura und Geoffrey noch Defizite bei Colin, vor allem in seinen sozialen Fähigkeiten, aber sie betrachten diese nun als weitere Verhaltensweisen, die sie analysieren und sicherlich verändern können. Diese Veränderungen sind keine Wunder, sie sind das Ergebnis sehr intensiver, strukturierter Arbeit und sie kamen nicht über Nacht. Colins Eltern brauchten Unterstützung und konsistenten Rat von allen, die mit Colin zu tun haben:

»Am Anfang haben wir gezweifelt, ob all das möglich sein könnte. Die ›Expertenmeinung‹ war, dass er weiterhin Probleme in den Bereichen Sprache und Lernen haben wird, dass er unterhalb des ›normalen‹ Intelligenzbereichs liege (hauptsächlich, da seine Sprachentwicklung Rückstände aufwies und er entsprechend schlechte Ergebnisse in standardisierten Testverfahren erzielte) und dass seine besten Chancen in einer ›speziellen‹ Förderung liegen würden, weit weg von zu Hause und unter Isolation von den anderen Kindern in der Umgebung. Uns wurde bewusst, dass dies nicht für alle Kinder mit Autismus gelten muss, aber es wäre schön und für uns motivierend gewesen, wenn die fachlichen Einrichtungen (medizinisch und schulisch) zuerst auf das Potenzial eines Kindes sehen würden, anstatt sich darauf zu konzentrieren, was das Kind nicht kann, und dies unter ›zukünftigem Scheitern‹ zusammenfassen. Rückblickend auf die ganze Arbeit, die wir geleistet haben, und die Ereignisse der letzten 3 Jahre, ist es beängstigend, wie viel davon auf Glück zurückzuführen ist. Wenn unser Arzt nicht an verhaltensbezogenen Interventionen interessiert gewesen wäre (Und wie häufig kommt das vor?), hätten wir Mickey und Karola niemals getroffen, und wir hätten niemals die Gelegenheit gehabt, mit Colin nach ABA zu arbeiten. Ich kann mir nicht vorstellen, dass Colin dieselbe kleine Schule vor Ort besuchen würde wie der Rest der Familie – und sich großartig einfügen würde –, wenn er die empfohlene ›Beschulung‹ für Kinder mit Autismus bekommen hätte. Auch andere Eltern unserer Gruppe haben den grundlegenden Unterschied zwischen einem verhaltensorientierten Ansatz und der ›traditionellen‹ Meinung über autistische Kinder erlebt. Fachleute und Einrichtungen für autistische Menschen sollten dies letztendlich den Eltern nahebringen und ihnen die Möglichkeit geben, mehr über ABA herauszufinden. Die PEAT-Gruppe wurde gegründet, um dieses Wissen zu teilen und die Fähigkeiten zu vermitteln, die man braucht, auch wenn unsere Möglichkeiten als kleine Organisation beschränkt sind. Angemessene Vermittlung und Unterstützung in Kinderbetreuung und Schule, ob ›gewöhnlich‹ oder ›besonders‹, sind ebenfalls sehr wichtig – und dies so früh wie möglich, um den Effekt der Maßnahmen zu maximieren. Wir wissen, dass Colin sehr viel Glück hatte, nicht nur damit, frühe verhaltensbezogene Maßnahmen zu bekommen, sondern auch mit dem engagierten Einsatz eines sehr fähigen Sprachtherapeuten, der in unsere Nähe zog, als wir die Arbeit mit Mickey und Karola begannen. Die kleine Dorfschule, die er besucht, die Energie, Flexibilität und Leidenschaft all seiner Lehrer und Förderer, speziell seines wunderbaren Integrationshelfers, sind zweifellos die wichtigsten Faktoren seiner Entwicklungsfortschritte. Für all das sind wir mehr als dankbar, aber noch schöner wäre es, wenn so etwas nicht wie bei uns von glücklichen Zufällen und einer Aneinanderreihung von günstigen Umständen abhängt.«

Literatur

Collins English Dictionary (3rd Edition) (1991) London: HarperCollins Publishers.
Dillenburger, K. and Keenan, M. (1995) Dealing with child problem behaviours effectively. Child Care in Practice. Northern Ireland Journal of Multidisciplinary Child Care Practice 1:33–38.
Dillenburger, K. and Keenan, M. (1997) Human development: A question of structure and function. In K. Dillenburger, M. O'Reilly and M. Keenan (eds) Advances in Behaviour Analysis Dublin: University College Dublin Press.
Keenan, M. (1997) W-ing: Teaching exercises for radical behaviourists. In K. Dillenburger, M. O'Reilly and M. Keenan (eds) (1997) Advances in Behaviour Analysis. Dublin: University College Dublin Press.
Keenan, M. and Dillenburger, K. (in press) Behaviour Analysis. A Primer. Multi-media tutorial. CD-ROM.
Masidlover, M. and Knowles, W. (1979) Derbyshire Language Scheme. Derby: Derbyshire County Council.
Pryor, K. (1984) Don't Shoot the Dog. The New Art of Teaching and Training. London: Bantam.

6 Was wollen wir unseren Kindern beibringen?

Ken P. Kerr

In Kapitel 5 wurden einige Ausschnitte des ABA-Programms eines einzelnen Kindes beschrieben und diskutiert. Damit wollten wir Ihnen einen Einblick in den Verlauf eines Programms vermitteln und zeigen, welche Detailgenauigkeit, welches Engagement und welches Durchhaltevermögen erforderlich sind, um Fortschritte zu erzielen. Selbstverständlich hat jedes Kind ein unterschiedliches Lerntempo und das Programm muss auf die individuellen Fähigkeiten des Kindes abgestimmt werden. Sie werden deshalb in diesem Kapitel Beispiele von den Lernprogrammen unterschiedlicher Kinder finden. Um den Überblick zu erleichtern, beginne ich, indem ich ein allgemeines ABA-Curriculum vorstelle und typische Hauptaufgaben benenne, die bei vielen Kindern unterrichtet werden. Die Fälle, die in diesem Kapitel geschildert werden, wurden von Eltern ausgewählt und sind repräsentativ für die Arbeit von PEAT. Die Ergebnisse werden Ihnen in unterschiedlicher Weise präsentiert. Wir nutzen Grafiken, die Verhaltensveränderungen detailliert darstellen, Tabellen, die Langzeitfortschritte dokumentieren, sowie Einzelfallberichte. Hiermit wollen wir Ihnen demonstrieren, welche Erfolge Eltern und Professionelle erreichen können, wenn sie konsequent gemäß der Verhaltensanalyse vorgehen.

6.1 Planung des Curriculums

Autismus wird aus verhaltensanalytischer Sicht dann diagnostiziert, wenn definierte Verhaltensüberschüsse und -defizite bei einem Kind festgestellt werden. Sinnvollerweise stellen diese Beobachtungen den Ausgangspunkt dar, um ein Curriculum zu entwickeln, das den Notwendigkeiten dieses Kindes gerecht wird. Nachdem dieser Ausgangspunkt gefunden wurde, ist die nächste Aufgabe, das Ziel der Förderung festzulegen. Die Frage ist also: Was wollen wir unseren Kindern beibringen? Das ist eine schwierige Frage. Selbstverständlich ist es grundsätzlich die Aufgabe der Eltern, zu entscheiden, was sie ihren Kindern vermitteln wollen. Schließlich ist es das Recht und auch die Verantwortung der Eltern, die Kinder aufzuziehen, zu erziehen und sie ins Erwachsenenalter zu begleiten. In der Praxis allerdings bitten die meisten Eltern autistischer Kinder um Hilfe bei dieser Art von Entscheidungen. ABA-Therapeuten haben deshalb sog. Kerncurricula oder Basislehrpläne entwickelt, die sicherstellen, dass basale, stets erforderliche Grundfähigkeiten vor komplizierteren, voraussetzungsreicheren Tätigkeiten unterrichtet werden. In Abbildung 6.1 wird ein solches Curriculum in Form eines Diagramms gezeigt; hierin finden Sie einige der Hauptzielverhaltensweisen innerhalb eines ABA-Programms. Selbstverständlich gilt, dass dieses Diagramm lediglich ein Muster darstellt und dass jedes Einzelcurriculum individuell maßgeschneidert werden muss.

6.2 Überblick über ein allgemeines ABA-Programm

Abbildung 6.1 gibt einen Überblick über die Hauptverhaltensweisen, die in den meisten ABA-Programmen behandelt werden. Das allgemeine Ziel ist es, Lebensfähigkeiten und Selbstmanagementfähigkeiten zu entwickeln, damit die individuelle Lebensqualität sowie die der Familie bestmöglich unterstützt werden können. Das Curriculum ist grob in 3 Kategorien unterteilt; dies sind Lernverhalten und -bereitschaft, (Vor-)Schulfähigkeiten und Spiel- und Freizeitfähigkeiten.

Lernbereitschaft

Mit Lernverhalten bzw. Lernbereitschaft sind die grundlegenden Fähigkeiten gemeint, die erforderlich sind, um komplexere Verhaltensweisen zu erlernen. Sie werden zu Anfang eines ABA-Programms unterrichtet. Es ist ausgesprochen wichtig, dass das Kind in dieser Phase Freude an dem Programm entwickelt und dass eine liebevolle, fürsorgliche Beziehung zwischen dem Kind und allen beteiligten Erwachsenen etabliert wird. Dadurch, dass zunächst das Lernverhalten an sich unterrichtet wird, werden auch spätere, weitergehende Fortschritte erleichtert. Zum Lernverhalten gehören das einfache Befolgen von Anweisungen (beispielsweise:»Setz dich hin, zeige mir ..., gib mir ...«) sowie angemessener Augenkontakt und Imitation. In dieser Phase des Programms wird der größte Teil der Förderung in Ein-Schritt-Anweisungen durchgeführt, die unmittelbar verstärkt werden. Sobald das Kind diese grundsätzlichen Fähigkeiten erworben hat, können komplexere Aufgaben in das Programm aufgenommen werden.

(Vor-)Schulfähigkeiten

Schulfähigkeiten, einschließlich solcher, die im Vorschulalter erforderlich sind, legen die Basis für eine große Anzahl wissensbezogener und sozialer Aktivitäten, die für ein unabhängiges Leben erforderlich sind. Dementsprechend sind sie von großer Bedeutung für das Lernprogramm. Wie bei allen ABA-Programmen hängt das Ausmaß der erreichten Fähigkeiten vom einzelnen Kind ab, dem Verlauf der Intervention, der Intensität der Behandlung, der Kooperation zwischen

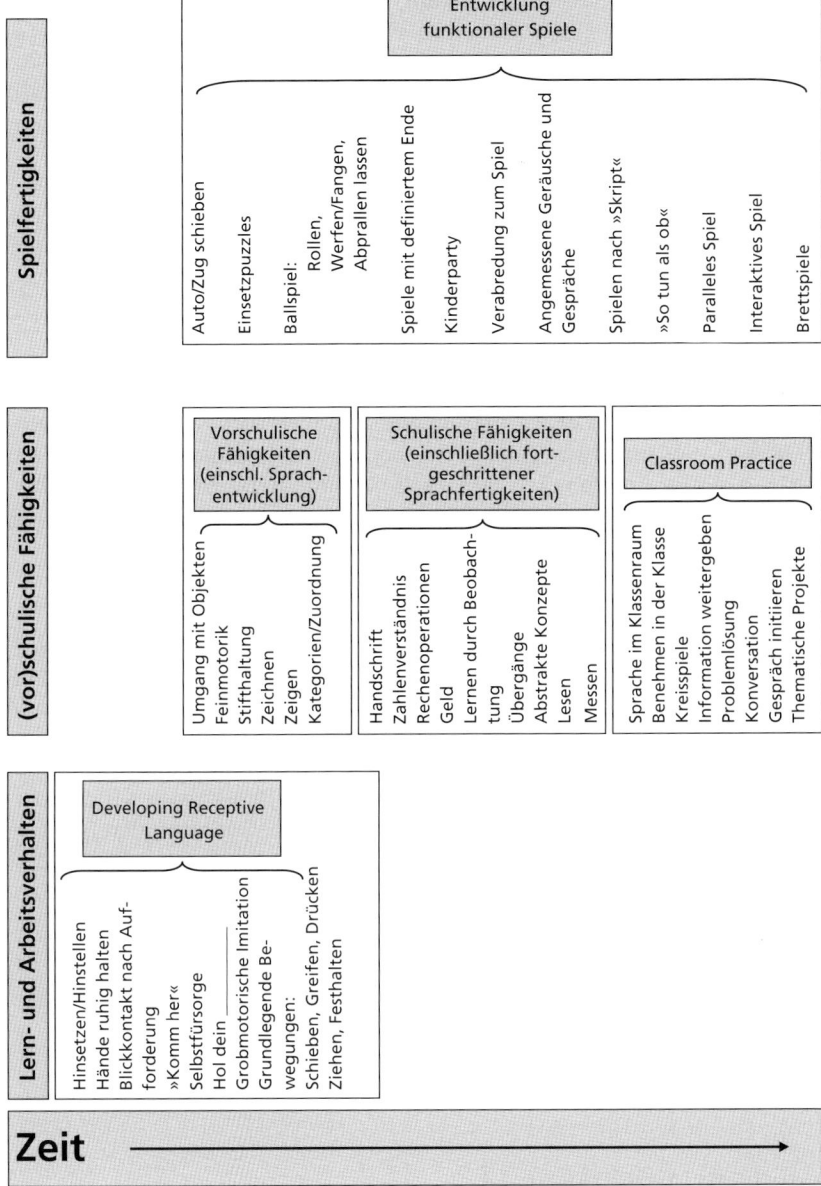

Abb. 6.1: Typische Themenbereiche in einem ABA-/AVT-Programm

den verschiedenen Dienstleistern und dem Engagement der Eltern. (Vor-)Schulfähigkeiten umfassen die Entwicklung einfacher rezeptiver und expressiver Sprache (d.h. Fähigkeiten des Verständnisses und der Kommunikation), die Erhöhung der Konzentrationsspanne des Kindes (d.h. die Zeitdauer, während der sich ein Kind mit einer Aufgabe beschäftigen kann), die Fähigkeit, allein, unbeaufsichtigt zu arbeiten, und die Fähigkeit, Aufgaben abzuschließen. Während dieser Lernprogramme werden die Arbeitsanweisungen typischerweise zunehmend komplexer. Beispielsweise lernt das Kind zunächst Zwei-Schritt-Anweisungen (beispielsweise: »Hebe den Teddy auf und lege ihn auf den Tisch.«) zu befolgen, dann wird die Arbeitsanweisung immer differenzierter. Zunehmend werden die bedingte und die verzögerte Verstärkung eingesetzt. Das Kind lernt so Aufgaben, die sinnvoll und funktional sind, um ihm die Möglichkeit zu eröffnen, sich mit den neu erworbenen Fähigkeiten über den Tag zu beschäftigen.

Spiel- und Freizeitfähigkeiten

Spiel- und Freizeitaktivitäten ergänzen die Entwicklung von (Vor-)Schulfähigkeiten. Es ist von großer Bedeutung, dass die Kinder auch soziale Kompetenzen erwerben und mit ihren Altersgenossen angemessen interagieren können. Dadurch, dass das Programm vom Einzelspiel zum Nebeneinander- oder Parallel-Spielen und zu einem sinnvollen Interaktivspiel voranschreitet, können die Kinder schrittweise die dabei erforderlichen sozialen Fähigkeiten erlernen. Jede dieser Fähigkeiten umfasst eine weite Spanne ganz spezieller Zielverhaltensweisen (▶ Abb. 6.1). Die jeweilige Reihenfolge der Lernschritte hängt von den Bedürfnissen und Fähigkeiten des jeweiligen Kindes zu Beginn des Lernprogramms ab. Die umfassende Betrachtungsweise der ABA stellt sicher, dass die Ziele eines jeden Programms mit den Zielen der Eltern des Kindes abgestimmt werden und dass die psychologischen, emotionalen, sozialen und intellektuellen Bedürfnisse des Kindes berücksichtigt werden. Da die jeweiligen Therapien individuell sind, überrascht es nicht, dass die Familien innerhalb von PEAT ihren Kindern Fähigkeiten auf sehr unterschiedlichem Niveau vermitteln. Die folgenden Beispiele kommen aus den Familien und geben einen Einblick in die therapeutischen Prozesse und die Datenerfassung. Wir schauen uns zunächst einige Beispiele aus Programmen an, die Lernverhalten unterrichten.

6.3 Lernverhalten

Mason lernt Augenkontakt

Karen und Jon schlossen sich PEAT im Mai 1998 an. Eine der ersten Fähigkeiten, die sie ihrem 3-jährigen Sohn Mason beibrachten, war, Augenkontakt aufzunehmen und beizubehalten. Augenkontakt ist eine notwendige Vorbedingung für Vorschulfähigkeiten und soziales Miteinander. Karen und Jon entschieden, Mason darin zu unterrichten, den Gesprächspartner anzuschauen, wenn dieser ihm die Anweisung »Schau mich an« gab. Sie notierten jede Augenbewegung in Richtung des Therapeuten als richtige Antwort, und der Prozentanteil wurde erhoben. Wenn Mason also 6-mal Augenkontakt aufnahm, während er insgesamt 10-mal die Anweisung zu schauen erhalten hatte, wurden 60% als »korrekt« notiert. Anfangs sollte Mason für 1 s lang Augenkontakt halten; als sich diese Fähigkeit verbesserte, wurde die Zeitspanne ausgedehnt. Richtige Reaktionen wurden mit verbalem Lob verstärkt. Während der ersten Therapiephase waren manchmal Prompts nötig, d. h., dass Karen oder Jon Masons Kopf behutsam so führten, dass er sie anschaute. Das Ausmaß der Prompts wurde später verringert; Mason drehte selbständig seinen Kopf und nahm den Augenkontakt auf.

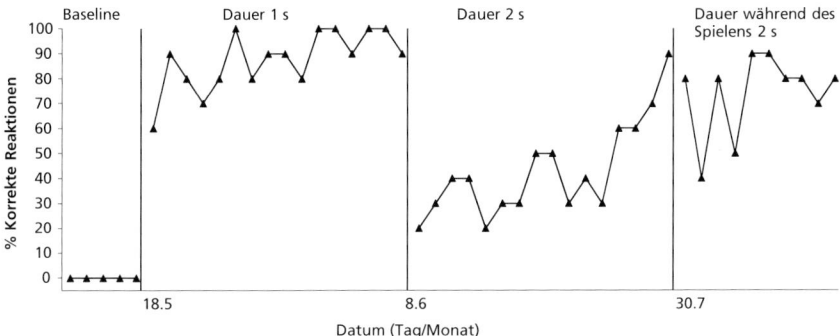

Abb. 6.2: Ergebnisse eines Lernprogramms, um Masons Blickkontakt zu verbessern

Abbildung 6.2 zeigt, dass Mason während der Baseline-Erhebung keinerlei korrekte Reaktionen zeigte. Ein spürbarer Fortschritt bzgl. des Anteils richtiger Antworten (nämlich die Aufnahme des Augenkontakts für 1 s nach der Anweisung »Schau mich an«) wurde während der ersten Phase der Intervention festgestellt. Angesichts dessen wurden Karen und Jon optimistisch und entschieden sich, die Dauer des Augenkontakts, die nötig war, bevor Mason verbal gelobt, also verstärkt, wurde, zu verlängern. Mason wurde jetzt erst gelobt, wenn er Augenkontakt für 2 s hielt. Anfänglich nahm der Anteil richtiger Reaktionen ab, aber die Daten zeigen, dass Mason Schritt für Schritt lernte, den Augenkontakt länger zu halten. In Phase 3 entschieden Karen und Jon, sicherzustellen, dass die neu erworbene Fähigkeit generalisiert wurde. Deswegen nutzten sie eine Spielsituation, in der Mason tendenziell leicht durch andere Reize abgelenkt wurde. Die Daten zeigen wiederum, dass es anfangs für Mason schwierig war, den Augenkontakt zu halten. Letztlich jedoch verbesserte sich seine Reaktion und pendelte sich bei durchschnittlich 74% korrekten Reaktionen ein.

Toilettentraining für Mason

Karen und Jon bauten auch ein Toilettentraining in Masons ABA-Curriculum ein. Wie beim Augenkontakt erhoben sie zunächst eine Baseline des Zielverhaltens, in diesem Falle die Anzahl von »Unglücken«, also gefüllten Windeln, die täglich vorkamen. Dann setzten sie Mason in regelmäßigen Abständen, anfänglich 15-minütig, auf die Toilette. Mason ist ein sehr kontaktfreudiges Kind und Karen und Jon fanden heraus, dass er auf Beifall und Freudenrufe als Verstärker reagierte. Abbildung 6.3 zeigt, dass das Ergebnis dieser Intervention eine deutliche Abnahme der »Unfälle« pro Tag war. Karen und Jon entschieden sich dann, ein Selbstmanagement-Element in das Programm aufzunehmen: Wenn Mason zur Toilette musste, sollte er eines seiner Elternteile zur Toilette führen oder danach fragen. Karen notierte hierzu: »Wir blieben nah bei Mason und beobachteten ihn so gut wie möglich. Als wir das Töpfchen hinstellten, ging Mason dorthin und setzte sich voll angezogen darauf. Wir halfen ihm, das Töpfchen erfolgreich zu benutzen. Mason begann dann, uns an die Hand zu nehmen und wir brachten ihm bei, ›Töpfchen‹ zu sagen. Größere Verstärker reservierten wir für eigenständiges Nachfragen und das gefiel Mason sehr.« Die Daten in Abbildung 6.3 zeigen, dass Mason 2 Wochen nach Beginn des Programms keine Windeln mehr brauchte.

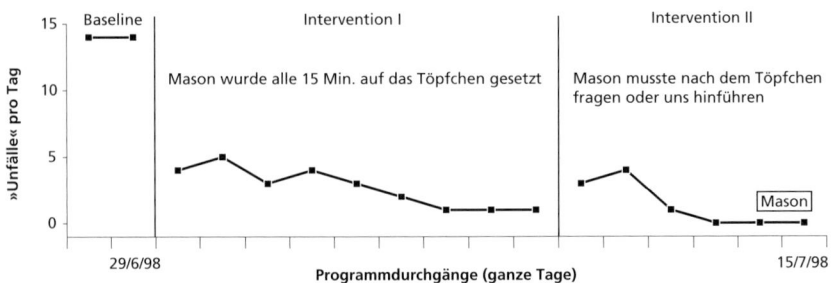

Abb. 6.3: Ergebnisse des Toilettentrainings von Mason

Jacks Wutanfälle nach der Schule

Bei dem 8-jährigen Jack wurde eine Lernbehinderung mit autistischen Tendenzen diagnostiziert. Seine Eltern Hilary und John waren PEAT-Mitglieder der ersten Stunde. Hilary hat in Kapitel 2 bereits eines der Probleme, die im normalen Familienleben auftraten, beschrieben, nämlich Jacks Wutanfälle nach der Schule, um Cola zu bekommen. In diesem Abschnitt berichten Hilary und John über die Daten, die sie im Bezug auf dieses Problem gesammelt haben. Hier Hilarys Notizen dazu:

> »Ich hatte immer Probleme mit Jack, wenn er nach der Schule nach Hause kam. Er rief nach Cola und schrie, tobte und weinte, bis ich nachgab und er seine Cola bekam. Ich

habe eine ABC-Aufzeichnung über einige Tage gemacht. Daraus wurde klar, dass der Wutanfall immer dann begann, wenn er auf seine Forderung hin nicht sofort Cola bekam.«

Wie Hilary hier feststellt, zeigte die ABC-Aufzeichnung (▶ Kap. 4) klar das Muster der Umstände, die den Wutanfall auslösten. Die Wutanfälle hatten die Funktion, dass Jack Cola bekam. Das Vorgehen, das Hilary und John gemeinsam mit ihren ABA-Therapeuten vereinbarten, war, dass Hilary nunmehr »Nein« sagte, wenn Jack nach Cola verlangte und keine weitere Aufmerksamkeit (als einen Verstärker) mehr gewährte, wenn ein Wutanfall auftauchte. Der Wutanfall wurde also »gelöscht«. Wenn kein Wutanfall auftauchte bzw. der Wutanfall aufhörte, lobte sie Jack (»Lieber, ruhiger Jack«). Zusätzlich verstärkte Hilary angemessene Verhaltensweisen mit Aufmerksamkeit, etwa dann, wenn Jack vernünftig nach Cola fragte.

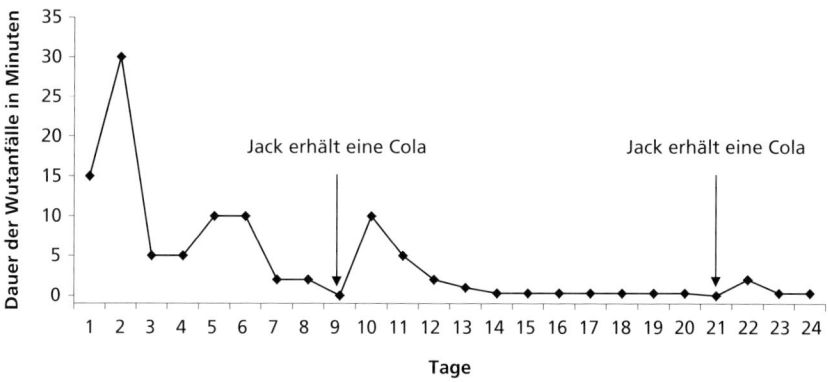

Abb. 6.4: Ergebnisse eines ABA-Programms mit dem Ziel, Jacks Wutanfälle beim Verlangen nach Cola abzubauen

Abbildung 6.4 zeigt, dass die Dauer von Jacks Wutanfällen stetig abnahm. Interessanterweise war es so, dass bei 2 Gelegenheiten, während derer Jack Cola bekam, die Dauer der Wutanfälle wieder zunahm. Glücklicherweise hatte Hilary alle Daten konsequent aufgezeichnet und konnte so diesen Anstieg sofort feststellen.

Ein zweiter Teil des Programms, der hier nicht im Detail dargestellt ist, beschäftigte sich mit der Identifikation von anderen, angemessenen Verhaltensweisen, mit denen Jack Cola erlangen konnte. Hilary stellte hierzu fest:

»Wir haben Jack ermutigt, vernünftig danach zu fragen. Er bekam nicht, was er wollte, wenn er nicht vernünftig fragte oder ruhig auf etwas zeigte, anstatt zu schreien und zu rufen. Insgesamt dauerte das Programm 24 Tage. Ich konnte mit den Wutanfällen fertig werden, da ich die Umgebungsbedingungen setzte und ich die Situation unter Kontrolle hatte, nicht Jack.«

Dieses Beispiel zeigt sehr deutlich, wie wichtig es ist, dem Kind Fähigkeiten beizubringen, die dieselbe Funktion erfüllen wie das ursprüngliche unangemessene Verhalten. Unter der Annahme, dass die Wutanfälle passierten, um Cola zu bekommen, ist es nun wichtig, dass Jack Cola mit einer funktionaleren, angemessenen Kommunikation erhalten kann.

Grobmotorische Fähigkeiten für Enda

Derek und Jean schlossen sich im Februar 1999 PEAT an. Nach der Einführung eines ABA-Basiscurriculums begannen sie, Enda, damals 4 Jahre und 9 Monate alt, grobmotorische Imitation beizubringen. Dies schloss Händeklatschen, Armheben, das Berühren der Wangen oder der Nase, »Hand auf den Kopf legen« und »den Bauch berühren« ein. Diese Imitationsfähigkeiten waren als notwendige Vorbedingung für kompliziertere, fortgeschrittenere Bewegungsabläufe identifiziert worden. Ursprünglich hatten sie Enda diese Fähigkeiten in Einzel-Lerndurchgängen bis zu einem Kriterium von 90 % korrekten Durchführungen beigebracht. Obwohl sie damit recht zufrieden waren, stellten sie fest, dass er diese Verhaltensweisen nicht glatt oder flüssig beherrschte. Sein ABA-Therapeut berichtete:

> »Endas Eltern hatten ein Einzel-Lerndurchgangsformat (Discrete Trial Training, DTT) benutzt. DTT allerdings hatte den Lernprozess verlangsamt und ein sogenannter ›Deckeneffekt‹ war eingetreten: Alles, was Enda im Programm erreichen konnte, war, zu 100 % richtige Reaktionen zu zeigen. Zeit oder Geschwindigkeit des Antwortverhaltens wurden in dem Setting einfach nicht erfasst.«

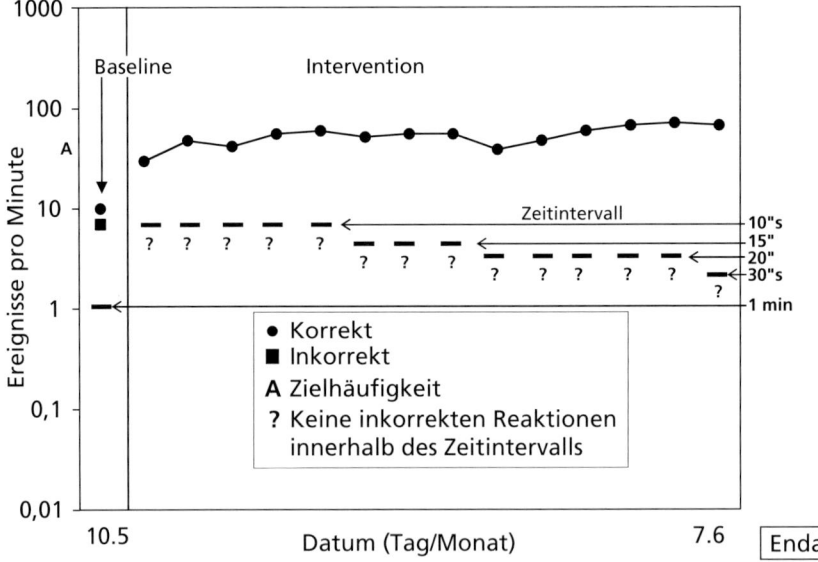

Abb. 6.5: Tägliche Zählung grobmotorischer Fähigkeiten

Deshalb wurde entschieden, »Flüssigkeit in den Bewegungsabläufen« in die Therapie aufzunehmen. Im Prinzip wurde Enda also nicht nur vermittelt, die erforderlichen grobmotorischen Verhaltensweisen zu zeigen, sondern auch, so viel wie möglich davon in einem bestimmten Zeitintervall. Die Idee dahinter war, dass Enda, wenn er »flüssig« bei diesen Aufgaben (so wie bei vergleichbaren Anforderungen) werden würde, dann auch besser vorbereitet wäre, solche Verhaltensweisen beizubehalten und in natürlichen Umgebungen anzuwenden. Das Verhalten sollte die Art von Automatisierung und Flüssigkeit erreichen, über die man verfügt, wenn man ein Tätigkeitsgebiet beherrscht (Binder 1996). Die Baseline-Ergebnisse in Abbildung 6.5 zeigen, dass Enda in einer Minute 10 richtige und 7 unkorrekte Antworten im Bereich der grobmotorischen Fähigkeiten erbringen konnte. Diese Fähigkeiten waren, wie beschrieben, in Einzel-Lerndurchgängen im DTT-Format unterrichtet worden, aber Enda war eindeutig nicht flüssig in der Kombination dieser Fähigkeiten. Das Vorgehen im Hinblick auf die Flüssigkeit bestand nun darin, ein »Ziel« vorzugeben, indem man Endas Altersgenossen dazu brachte, dieselben Abläufe fortzuführen. Dabei wurde herausgefunden, dass nichtautistische Alterskameraden um die 40–50 Bewegungen pro Minute bewältigten. Enda selbst wurde nun beigebracht, schneller zu reagieren, indem man eine Art Coaching-Technik nutzte. Er wurde verbal ermutigt: »Mach schnell, bleib dabei, mach schneller!«. Für dieses Verhalten wurde ihm eine große Auswahl sozialer und primärer Verstärker angeboten. Enda genoss diese Art von »Schnellfeuerlernen«. Die Ergebnisse der Lerndurchgänge wurden in 10-Sekunden-Intervallen gemessen. Endas bestes Ergebnis am 1. Tag des Therapieprogramms waren 5 richtige und keine falsche Reaktion in 10 s. Das entspricht 30 richtigen und keiner inkorrekten Reaktion pro Minute. Das Ergebnis lag also knapp unterhalb des Ziels, in jedem Falle aber deutlich über dem Ergebnis der Baseline. Nachdem dieses Ergebnis an 3 darauffolgenden Tagen reproduziert werden konnte, wurde der Zeitraum von 15 über 20 auf 30 s gesteigert. Abbildung 6.5 zeigt, dass die korrekte Antwortrate kurzfristig abfiel, als der Zeitraum auf 30 s verlängert worden war, sich aber dann wieder erholte. Zum Schluss schaffte Enda 34 richtige und keine falsche Reaktion innerhalb der 30-Sekunden-Periode, das entspricht 68 richtigen und keiner falschen Reaktion pro Minute. Dieses Programm wird fortgesetzt, weil es nun darum geht, sicherzustellen, dass Enda dieses Verhalten aufrechterhält und diese Fähigkeiten über längere Zeiträume anwenden kann. Sein ABA-Therapeut berichtet:

> »Wenn man sich die Daten anschaut, hat Enda 34 richtige Reaktionen in 30 s gezeigt. Es hätte viel länger gedauert, dieselben Lernmöglichkeiten im Einzel-Lerndurchgangsverfahren (DTT-Format) anzubieten. Flüssige Abläufe zu lehren, umfasst sowohl Geschwindigkeit als auch Genauigkeit. Das Resultat für Enda war eine höhere Motivation, mehr Spaß und mehr Freude am Lernen. Ein eifriger Lerner ist ein produktiver Lerner.«

6.4 Schulische und vorschulische Fähigkeiten

Katies Lernprogramm für Zeigegesten

Bei Katie wurde im Alter von 3 Jahren und 4 Monaten im Juli 1998 die Diagnose »Autismus« gestellt. Ihre Eltern Stevie und Tina schlossen sich PEAT im Oktober 1998 an. Sie beschrieben seinerzeit:

> »Katie war vollständig introvertiert, sie hatte einen leeren Blick und nahm nichts von dem wahr, was in ihrer Umgebung stattfand. Sie hatte einige Spielfertigkeiten, aber diese beschränkten sich im Wesentlichen auf paralleles Spielen, mit dem sie sich zwar beschäftigte, aber immer noch vollkommen isoliert von ihren Alterskameraden war. Sie war insofern unabhängig, als dass sie sich viele gewünschte Dinge verschaffte, sobald sie diese wollte. Ihr Hauptkommunikationsmittel war, uns zu schieben oder an ihnen zu zerren. Das war schwierig, da wir oft nicht genau wussten, was sie wollte. Sie zeigte eine Menge unangemessener Verhaltensweisen, die schwierigsten dabei waren weglaufen, planlos umherlaufen und sich ausziehen.«

Nachdem ein basales Lernverhalten im häuslichen Therapieprogramm mit Katie hergestellt worden war, ging es nun um Vorschulfähigkeiten, insbesondere um Zeigegesten. Stevie und Tina suchten Zeigegesten als eine funktionale Fähigkeit aus, weil sie Katies Lebensqualität und die Interaktion zu Hause verbessern würden. Sie entschieden, dass, wenn sie die Aufforderung »Zeige auf …« geben würden, Katie auf das entsprechende Objekt, das ihr in der Küche gezeigt wurde, zeigen sollte. Ein verbales Lob war der positive Verstärker. Ihre Eltern notierten:

> »Als wir Katie Zeigegesten beibrachten, akzeptierten wir zuerst eine ausgestreckte Hand als eine korrekte Antwort. So konnte Katie rasch Erfolgserlebnisse erlangen. Als sie das gut beherrschte, nutzten wir einen Prompt mit unserer Hand über ihrer Hand, um ihre Finger sanft in eine zeigende Position zu bewegen. Als sie erreicht war, sagten wir ›Gutes Mädchen, das ist Zeigen‹. Wir führten dann schnell ›Zeige auf die Seifenblase!‹ ein, weil Katie Seifenblasen sehr liebte. Sie schien das Platzenlassen der Seifenblase sehr zu mögen und von daher war es naheliegend, die Seifenblase zu benutzen, um eine flüssige Zeigegeste zu fördern. Für jeden Durchgang bliesen wir eine Seifenblase, fingen sie auf dem Stöckchen auf und sagten: »Zeig auf die Blase!«. Katie zeigte mit dem Zeigefinger auf die Seifenblase und die Blase platzte, was sie sehr spaßig fand, dafür lobten wir sie.«

Abbildung 6.6 zeigt, dass Katie während der Baseline noch nicht auf das geforderte Objekt zeigen konnte. Während der Interventionsphase zeigte sich eine deutliche Verbesserung des Zeigevermögens, als sie dafür verstärkt wurde. Ein Durchschnitt von 80 % richtigen Zeigeantworten, also das Zeigen auf Aufforderung, konnte hier erreicht werden.

Da die Daten aus der Baseline-Erhebung vorlagen, war Stevie und Tina klar, dass die Intervention die Ursache für die Verbesserung des Zeigevermögens war. Stevie und Tina schrieben:

> »Wir sind glücklich darüber, wie viele Fortschritte Katie gemacht hat. Sie benutzt verbale Kommunikation, sie versucht nun ›Schau!‹ zu sagen, um unsere Aufmerksamkeit zu erreichen, und versucht ›Auf‹ zu sagen, wenn sie will, dass eine Tür aufgemacht wird. Wir sehen ganz klar, dass noch ein langer Weg vor uns liegt. ABA hat unser Gesamtverständnis verändert und geholfen, Katie neue Fähigkeiten beizubringen. Wir haben nun

6.4 Schulische und vorschulische Fähigkeiten

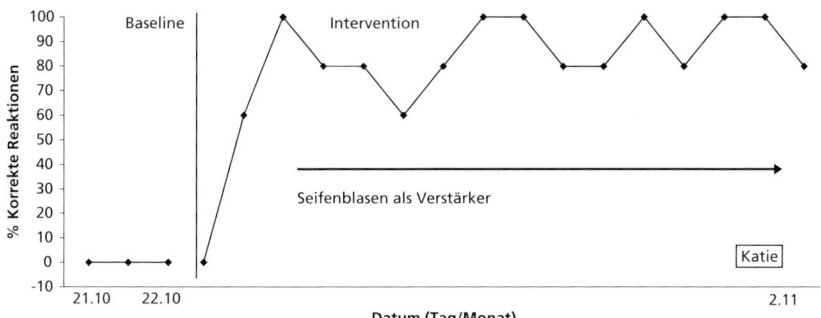

Abb. 6.6: Ergebnisse des ABA-Lernprogramms für Katie zum Erlernen der Zeigegeste

keine Scheu mehr, Verhalten zu verändern, nur weil es ›typisch‹ für autistische Kinder sein soll: Stattdessen konzentrieren wir uns auf ihre übermäßigen Verhaltensweisen und ihre Defizite. Wir haben gelernt, dass jedes Verhalten auf dieselben Einflussfaktoren reagiert, und hoffen, dass wir unser häusliches Lernprogramm in Zusammenarbeit mit der Schule fortführen können. Wir hoffen, dass Katies Verhalten sich weiter in die richtige Richtung verändert und sie sich weiterentwickelt.«

Jack »groß« und »klein« beibringen

Hilary und John hatten Schwierigkeiten, ihrem Sohn Jack das Konzept von »groß« und »klein« zu vermitteln. Sie wählten 4 Gegenstände aus, die Jack gut kannte, nämlich ein Auto, einen Teller, einen Strohhalm und einen Dinosaurier. Hilary legte Paare von großen und kleinen Gegenständen auf den Tisch. Sie forderte Jack auf: »Zeig mir den großen Dinosaurier!« (analog wurde das für »klein« gemacht, aber hier beschränken wir uns auf die Lernschritte für »groß«). Wenn Jack nicht korrekt reagierte, arbeitete sie mit einem Prompt, indem sie seine Hand nahm und das größere Objekt anfasste. Dabei sagte sie: »Das ist der große Dinosaurier«. Das wurde für jeden Gegenstand wiederholt. Wie man in Abbildung 6.7 sieht, zeigen die Resultate dieses Vorgehens für die ersten 3 Tage eine große Variation. Da sich also keine konsequente Verbesserung ergab, versuchten Hilary und John eine neue Technik. Sie hielten hierzu fest:

»Am 4. Tag begannen wir eine große Schachtel einzusetzen. Wenn Jack aufgefordert wurde ›Zeig mir den großen Dinosaurier!‹, musste er den großen Dinosaurier in die große Box legen. Wir hatten auch eine kleine Box, die so klein war, dass die großen Gegenstände nicht hineinpassen konnten. Am 5. Tag schaffte Jack 100 % bei allen 4 Gegenständen. Einmal packten wir Papa John in die große Box und Jonathan, Jacks kleinen Bruder, in die kleine Box. Hierüber hat sich Jack köstlich amüsiert.«

Abbildung 6.7 zeigt eine klare Verbesserung in der zweiten Phase des Programms, bei der sich beobachten lässt, dass Jack gelernt hat, was »groß« bedeutet. Allerdings fehlt eine klar definierte Baseline, sodass die Ergebnisse schwer zu interpretieren sind.

6 Was wollen wir unseren Kindern beibringen?

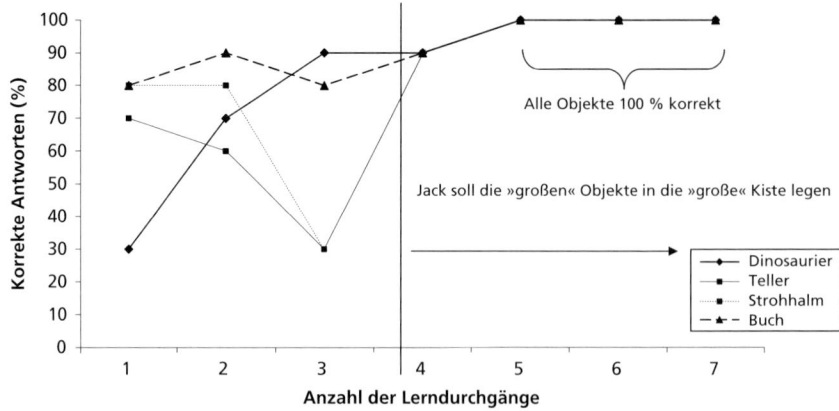

Abb. 6.7: Ergebnisse von Jacks ABA-Programm »groß«

Kenneths kommunikative Fähigkeiten verbessern

Kenneth ist 9 Jahre alt. Obwohl er bereits im Alter von 2 Jahren einige auffällige Verhaltensweisen und Schwierigkeiten zeigte, wurde die Diagnose Asperger-Syndrom erst mit 8 Jahren gestellt. Dies lag sicherlich auch daran, dass Kenneth außergewöhnliche schulische Fähigkeiten zeigte, die den Gesamteindruck beeinflussten. Seine Mutter Brenda begann im März 1997 ein ABA-Programm. Die Erfahrungen und Fähigkeiten, die sie als Mitglied von PEAT erworben hat, hat sie nun eingesetzt, um ein sehr kreatives Programm zu entwickeln, das Kenneth in allen Lebensbelangen hilft. Brenda hielt hierzu fest:

> »Mein erster Schritt war immer, eine ABC-Analyse der Verhaltensweisen durchzuführen, die ich entweder übermäßig oder defizitär fand. Ich habe mich auf folgende Verhaltensaspekte konzentriert: soziale Fähigkeiten/Kommunikation, Schulfähigkeiten, Selbstständigkeit und persönliches Management, Zusammenarbeit, Gruppenfähigkeiten und Probleme wie stereotypes Verhalten und Selbststimulation.
> Ich bin sicher, dass Kenneth klar war, dass ABA ein positiver Lernansatz war. Es war klar, dass sein Verhalten das Problem war, aber nicht etwa Kenneth als ein Individuum. Ich gab ihm die Gelegenheit, neue Fähigkeiten zu erlernen. Von Anfang an akzeptierte Kenneth ABA ganz begeistert als eine Möglichkeit, neue Dinge zu lernen, aber auch als eine Herausforderung, die ihm Freude machte.«

Obwohl Kenneth sprechen konnte, war es oft schwierig, zu verstehen, was er sagte. Deswegen entschied Brenda die Arbeit zu beginnen, indem sie Kenneths kommunikative Fähigkeiten verbesserte. Sie notierte hierzu:

> »Kenneth kann sehr gut sprechen, aber oft spricht er unklar oder merkwürdig, hängt etwa monoton auf einer Silbe fest, murmelt schnell oder lässt all seine Worte ineinander übergehen, sodass ihn selbst seine nächsten Familienangehörigen nicht verstehen können. In sozialen Situationen bitten ihn andere Menschen oft, etwas zu wiederholen. Hierauf reagiert er typischerweise mit Verweigerung, Murmeln oder lautem Schreien, mit dem er die Zuhörer beschuldigt, nicht richtig zuzuhören.«

Brenda entwickelte daraufhin ein Programm, dass das »Ich-spreche-klar-Spiel« benannt wurde. Die Grundregel dieses Spiels bestand darin, klar zu definieren, welche Dimensionen angemessener und unangemessener Sprache existierten. Besonderer Wert wurde auf Lautstärke, Flüssigkeit, Geschwindigkeit, Klarheit, Intonation, Umgangsweise und Grammatik gelegt. Alle Regeln wurden explizit erklärt und Kenneth sollte jeweils richtige und falsche Beispiele der Anwendung dieser Regeln zeigen. Das Ziel dieses Spiels ist in den Worten von Brenda das folgende:

> »Spieler dürfen nur sprechen, wenn sie das Murmelsäckchen in der Hand haben. Wenn du das Murmelsäckchen nicht in der Hand hast, höre dem Sprecher gut zu. Nachdem der Spieler seinen Durchgang beendet hat und niemand einen Fehler bemerkt hat, wird das Säckchen weitergegeben. Wenn das passiert ist, darf der Spieler sich einen Spielstein aus der Mitte nehmen und auf seinen Gewinnstapel tun. Der Gewinner ist der, der die meisten Spielsteine in der vereinbarten Zeit erlangt.«

Wenn ein Spieler sprach, musste der andere gut zuhören und konnte einwenden, dass eine oder mehrere der Regeln des klaren Sprechens gebrochen worden waren. Ein anderer Grund für einen Einwand war, wenn ein Spieler ohne das Murmelsäckchen in der Hand zu sprechen begann. Um einen Einwand zu erheben, musste der Zuhörer »Check« rufen und konnte dann einen der Spielsteine des Gegners nehmen und auf seinen eigenen Gewinnstapel legen.

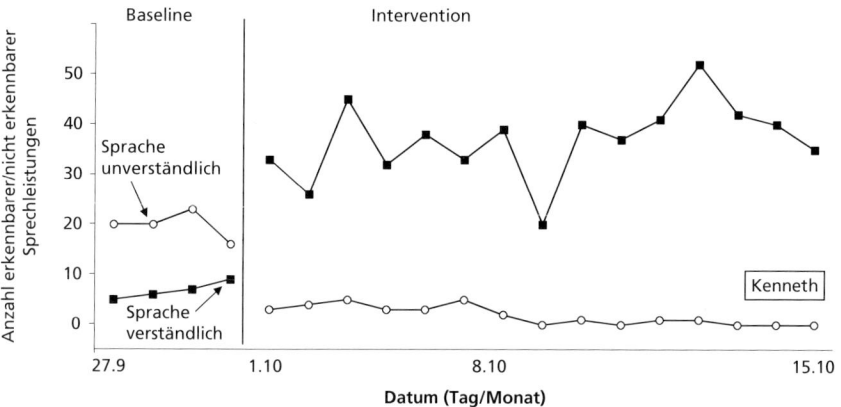

Abb. 6.8: Ergebnisse von Kenneth im »Ich-spreche-klar-Spiel«

Die Baseline vor Einführung des Spiels zeigt, dass die Zahl schwer verständlicher Sprechleistungen (19,75 %) deutlich die Fälle klar verständlicher Sprache (6,75 %) überschritt (▶ Abb. 6.8). Während der Einführung des Spiels entwickelte sich eine durchschnittliche Zahl von klaren Sprachleistungen von 38,87 %, der Durchschnitt schwer verständlicher Passagen sank auf 1,87 %.

Kenneth die Lösung von Mathematikaufgaben beibringen

Ein Verhalten, das Kenneth spontan nicht zeigte, war es, Mathematikaufgaben selbständig zu lösen, obwohl in der psychologischen Testuntersuchung klar geworden war, dass er dies konnte. Brenda entschied daher in Absprache mit dem ABA-Therapeuten, ein Verstärkersystem mit *Token* zu nutzen. In diesem System kann man für die gesammelten Token Verstärker erwerben. Im Haus wurde ein besonderer ABA-Schrank, der Kenneths »ABA-Prämien« enthielt, bestimmt. Bei diesen Prämien handelte es sich um Spielzeuge, Bücher und Süßigkeiten. Kenneth selbst half dabei, eine Art Preisliste zu erstellen, mit der die Kosten, um den Verstärker zu erlangen, festgelegt wurden. Kenneth erhielt dann Token für das gewünschte Verhalten, wobei schwierigere Verhaltensweisen mehr Token ergaben.

Die Baseline von Abbildung 6.9 zeigt eine durchschnittliche Erfolgsquote von 2 Additionsaufgaben pro Tag. Nach Einführung des Token-Systems schaffte er 106 Additionsaufgaben am Tag, da er für die Lösung von Mathematikaufgaben verstärkt wurde. Kenneth hat nun große Freude daran, die Mathematikaufgaben zu erledigen und zeigt gerne und stolz, wie schnell und genau er Mathematikaufgaben lösen kann.

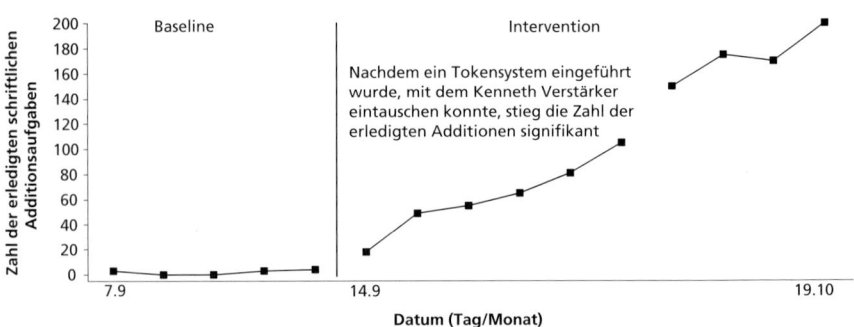

Abb. 6.9: Ergebnisse des ABA-Programms zur Erhöhung der Anzahl von Additionsaufgaben

Seine Mutter ergänzte kürzlich, dass sein Selbstbewusstsein und sein generelles Selbstvertrauen sich positiv entwickelt hätten und dass sich seine Angstneigung vermindert habe.

Abschließend ein Zitat von Brenda zur Bedeutung von ABA sowohl für Kenneth wie auch für sie selbst:

> »Es (ABA) hat auch mir geholfen, besser zu verstehen, was in ihm vorgeht, und zu lernen, ihn zu akzeptieren, als ich mich mit den schwierigen Verhaltensweisen beschäftigt habe. Kenneth ist nun ein echter Fan von ABA geworden und ist bei der Gestaltung vieler Programme eng einbezogen. Aus Kenneths Sicht kann man ABA am besten als großen Spaß beschreiben. Im Rückblick auf das letzte Jahr würde ich sagen, dass ABA ein sehr effektives Instrument gewesen ist, Kenneth zu helfen. Wir haben erhebli-

che Fortschritte in wichtigen Bereichen wie klarer Sprache, genereller Kooperationsfähigkeit, Essen, Schwimmen, Schuhe zubinden und leserlicher Handschrift gesehen. Natürlich ist ABA eine sehr, sehr harte Arbeit, aber es lohnt sich. Ich habe gehört, dass manche sagen, ABA sei auch attraktiv für Eltern, weil es sie in die Lage versetze, ihren Kindern zu helfen. Ich denke eher, dass ABA das Kind in die Lage versetzt, Fähigkeiten zu erlangen, um sich selbst entwickeln zu können. Es ist in jedem Falle eine vernünftige Sache für Menschen jeden Alters, Verantwortung für das eigene Verhalten zu übernehmen.«

6.5 Spielen und Beschäftigung

Matthew eigenständiges Spielen beibringen

Alan und Barbara sind seit Beginn PEAT-Mitglieder. Matthew (4 Jahre und 6 Monate alt) geht 3 Std. am Tag zur Schule und erhält 20–25 Std./Woche eine Eins-zu-eins-ABA-Therapie. Eine Aufgabe war es, Matthew zu vermitteln, eigenständig zu spielen. Mit einem Vorgehen, das einen klaren Start- und einen klaren Endpunkt enthielt, vermittelten die Eltern Matthew, ein Spiel aus dem Regal zu nehmen, damit angemessen und richtig zu spielen und es an die Ursprungsposition zurückzustellen, wenn das Spiel beendet war. Eines der Hauptziele dieses Vorgehens war es, Matthew ein möglichst hohes Maß an Unabhängigkeit zu ermöglichen, sodass er Spiele und Aktivitäten eigenständig, auch in Abwesenheit der Therapeuten, nutzen können sollte.

Der erste Schritt, die hierfür notwendigen Fähigkeiten zu unterrichten, war, Matthew beizubringen, die Spielaufgabe, z. B. ein Fädelspiel, am Tisch durchzuführen. Man musste sicher sein, dass er die Aktivität auch ohne Hilfe bewältigen konnte. Alan und Barbara suchten dafür Aufgaben, die Matthew gerne erledigte. Dazu gehörten Zuordnungsaufgaben, Fädeln und das Sortieren von Besteck. Nach dem er diese Spielaktivitäten beherrschte, begann die 2. Phase des Programms, um Matthew die Spielsequenz beizubringen. Anfänglich wurde er nach Bedarf durch die Sequenz geprompted. Beispielsweise wurde er gelegentlich zum Spielzeugregal geführt oder durch den Spielablauf zurück zum Tisch geleitet, während des Spiels geprompted oder auch geprompted, wieder aufzuräumen. Durch den Einsatz von Prompts konnte Matthew schnelle Erfolgserlebnisse erzielen und Verstärker erreichen. Die Person, die promptete, stand hinter ihm und führte ihn sanft, ohne zu sprechen. Diese Methode sorgte für möglichst wenig Ablenkung und erlaubte, die Prompts diskret schrittweise auszuschleichen. In der 3. Phase des Programms sollte Matthew ein bestimmtes Spielzeug aus dem Regal holen. Hierzu wurde ihm beigebracht, ein Symbol zu nehmen und es dem entsprechenden Symbol, das an einer Kiste im Spielregal angebracht war, zuzuordnen. Er sollte dann die Kiste auf den Boden stellen, das Spiel spielen, abschließen und zuletzt die Kiste zurückstellen.

Tab. 6.1: Matthews Fortschritte während eines Lernprogramms zur Förderung unabhängigen Spielens

Datum	Name des Therapeuten	Spiel	Symbole zuordnen	Kiste auf den Boden stellen	Spiel auspacken	Spiel durchführen	Spielsteine abräumen	Spiel in Kiste packen	Spiel zurück ins Regal stellen
17.9.	Mutter	»Crazy Carrot«	P	P	P	P	P	P	P
18.9.	CS	»Pennies«	P	✓	✓	✓	P	✓	✓
19.9.	CS	»Crazy Carrot«	✓	✓	✓	✓	P	✓	P
20.9.	Mutter	»Crazy Carrot«	✓	P	P	P	P	P	P
21.9.	VI	»Crazy Carrot«	P	P	✓	✓	✓	P	P
21.9.	CS	Münzen	✓	P	✓	✓	✓	P	P
21.9.	CS	»Crazy Carrot«	✓	✓	✓	✓	✓	✓	✓
22.9.	Mutter	»Crazy Carrot«	✓	✓	✓	✓	✓	✓	✓
22.9.	Vater	»Crazy Carrot«	✓	✓	✓	✓	P	P	P
23.9.	CS	Münzen	✓	P	✓	✓	P	P	P
24.9.	Vater	Münzen	✓	P	✓	✓	✓	P	P
25.9.	Mutter	Tablettspiel	✓	✓	✓	✓	✓	P	P
3.10.	CS	Knopfspiel	✓	✓	✓	P	P	P	P
4.10.	CS	Schuhspiel	✓	✓	✓	✓	✓	✓	P
4.10.	CS	Tablettspiel	✓	✓	✓	✓	✓	P	✓
4.10.	CS		✓	✓	✓	✓	✓	✓	✓

P: mit Promptseinsatz
✓: eigenständige Handlung

In der abschließenden Phase des Programms ging es darum, die Anzahl von Spielaktivitäten zu erhöhen, die Matthew innerhalb einer Therapiesitzung bewältigen sollte. Nach Abschluss einer Spielsequenz dehnten Alan und Barbara dies aus, sodass zum Schluss 4 Spielsequenzen, die 4 unterschiedliche Einzelspiele umfassen, pro Therapiesitzung durchlaufen werden. Matthew schafft diese 4-teilige Sequenz pro Therapiesitzung mittlerweile gut und hat sehr viel Freude daran. Tabelle 6.1 zeigt Matthews Erfolge während der verschiedenen Therapiephasen.

6.6 Fallbeispiel: Chris

Die folgende Einzelfalldarstellung ist ein weiteres Beispiel dafür, wie ein gut strukturiertes ABA-Programm Verbesserungen im Bereich verschiedener kognitiver und sozialer Fähigkeiten innerhalb einer kurzen Zeit erreichen kann.

Bei Chris wurde die Autismusdiagnose 1997 gestellt, als er 2 Jahre und 9 Monate alt war. Davor war er ein ruhiger, zufrieden wirkender Junge mit nur gelegentlichen Verhaltensauffälligkeiten. Er hatte keine Sprache entwickelt und hielt keinen Augenkontakt. Er ging nirgendwohin, musste in seinem Buggy geschoben werden, er hatte Angst vor Einkaufszentren mit großen Menschenansammlungen und er akzeptierte nur wenige verschiedene Nahrungsmittel. Er weigerte sich zu essen, wenn neue Speisen angeboten wurden.

Er wurde einen Tag lang von 5 Fachleuten untersucht, hierbei wurde der Autismus mit einem kognitiven Leistungsvermögen entsprechend einem Alter von 12 Monaten und einem motorischen Leistungsvermögen von 18 Monaten festgestellt. In Abbildung 6.2 sieht man die Ergebnisse verschiedener Subskalen einschließlich der Grobmotorik, persönlichen und sozialen Fähigkeiten, Hören und Sprache sowie Augen- und Handkoordination, die im Rahmen dieses diagnostischen Prozesses erhoben worden waren. Die Einschätzung des zuständigen Facharztes am 04.09.1997 spiegelt deutlich die schlechten Ergebnisse wider, die Chris in verschiedenen Subskalen erreicht hatte:

> »Christophers Ergebnisse im Griffiths-Test (einem entwicklungsdiagnostischen Test) ergaben ein ungleichmäßiges Fähigkeitsprofil, das sehr gut mit der Diagnose Autismus vereinbar ist. Während der Einschätzung des Entwicklungsstandes fiel auf, dass er wenig, wenn überhaupt irgendeinen Augenkontakt hielt. Während des Spielens mit einem Auto drehte er es um und verbrachte viel Zeit damit, nur die Räder zu drehen. Christopher hat ganz offensichtlich in allen Entwicklungsbereichen schwere Verzögerungen, dies gilt vor allem für Sprache und Verständigung. Das allgemeine und motorische Leistungsvermögen liegt ebenfalls unter dem, was man von einem Jungen mit 2 Jahren und fast 9 Monaten erwarten würde.«

Eine gemeinsame Einschätzung des Facharztes, eines klinischen Psychologen und eines Sprachtherapeuten vom September 1997 schilderte ebenfalls wenig bis fehlenden Augenkontakt und das Fehlen einer bedeutungstragenden Kommunikation. Demnach zeigte Chris keine Anzeichen für Symbolspiel und das Herstellen gemeinsamer Aufmerksamkeit, und er beschäftigte sich mit einigen stereotypen Bewegungsabläufen. Das Gutachten stellte fest: »Auch wenn die Behinderung lebenslang bestehen wird, gibt es doch die Möglichkeit zur Verbesserung, wenn eine angemessene Förderung erfolgt.«

Zu diesem Zeitpunkt bemühen sich Peter und Hilary um Optionen für diese »angemessene Förderung« und erfuhren im Oktober 1997 von PEAT. Nach der Teilnahme an einem Workshop entschlossen sie sich, ein häusliches ABA-Programm für Chris zu beginnen, und arbeiten hieran mittlerweile seit 2 Jahren (1997–1999). Sie haben sich dabei vor allem auf die Problembereiche in der Erstbegutachtung konzentriert und Chris Fähigkeiten in einer Anzahl von Gebieten vermittelt. Die Zusammenfassung einer gutachterlichen Einschätzung vom 16.06.1998 durch denselben Facharzt wie vorher zeigt den Fortschritt, der in 9 Monaten erzielt werden konnte.

> »Ich war äußerst zufrieden mit Chris Entwicklung. Obwohl die Diagnostik noch nicht abgeschlossen ist, möchte ich Sie über die Fortschritte, die er erreicht hat, informieren. Im September des letzten Jahres entsprach Chris Sprach- und Kommunikationsentwicklungsalter dem eines 12 Monate alten Kindes. Nun, 9 Monate später, erreicht er das Niveau von 24 Lebensmonaten. Auch das Leistungsniveau beispielsweise im Umgang mit Puzzles, das im September bei 5 Monaten lag, bewegt sich nun bei 46 Monaten. Dieser Fortschritt ist enorm und ist einerseits Ihrem intensiven und engagierten Arbeiten zu Hause im ABA-Programm, andererseits der Arbeit des Kindergartens und der Unterstützung durch einen Sprachtherapeuten zuzuschreiben.«

Chris wurde im Alter von 3 Jahren und 6 Monaten noch einmal in den o. g. Gebieten getestet und das Ergebnis lautete nun, dass er das Entwicklungsalter von 3 Jahren und 10 Monaten erreicht hatte. Diese Entwicklungsergebnisse sind bemerkenswert und belegen die Effektivität der Methoden wie auch die besondere Eignung von Peter und Hilary als Therapeuten für ihr eigenes Kind. Nach ungefähr 18 Monaten hat sich das Bild von Chris vollkommen verändert. Seine Eltern beschreiben nun:

> »Die Veränderungen von Chris grenzen an ein Wunder. Er spricht in Sätzen, sein Augenkontakt ist exzellent und sein Verhalten hat sich wesentlich verändert. Er liebt es, Brettspiele wie ›Schlangen und Leitern‹ zu spielen, und spielt auch gerne mit Freunden und Verwandten. Er ist mittlerweile trocken und sein Buggy staubt in der Garage ein. Er besucht jetzt einen Kindergarten und kommt gut mit seinen Alterskameraden mit. Die Schulbehörde hat jüngst festgestellt, dass sie nun, nach den letzten Einschätzungen, empfehlen, dass Chris in eine Regelschule gehen soll. So etwas hätte sich vor 18 Monaten niemand vorstellen können. Die letzten Untersuchungen zeigen, dass sein geistiges wie sein körperliches Entwicklungsprofil altersangemessen ist. Obwohl noch Arbeit im Hinblick auf manche sozialen und praktischen Schwierigkeiten vor uns liegt, sind die Fachleute so positiv überrascht, dass der zuständige Facharzt Chris als ein Fallbeispiel für andere Fachleute und für Eltern, deren Kind kürzlich eine Autismusdiagnose erhalten hat, nutzen möchte. Für uns persönlich war der Fortschritt enorm, dass wir nun sehen, dass Chris eine Art von Humor entwickelt und über seine Alltagsfähigkeiten berichtet, macht uns optimistisch für die Zukunft.«

Tab. 6.2: Chris Fähigkeitenprofil vor und nach dem ABA-Programm

Fähigkeiten-bereich	Entwicklungsalter September 1997	Bemerkungen	Entwicklungs-alter Juni 1998
Grobmotorische Fähigkeiten	21,5 Monate	Chris beherrschte alle Items für das erste Lebensjahr, 19 von 21 für das 2. Lj., aber keines für das dritte Lj.	40–51 Monate
Selbständigkeit/soziale Fähigkeiten	18,5 Monate	Chris beherrschte 13 von 24 Items für das 2. Lj., aber keines für das 3. Lj. Die Ergebnisse waren sehr ungleichmäßig.	keine Bewertung
Hören und Sprechen	12 Monate	Chris führte lange, lautierende »Monologe«. Er beherrschte alle 19 Items für das 1. Lj., für das 2. Lj. jedoch nur 5 von 24 möglichen.	34 Monate
Auge-Hand-Koordination	12 Monate	Chris bestand die ersten 6 Items für das 2. Lj. Er hatte Freude daran, einen Ball hin und her zu rollen und gerade Linien auf Papier zu kritzeln. Es gab jedoch auch bei Imitationsübungen keinerlei Ansatz für das Zeichnen von Kreisen.	54–57 Monate
Kognitive Leistung	19,5 Monate	Nach dem Ergebnis des Griffith-Tests beherrschte er alle Items des 1. Lj., zudem 19 von 24 für das 2. Lj.	46 Monate

6.7 Zusammenfassung

Dieses Kapitel hat Einblick in die Inhalte von ABA-Programmen gegeben. Anfänglich geht es darum, das Kind für den therapeutischen Prozess vorzubereiten, danach werden (vor)schulische, soziale und Spielfähigkeiten unterrichtet. In dem Augenblick, in dem das Kind Lernbereitschaft zeigt, können komplexere Verhaltensweisen aus dem Vorschulbereich, Spiel- und Freizeitverhalten sowie Kommunikationsentwicklung begonnen werden. Die Beispiele des Kapitels zeigen sowohl den umfassenden Charakter der Programme wie auch die Möglichkeit, diese in jeder einzelnen Aufgabe individuell für das jeweilige Kind maßzuschneidern.

Neben den Elternbeobachtungen haben wir verschiedene Arten von Daten und Darstellungen präsentiert, die jeweils den Erfolg der Lernprogramme zeigen. Es sei noch einmal betont, dass Datensammlung eine hohe Bedeutung hat, weil man nur dann den Effekt eines Programms korrekt einschätzen kann. Mittlerweile haben die meisten Eltern die Bedeutung genau dieses Datensammelns und Auswertens, aus dem man dann Schlüsse für die Entwicklung zukünftiger Programme schließen kann, erkannt. Es scheint angemessen, dieses Kapitel mit einem Zitat abzuschließen, das dokumentiert, wie sehr lernpsychologische Motive den Eltern helfen können, den Schwerpunkt ihres Verständnisses von Autismus zu verändern. Wie Tina es ausdrückte:

> »Wir scheuen uns nun nicht mehr, Verhalten zu verändern, weil es typisch für autistische Kinder sein soll, stattdessen konzentrieren wir uns auf ihre [Katies] übermäßigen Verhaltensweisen und auf die, die sie noch aufbauen muss.«

Literatur

Binder, C. (1996) Behavioral Fluency: Evolution of a new paradigm. The Behavior Analyst 19:163–197.

7 Zusammenfassung und Ausblick

Michael Keenan, Ken P. Kerr und Karola Dillenburger

7.1 Einführung

Der Prophet gilt, so sagt ein Sprichwort, nichts im eigenen Lande. Diejenigen von uns, die gegen alle Widerstände versucht haben, Applied Behaviour Analysis in den Hochschulen in Nordirland zu unterrichten, sind sich dieser schmerzhaften Wahrheit sehr bewusst. Dieses Buch zeigt jedoch, dass es wichtig ist, dass wir in dem Bemühen, ABA weiter zu verbreiten, nicht nachlassen dürfen. Das Buch zeigt, was erreicht werden kann, wenn Eltern und Professionelle gemeinsam Hindernisse überwinden, die bisher verhindert haben, dass die bewährten und wissenschaftlich untermauerten Ergebnisse der ABA den Menschen zugutekommen, die von ihnen am meisten profitieren können. Wir beglückwünschen die Eltern, die zu diesem Buch beigetragen haben. Wir sprechen ihnen unsere Anerkennung für die großen Anstrengungen aus, trotz aller Enttäuschung, manchmal sogar Verzweiflung in eigener Initiative eine Versorgungslandschaft für ihre Kinder zu gestalten, die eigentlich gut ausgebildete Professionelle im Sozial- und Gesundheitswesen hätten sicherstellen müssen. Eltern zu sein, ist an sich bereits eine Herausforderung. Unser Herz gehört aber vor allem den Eltern, die sich notgedrungen selbst verhaltenswissenschaftlich qualifizieren mussten, die dieses neue Wissen eingesetzt haben, um ihren Kindern zu helfen, und darüber hinaus noch die Energie gefunden haben, mit PEAT eine gemeinnützige Organisation zu schaffen, von der auch andere profitieren können. Als Gruppe haben wir in einer kurzen Zeit große Fortschritte erreicht. Dies gelang trotz des Störfeuers von Personen und Stellen, denen unsere Erfolge gleichgültig waren oder die die Legitimität unserer Bemühungen an sich infrage gestellt haben. Wir haben sicherlich noch einen langen Weg vor uns, um unser Ziel zu erreichen, eine Institution zu schaffen, in der sämtliche Beschäftigte in ABA qualifiziert sind und die so neue Wege für autistische Kinder und gleichzeitig Möglichkeiten für die notwendige weitere Forschung eröffnen können.

Bis dahin werden die Eltern von PEAT immer besser darin werden, Behandlungspläne zu gestalten und ihr Wissen und ihre Fähigkeiten mit anderen Eltern zu teilen, die von ihrem Erfolg erfahren haben.

Dieses Buch zeigt, dass es umfangreiche wissenschaftliche Belege für die Wirksamkeit der ABA gibt und dass Eltern zu erfolgreichen Therapeuten ausgebildet werden können. Diese Erkenntnisse haben sich allerdings noch nicht in allen Berufsgruppen durchsetzen können. Dieses Kapitel schließt das Buch nun ab, indem es das Recht der Kinder betont, eine wissenschaftlich fundierte und effektive Behandlung zu erhalten. Darüber hinaus greifen wir Probleme auf, denen sich Eltern, die eine verhaltenswissenschaftliche Qualifikation anstreben, gegenüber gestellt sehen können.

7.2 Das Recht des Kindes auf eine effektive Behandlung

In diesem Buch haben wir ausgeführt, was die ABA unter dem Recht des Kindes auf eine wissenschaftlich gesicherte effektive Behandlung versteht (vgl. Van Houten et al. 1987).

Wir haben gezeigt, dass eine solche fundierte Behandlung nur möglich ist, indem man Daten vor, während und nach der Behandlung erfasst. Wenn Sie unsicher sind, ob Ihr Kind eine effektive Behandlung, sei es in der Schule, im Kindergarten, von therapeutischen Anbietern oder andernorts, erhält, sollten Sie verlangen, solche Daten zu sehen. Auf diese Weise sind sie in der Lage, die Wirksamkeit der Behandlung selbst zu beurteilen. Seien Sie aber nicht überrascht, wenn Sie mit dieser Forderung auf Unverständnis stoßen. Auf der Basis von Daten zu arbeiten, ist nicht so selbstverständlich, wie es sein sollte, und es mag sehr wohl passieren, dass die Verantwortlichen für das Behandlungsprogramm Ihres Kindes genau diese Informationen nicht liefern können. Der Grund, warum die Entscheidungsfindung auf der Basis von Daten nicht selbstverständlich ist, liegt darin, dass eine qualifizierte verhaltenswissenschaftliche Ausbildung die Ausnahme ist. Dieses Ausbildungsdefizit hat zu einer Fülle von Missverständnissen darüber geführt, was ABA ist und was sie tut.

7.3 Vorurteile und Fehlwahrnehmungen

Als Leser dieses Buchs haben Sie sich für einen wissenschaftlichen Ansatz für die Behandlung Ihres Kindes entschieden. Die meisten von Ihnen werden zu irgendeinem Zeitpunkt damit konfrontiert sein, dass Sie wenig Unterstützung seitens der klassischerweise zuständigen Versorgungseinrichtungen und Professionellen erhalten. Die in PEAT zusammengeschlossenen Eltern haben dies mehrfach erfahren müssen. Die fehlende Unterstützung beruht hauptsächlich auf einem Mangel an verhaltenswissenschaftlichen Kenntnissen, woraus sich ein allenfalls oberflächliches Verständnis und massive Fehlinformationen ergeben. Eltern, die sich für eine verhaltenswissenschaftlich fundierte Vorgehensweise entschieden haben, werden oft mit Vorurteilen von anderen Eltern, aber auch von Ärzten, von Erziehern und Pädagogen, von klinischen Psychologen, Psychiatern, Sozialarbeitern und »Autismustherapeuten« konfrontiert, die ihre Behandlung auf andere Methoden stützen. Einige Beispiele für solche Fehlwahrnehmungen und die jeweilige Richtigstellung finden Sie in Tabelle 7.1.

Tab. 7.1: Vorurteile über Verhaltensanalyse und deren Richtigstellungen

Vorurteil/Fehlwahrnehmung	Richtigstellung
ABA ist simplizistisch/vereinfachend und diejenigen, die sie praktizieren, folgen einfachen Rezepten.	ABA ist eine ausgefeilte Methode, die einen umfassenden Zugang zur Untersuchung des menschlichen Verhaltens hat. Ihr Erfolg darin, fundamentale Verhaltensprinzipien zu entdecken, sollte nicht mit der offenkundigen Einfachheit dieser Prinzipien verwechselt werden. Wie die erfolgreiche Anwendung in immer weiteren Feldern komplexer Verhaltensweisen zeigt, dehnt sich der Wirkungsbereich der ABA zunehmend aus. Sie finden weitere Informationen auf folgenden Webseiten: 1. Association for Behaviour Analysis: http://www.wmich.edu/aba/ 2. Cambridge Center for Behavioral Studies: http://www.behavior.org
ABA befasst sich nicht mit den zugrunde liegenden Ursachen eines Problems, sondern ausschließlich mit Symptomen.	ABA geht an die Wurzeln eines Problems, indem sie die psychologischen Prinzipien, die dem Verhalten von Menschen zugrundeliegen, aufdeckt und analysiert.
ABA ist nur an sehr einfachen, basalen Verhaltensweisen interessiert, nicht aber an Kognition oder Emotionen.	Die ABA bietet ihre eigene, »alternative« Interpretation von Kognition und Emotionen als persönlichem Verhalten. Die Forschung in diesem Bereich schreitet voran (vgl. Keenan 1997).
ABA kann man nur für schwere Verhaltensprobleme anwenden.	Wenn ABA bei schweren Verhaltensproblemen hilfreich ist, warum sollte man sie nicht nutzen, bevor es so schlimm wird?
Behaviour Analysts betrachten Kinder als Maschinen und ihre Methodik behandelt die Kinder in einer mechanistischen Weise.	Behaviour Analysts sind auch Eltern, Söhne und Töchter, Großeltern, Tanten und Onkel und lieben ihre Kinder genauso wie jeder andere auch. Die Präzision, die man bei der Erarbeitung von Behandlungsplänen braucht, mit einer mechanistischen Betrachtungsweise zu verwechseln, wäre genau so unsinnig, wie eine Partitur als langweilig zu betrachten, weil man keine Noten lesen kann.
ABA ist aus ethischer Sicht problematisch, weil sie Verhalten beeinflusst, also »manipuliert«.	Immer dann, wenn ein Elternteil oder jemand in verantwortlicher Position mit einem Kind zu tun hat, ergeben sich Konsequenzen im praktischen Handeln. Die Kritik scheint sagen zu wollen, dass es besser wäre, sich der Effekte von solchen Konsequenzen nicht bewusst zu sein, also davor die Augen zu verschließen.

Tab. 7.1: Vorurteile über Verhaltensanalyse und deren Richtigstellungen – Fortsetzung

Vorurteil/Fehlwahrnehmung	Richtigstellung
Verhaltensanalytiker lassen ihre Patienten und Klienten nicht zu Wort kommen.	Es ist nahezu unmöglich, ein gutes verhaltenswissenschaftlich basiertes Programm oder eine therapeutische Intervention ohne vollständige Mitwirkung des Betroffenen durchzuführen.
Die Lovaas-Therapie unterscheidet sich von ABA.	O. I. Lovaas war ein Behaviour Analyst, der in den 1960er und 1970er Jahren an der Universität von Kalifornien als einer der ersten ABA bei autistischen Kindern angewandt hat. Er hat einige ABA-Methoden entwickelt, die hoch effektiv sind. Diese Methoden werden oft als Lovaas-Therapie bezeichnet.

Insgesamt wird oft irreführend argumentiert, dass ABA eine »kalte« Wissenschaft sei und dass andere Behandlungsoptionen einen »empathischeren« Zugang zum Autismus böten. Oft wird aus dieser Betrachtungsweise heraus sogar die Sorge artikuliert, die Anwendung der ABA sei insgesamt ethisch nicht vertretbar (vgl. Jordan, Jones und Murray 1998).

Um dieses schwerwiegende Missverständnis richtigzustellen, sei daran erinnert, dass ABA sich mit der Feststellung und Anwendung von Verhaltensprinzipien beschäftigt, nicht aber damit, eine Ideologie zu verbreiten. Verhaltensprinzipien sind Feststellungen, die die Tatsachen beschreiben, nach denen sich Verhalten unter bestimmten Bedingungen verändert. Wenn man trainiert, schlägt das Herz schneller. Das ist ein Verhaltensprinzip. Es handelt sich schlicht um eine Feststellung, die uns darüber informiert, unter welchen Bedingungen wir uns wie verhalten. In diesem Sinne ist auch die Wahrscheinlichkeit, mit der andere Verhaltensphänomene auftauchen, von einer Anzahl miteinander verwobener Faktoren bestimmt. Hierzu ein sehr einfaches Beispiel: Wenn wir die Zunahme eines Verhaltens beobachten, nachdem ihm jeweils ein bestimmtes Ereignis nachgefolgt ist, dann beschreiben wir diese Verhaltensänderung als eine Anwendung des Prinzips der Verstärkung. Wenn man sich bemüht, ein bestimmtes Verhalten zu vermehren, damit aber scheitert, dann muss man das eigene Vorgehen infrage stellen, nicht das Verhaltensprinzip. Würde man jemandem zustimmen, der behauptet, es sei unmöglich, das Herz schneller schlagen zu lassen? Sicherlich nicht. Man würde eher die Methode infrage stellen, die eingesetzt worden ist, um die Herzfrequenz zu erhöhen. Diesen empirisch-wissenschaftlichen Ansatz im Umgang mit dem Verhalten eines autistischen Kindes zu nutzen, stellt aber ein Problem für diejenigen dar, die aus ideologischen Gründen den Standpunkt vertreten, Autismus solle als solcher akzeptiert werden, statt ihn infrage zu stellen oder zu verändern (vgl. Schopler und Olley 1982). Allerdings muss denjenigen, die einen effektiven Ansatz zur Veränderung von Verhalten infrage stellen, folgende Gegenfrage gestellt werden: Was entspräche mehr dem Grundsatz, ein Kind »anzunehmen«, als ihm die Chance zu geben, das Beste aus seinem Leben zu machen? Diese Frage bezieht sich schließlich auf alle Aspekte des Elternseins und der Kindererziehung.

»Eigentlich geht es ja nicht darum, ob Eltern verhaltensverändernde Techniken einsetzen, um mit ihren Kindern umzugehen, sondern um die Frage, ob sie diese Methoden unbewusst mit unbekannten, zufälligen und teils fatalen Resultaten einsetzen, oder ob sie diese bewusst, effektiv und konsequent einsetzen, um die Fähigkeiten ihrer Kinder zu entwickeln.« (Hawkins 1972)

Nicht alle professionellen Helfer, die nicht verhaltenswissenschaftlich vorgehen, haben grundsätzliche Vorurteile gegenüber der ABA. Sie werden im Feld der Autismustherapie einige professionelle Helfer finden, die zwar ihre Sympathie für verhaltensbasierte Interventionen bekunden, aber sagen, dass sie einen eklektizistischen Zugang bevorzugen, also mit unterschiedlichsten Ansätzen arbeiten (Anmerkung des Übersetzers: »eclectic« im Englischen ist am ehesten mit »methodenunabhängig, beliebig« zu übersetzen). Zunächst sollte man fragen, welches Verständnis diese Personen von ABA haben. Wo wurden sie ausgebildet, welche aktuellen Artikel aus verhaltenswissenschaftlichen Fachpublikationen haben sie gelesen? Eine Grundlagenwissenschaft, die Verhaltensprinzipien aufdeckt, ist analog einer Wissenschaft zu betrachten, die Naturgesetze wie die Schwerkraft aufdeckt. Es ist wenig sinnvoll, zu sagen, dass man die Wissenschaft, die sich mit Schwerkraft befasst, »sympathisch« findet, oder dass man bezüglich des Phänomens »Schwerkraft« einen eklektizistischen Zugang vorzieht. Schwerkraft ist Schwerkraft! Es handelt sich hier genau wie bei der Verstärkung oder anderen Verhaltensprinzipien, die von der Verhaltenswissenschaft entdeckt worden sind, um ein natürliches Phänomen. Wieder andere Fachleute könnten einwenden, dass sie zwar versucht haben, Verhaltensveränderungen zu erreichen, aber damit gescheitert sind. Dies ist eine sicherlich sehr bedauerliche Feststellung, aber in der Regel auf mangelnde Ausbildung und Qualifikation zurückzuführen (Walsh 1997). Verhaltensprinzipien sind genau wie die Schwerkraft immer gegeben. Wenn eine Intervention das gewünschte Ergebnis nicht erzielt hat, sollte das Vorgehen geändert werden. Der Fehler liegt in der Vorgehensweise, nicht in der zugrundeliegenden Gesetzmäßigkeit. Dieser Umkehrschluss trifft natürlich auch zu, wenn behauptet wird, dass therapeutische Interventionen entwickelt werden, die unabhängig von Verhaltensprinzipien funktionieren (beispielsweise Musiktherapie, Spieltherapie, Delfintherapie). Es ist vollkommen unmöglich, mit der Umgebung zu interagieren, ohne dass dabei Verhaltensprinzipien eine Rolle spielen. Die Verhaltenswissenschaft hat die Aufgabe, diese Prinzipien zu erfassen und sie an die Bedürfnisse des Menschen oder der Gemeinschaft anzupassen, wenn dies erforderlich ist. Alles, was man braucht, ist der Nachweis der Wirksamkeit.

7.4 Ausbildung in Applied Behaviour Analysis

Die meisten Formen von (objektiv unzutreffenden, Anm. d. Übersetzers) Vorurteilen beruhen auf Unwissenheit. Dies gilt auch für negative Reaktionen gegenüber der ABA. Bei professionellen Helfern kommt eine Kultur der Fehlinformation dazu, die in vielen Ausbildungsinstitutionen der Psychologie und der Sozialarbeit existiert. Dieses Problem ist so ernsthaft und umfassend, dass Mitglieder der Vereinigung für Behaviour Analysis eine Webseite betreiben, die Beispiele solcher Fehlwahrnehmungen und Falschdarstellungen in psychologischen und sonstigen Fachbüchern erfasst. Diese Webseite heißt »Balance« und findet sich unter der Adresse: http//www.onlearn.com/balance.html.

Die Frage, warum diese Situation existiert, ist mehr mit ideologischen Vorbehalten als mit einer Entscheidungsfindung auf der Basis nachgewiesener Wirksamkeit zu beantworten. Dieser Konflikt erstreckt sich zudem auf Fragen weit jenseits des Themas »Autismus«. Anlässlich einer Tagung der Arbeitsgruppe »Experimentelle Analyse des Verhaltens« in London (1998) stellte Dr. Mecca Chiesa von der Universität von Paisley, Schottland, dar, welch drastische Ausmaße das Problem hat. Sie gab einen Überblick über wissenschaftliche Publikationen, die sich mit der Behandlung einer Vielzahl von klinischen Problemen beschäftigten. Die Daten belegen, dass verhaltenswissenschaftliche Vorgehensweisen effektiver sind als andere Therapiearten, sie werden jedoch oftmals ignoriert oder falsch dargestellt. Um ein regionales Beispiel anzuführen, sei erwähnt, dass Studenten, die den (zur Zeit der Drucklegung der englischsprachigen Originalausgabe dieses Buchs, Anm. d. Übersetzers) einzigen überhaupt verfügbaren Kurs in klinischer Psychologie in Nordirland belegen, kaum eine Einführung zu ABA erhalten, obwohl deren Erfolg in Fragen der klinischen Anwendung nachgewiesen ist.

Sollten sich Eltern um etwas, das wie ein Streit zwischen Wissenschaftlern aussieht, Gedanken machen? Sie müssen es wohl oder übel tun. Personen, die (etwa in Behörden, Anm. d. Übersetzers) über die Mittelvergabe entscheiden oder Institute betreiben, in denen das Personal nicht in verhaltenswissenschaftlichen Prinzipien ausgebildet ist, entscheiden damit über die Chancen, die Kinder für ihre Entwicklung haben. Wenn diese Menschen nicht ausreichend darüber informiert sind, wie man die Prinzipien der Verhaltenswissenschaft anwendet, um Entwicklung zu fördern, dann geht dies auf Kosten der Kinder.

Die wichtigste Frage für Eltern, die selbst ihr Kind fördern wollen, ist allerdings, wie man eine entsprechend ausgebildete Person finden kann. Nicht selten waren Eltern in Großbritannien oder Irland gezwungen, einen Behaviour Analyst aus den Vereinigten Staaten oder einem anderen Land einzufliegen, um das Kind einzuschätzen und ein häusliches Therapieprogramm zu entwickeln. Dies kann zwar den Beginn erleichtern, ist aber auf lange Sicht problematisch. Vor allem ist dies fatal für die Fortentwicklung eines Programms, das ja an die jeweils aktuellen Fähigkeiten des Kindes angepasst sein sollte. Der Experte ist nicht vor Ort verfügbar, wenn wichtige Entscheidungen kurzfristig anstehen, etwa, wenn ein bestimmtes Programm verändert werden muss, weil es nicht den gewünschten Effekt hat. Die wichtige Frage »Was machen wir denn jetzt?« wird dann zurückgestellt, bis der nächste Besuch ansteht. Dies kann auch passieren, wenn ein bestimmtes Lernprogramm im Prinzip funktioniert. Selbstverständlich können einige der Probleme, die im Verlauf einer Therapie auftauchen, kurzfristig durch telefonische Beratung gelöst werden, aber auch nur dann, wenn man sich dies leisten kann. Es ist moralisch unvertretbar, Eltern in einer solch schwierigen Situation alleinzulassen. Da mehr und mehr Eltern tragfähige Informationen über ABA erhalten, werden die Probleme für örtliche Dienstanbieter zunehmen. Irgendwann werden sie nicht umhin kommen, die Erkenntnisse der ABA anzuerkennen und einen eigenen Stab an angemessen qualifizierten Therapeuten aufzubauen. Dies kann jedoch lange dauern, wenn die lokalen Institutionen nicht ausreichend ausgestattet sind. Es kommt hinzu, dass Menschen, die von außerhalb in eine lokale Struktur hereinkommen, nicht wirklich geeignet sind, eine vernünftige, angemessene Infrastruktur innerhalb einer Gemeinschaft aufzubauen. Des Weiteren werden kommerzielle Dienstleister nicht unbedingt an einem solchen Prozess mitwirken, weil ihnen ein lukrativer Markt verloren gehen könnte. Was kann man also tun? Zuerst sollten Sie versuchen, herauszufinden, ob es Behaviour Analysts in Ihrer Region gibt. Zwar sind nicht alle Behaviour Analysts Spezialisten für die Arbeit mit Kindern mit Autismus, alle jedoch verstehen die grundlegenden Prinzipien des Verhaltens und setzen diese Kenntnisse gezielt ein. Ein BA vor Ort kann also bei der Arbeit helfen, wenn es darum geht, Verhaltensüberschüsse zu vermindern und defizitäres Verhalten aufzubauen, unabhängig davon, um welche Verhaltensweisen es im Einzelnen geht. Darüber hinaus sollten Sie sich bemühen, die richtige Schule für Ihr Kind zu finden. Durch entsprechende Schulungen erhalten viele Eltern mehr verhaltenswissenschaftliche Kenntnisse und Fähigkeiten als die hauptberuflichen Betreuungskräfte. Vorausschauend arbeitende Schulen werden selbstverständlich offen sein, diese Erkenntnisse mit den Eltern zu teilen und eine möglichst gute Umgebung zu schaffen sowie Verhaltensprinzipien anzuwenden, die den Übergang zur Schule erleichtern. Wenn eine Schule sich für Kinder, die dort bereits betreut werden, nicht als förderlich erweist – und dies kommt immer wieder vor – können die verhaltenswissenschaftlichen Kenntnisse der Eltern äußerst hilfreich sein. Beispielsweise können Eltern mit gutem Grund verlangen, dass Daten von der Schule erhoben werden. Jeder Wissenschaftler weiß, dass Daten der Maßstab sind, anhand dessen ein Vorgehen zu beurteilen ist. Wenn neue Methoden in einer Schule eingeführt werden, um ein Kind in seiner Entwicklung zu fördern, dann ist es sinnvoll, diese Daten täglich zu erheben, um die Wirksamkeit der Vorgehensweise zu messen. Genau das tun in ABA geschulte Eltern. Analog dazu ist es ebenso sinnvoll, dass auch die Fachkräfte in einer Schule entsprechend wissenschaftlich vorgehen. Die Daten, die in einer Schule gesammelt werden, belegen in einer solchen Situation einerseits, dass bestimmte Methoden der Entwicklung förderlich sind, stellen andererseits aber auch die Abstimmung des Vorgehens zwischen Elternhaus und Schule sicher.

Ein dritter Aspekt ist, dass Sie wachsam bleiben sollten, wenn jemand behauptet, er sei mit ABA vertraut, da generell formalisierte Ausbildungen in ABA in Großbritannien und dem Rest von Europa selten sind, selbst wenn sich dies mittlerweile ändert. Bis jetzt gibt es noch kein verbindliches Register qualifizierter Behaviour Analysts. Im Gespräch werden Sie feststellen, wie sehr ein solcher Anbieter mit grundlegenden Angelegenheiten wie etwa der Definition von Verhalten aus Sicht der ABA vertraut ist. Behaviour Analysts sehen alles, was eine Person tut, als Verhalten. Da Menschen sowohl denken als auch fühlen, sind aus dieser Perspektive auch Kognition und Gefühle Verhaltensweisen. In der ABA werden sie als »private« Verhaltensweisen definiert, »privat« aus Sicht des betroffenen Individuums. Die Frage der Definition von Verhalten ist deshalb von Bedeutung, weil man oft in psychologischen und pädagogischen Berichten im Bildungssektor den Begriff »Verhalten« getrennt von Kategorien wie »kognitives Leistungsvermögen« und »emotionale Entwicklung« behandelt sieht. Viele dieser Fachleute haben ABA in einer sehr reduzierten Weise allenfalls als Methodensammlung zum ausschließlichen Einsatz bei offen aggressivem oder destruktivem Verhalten kennengelernt. Sie vertreten somit die Einstellung, dass die Psychologie eines Menschen zwar in Beziehung zum Verhalten der Person steht, aber von ihr kategorial getrennt zu betrachten ist. Diese reduzierte Sicht von ABA findet sich in vielen Büchern zum Thema Autismus, die nicht von Behaviour Analysts geschrieben sind. Häufig findet sich beispielsweise ein isoliertes Kapitel, das einige Verhaltensprinzipien ausschließlich im Zusammenhang mit »Problemverhaltensweisen« behandelt. Es sei daran erinnert, dass Autismus dann diagnostiziert wird, wenn eine bestimmte Konstellation von Verhaltensweisen einschließlich der sozialen Entwicklung, der emotionalen Entwicklung, der Kommunikation, der Sprache und des Denkens vorliegt. Damit ergeben sich Erkennung und Diagnose einer autistischen Störung aus der Feststellung von überschüssigen oder defizitären Aspekten des Verhaltens. Unter diesem Aspekt ist es befremdlich, dass solche Verhaltensweisen sehr häufig ohne Hinweis auf die grundlegenden Prinzipien des Verhaltens diskutiert werden.

7.5 Schlussüberlegung

Viele der Eltern von PEAT waren vorher in anderen Autismus-Elterngruppen engagiert. Sie waren aber unzufrieden mit der Art und Weise, wie diese Gruppen arbeiteten. Hauptbeweggrund war, dass es zweifellos nötig ist, emotionalen Rückhalt oder auch praktische Hinweise für das Leben mit einem behinderten Kind zu bekommen, dass ihnen dies aber nicht ausreiche. Ihre erste Reaktion, als sie ABA kennenlernten, war in der Regel große Erleichterung: Endlich war jemand da, der ihnen zeigte, wie man mit dem Kind erfolgreich zu Hause umgehen konnte. In PEAT tätige Eltern haben in diesem Buch gezeigt, was erreicht werden kann, wenn Eltern und Fachleute zusammenarbeiten und ihre Talente und Fähigkeiten sowohl für den Zusammenhalt der Gruppe als auch für die Förderung des Potenzials der Kinder einsetzen. Mit qualifizierter Anleitung können Eltern sehr wohl als Therapeuten für ihre eigenen Kinder tätig sein. Sie können darin geschult werden, wie ihr Wissen um die Prinzipien des Verhaltens in konkrete Maßnahmen umgesetzt werden kann, die den Notwendigkeiten ihres Kindes maßgeschneidert angepasst werden können.

Literatur

Chiesa, M. (1998) Are all therapies equally effective? Invited address to The Experimental Analysis of Behaviour Group. London, Easter conference.

Hawkins, R.P. (1972) Psychology Today 11:40.

Jordan, R., Jones, G. and Murray, D. (1998) Educational Interventions for Children with Autism: A Literature Review of Recent and Current Research. Final report to the DfEE, June.

Keenan, M. (1997) W-ing: Teaching exercises for radical behaviourists. In K. Dillenburger, M. O'Reilly and M. Keenan (eds) Advances in Behaviour Analysis. Dublin: University College Dublin Press.

Schopler, E. and Olley, J.G. (1982) Comprehensive educational services for autistic children: The TEACCH model. In C.R. Reynolds and T.R. Gutkin (eds) Handbook of School Psychology. New York: Wiley.

Van Houten, R., Axelrod, S., Bailey, J.S., Favell, J., Foxx, R.M., Iwata, B.A. and Lovaas, O.I. (1987) The Right to Effective Behavioral Treatment. Kalamazoo: Report of the Association for Behavior Analysis (ABA) Taskforce on the right to effective treatment.

Walsh, P. (1997) Bye-bye behaviour modification. In K. Dillenburger, M. O'Reilly and M. Keenan (eds) Advances in Behaviour Analysis. Dublin: University College Dublin Press.

Anhang 1: Colins Sprache, 4 Monate nach Therapiebeginn

Colins Wortschatz bestand nun aus über 400 Worten und er benutzte Verben in kurzen Sätzen wie »Mann steigt auf Baum«, »Hier kam Johnny«, »Mann liest Zeitung«, »Teddy springt auf Kiste«. Er hatte das Konzept des Sich-Abwechselns (z. B. bei Spielen) verstanden, konnte angefangene Kinderreime und Liederzeilen beenden sowie in einem Bilderbuch die Handlungen benennen. Er hatte einfache Worte wie »Geh«, »Mann«, »Stopp« erlernt und konnte seinen Namen buchstabieren. Er konnte einfache Anweisungen wie »Geh und lege deinen Mantel auf den Tisch«, »Hol mir den Legostein, der unter dem Tisch liegt«, »Gib Papa das Salz«, »Hol deine Schuhe aus dem Wohnzimmer« befolgen. Er konnte sich mit eigenen Anteilen bei der Erzählung einfacher Geschichten wie »Rotkäppchen« und ähnlichen Märchen beteiligen. Er hatte auch Freude am »Lesen« populärer englischer Kinderbücher.

Er konnte in den Büchern seiner älteren Geschwister auf die Dinge zeigen, die ihn interessierten. Von den Aufgaben aus der Logopädie konnte er Bildkarten auswählen (»Gib mir den Teddy, der auf die Kiste springt«) und seinerseits entsprechend die Aufforderung wiederholen. Er kannte die Namen vieler Kinder im Kindergarten und konnte auf sie zeigen. Er mochte insbesondere Robert (er sagte »Gib mir deine Hand« beim Heimweg und »Robert geht nach Hause«) und schien auch Norman zu mögen, da er »Bye Bye, Norman« sagte.

Zu Hause hatte Colin Freude an mechanischen Spielzeugen und dem Bauen von Lego-Brücken, -Autos, -Lastwagen, -Hubschraubern und -Bahnhöfen. Beispielsweise nutzte er das Playmobil-Haus als Bahnhof und ließ die Spielzeugeisenbahn am Gebäude entlangfahren. Er benutzte das Puppenhaus für häusliche Aktivitäten wie Aufstehen, Heruntergehen, »Brkslek« einnehmen (vgl. das englische Wort Breakfast) für Frühstück. Mittlerweile fragte Colin auch regelmäßig nach Gegenständen. Laura hatte ihn dafür verstärkt, vollständige Sätze wie »Kann ich bitte ein bisschen Saft haben?« oder »Kann ich ein paar Chips haben, Mama?« zu benutzen. Wenn Laura sagte »Was willst du?«, antwortete er »Was du willst? Ich möchte Schokoladen‹biksit‹ (statt engl. Biscuit für Keks), bitte«. Er sagte: »Danke« bzw. »Nein« oder auch »Nein, danke«, wenn er etwas nicht wollte. Wenn er einen gewünschten Gegenstand nicht sofort erhielt, fragte er: »Hast du mich gehört?«.

Colin war mittlerweile deutlich zurückhaltender. Dass er innehalten und seine Bedürfnisse verbalisieren musste, schützte ihn vor Impulsdurchbrüchen und verbesserte das Miteinander. Er war weiterhin sehr von dem Märchen »Three Billy Goats Gruff« begeistert, das er immer wieder »spielte«, indem er sich unter dem Tisch als »Brücke« versteckte und heraussprang (auf eingefalteten Zehen wie auf dem Bild im Buch), wobei er sang »Ich bin ein Troll und ich werde dich als Abendessen verspeisen«. Er spielte ebenso die Rollen der Ziegen, die zum Schluss ins Wasser platschten. Er sprach mittlerweile durchgehend beim Spielen. Nicht alles war verständlich, doch vieles ergab sich aus dem Kontext, wie »Oh nein«, »Es ist kaputt«, »Oh schnell«, »Ruf die Feuerwehr«, »Mach es heile«, »Piep piep, sie ist weg«.

Anhang 2: Colins Wortschatz

Um Colins Wortschatz zu erfassen, befestigte Laura eine Liste an der Kühlschranktür und notierte jedes neue Wort, das Colin äußerte. Die nachfolgende Liste gibt die Reihenfolge der neuen Worte wieder, die erworben wurden:

Hund	Apfel	Fledermaus	sitzen
Katze	Banane	Hose	Treppe
Känguru	Kartoffel	Unterhose	Bett
Giraffe	Bohne	T-Shirt	Stufen
Nilpferd	Möhre	Strickjacke	die Treppe rauf
Affe	Cola	Shirt	die Treppe runter
Spinne	Saft	Fisch	Tür
Biene	Milch	Strand	sind
Tiger	Tee	Fahrrad	öffnen
Löwe	Kaffee	Telefon	Blumen
Pferd	Note	Staubsauger	Bäume
Kuh	kalt	Fernseher	Gras
Hase	Würstchen	matt	Ziegen
schlafen	Hühnchen	glänzend	Troll
Meerschweinchen	Fleisch	Skizze	Brücke
Vogel	Tomatensoße	Musik	über
Auto	Eier	Rock	unter
LKW	Pommes	zusammen rocken	oben
Truck	Butter	Klatschen	unten
Kohlenwagen	Platz	Hände	fertig
Ziegelwagen	Tisch	Füße	Doktor
Van	Stuhl	Zehen	Mrs. (Frau) Tweed
rot	Brot	Augenbrauen	Bahnhof

blau	Corn Pops (brit. Cornflakes)	Wangen	Wendy
grün	Weetabix (brit. Haferflocken)	mehr	Tschüß!
pink	Cornflakes	Zeichen	Bis dann!
lila	Rice Krispies (brit.Cornflakes)	Ohren	Armbanduhr
orange	Woche	Faust ballen	Uhr
gelb	Beule	Augenbrauen	Ich gehe
Karo	Stop!	Kuss	Zug
Dreieck	Go!	Kopf	Eisenbahn
Viereck	Jacke	runterfallen	Monster
Kreis	Patrick	Unfall	Wasser
Burg	Thomas	geknackt	Geburtstag
Wohnwagen	Daisy	dreckig	Herzlichen Glückwunsch!
Alphabet	Domino	Klasse	traurig
Entschuldigen Sie ...	Rover	spülen	Kreuz
bitte	Pussy	Toilette	wütend
danke	Bild	Etage	nähen
Henne	Buch	Hubschrauber	schwarz
Hahn	Seite	Flugzeug	Schere
Gans	Bauernhof	Schokolade	Klaps
Bad	zeichnen	Tots TV (Fernsehserie)	Teddy
Badezimmer	malen	Ztilly	Bert
Wohnzimmer	Computer	Tom	Ernie
Küche	Gericht	Tiny	Elmo
Schlafzimmer	Ghostbusters	Noddy	zählen
großer Vogel	mich	Schwarz	Pedigree (Hundefutter)
unmöglich	mein	braun	Whiskas (Katzenfutter)
Mr. (Herr) Sneeze	ich	Soldat	umgedreht
Lehrer	Ruth	Polizist	Rocky

Anhang 2: Colins Wortschatz

William	Suzanne	Feuerwehrmann	Keks
antworten	Matthew	Krankenwagen	Teilchen
wissen	Carol	Polizeiauto	Petersilie
mutig	Oma	Garten	Rekorder
Schlüssel	Alan	Himmel	»doot-doot«
dumm	Papa	Mond	Kamin
Butterfingers (Süßigkeit)	Mama	Kätzchen	Wo bist du gewesen?
Feuerwehrwagen	Knopfloch	Sonne	lecker
Schuhe	Norman	Sonnenschein	ausgezeichnet
Socken	Robert	gehen	brauche
Herd	Sam	rennen	möchte
kochen	Sascha	rutschig	Hütte
Musik	Laura	krümelig	Hopser
Postsendung	Natascha	Gib mir mein …	lang
Postmann	Dean	Darf ich bitte … haben	länger
rennen	Christopher	etwas Saft	mischen
gehen	Johnstone (Stadt)	Abendessen	Mönch
Finger	Sandwich	Mittagessen	Ellenbogen
Traktor	Haare bürsten	Chips	Knie
Bagger	Maschine	tu nicht…	Bagger
Walze	gesprungen	drücken	Clown
Motorrad	springen	Stöcke	Schwein
Licht	sehr hungrig	Wolf	Schule
anschalten	Abendbrot	Suppe	Kirche
ausschalten	sei vorsichtig	fegen	Lutscher
abstellen	Arbeit	Scampi (Garnelen)	Eiscreme
Toast	rund	Mars	hüpfen
James	Kreisverkehr	Snickers	Geschäfte
Chance	Hammer	Twix	Esel
Frühstück	Nagel	Pinguin	schneller
Abendessen	Boot	Smarties	nein
Mittagessen	Ruder	Ginger snaps (Kekse)	ja

Bus	der, die, das	Milkyway	tödlich
groß	und	Maltesers	draußen
kaputt	um zu	kämpfen	nießen
Gebäude	allein	dreist	husten
Brücken	miteinander	stehen	Piano
Colin	das Meiste	Bettzeit	Geige
Keks	Händchen halten	Schnupfen	Schraubendreher
Gordon	gehen lassen	husten	drehen
Taschentuch	Gib mir …	schnarchen	Butter
weinen	zurück	flüstern	Geburtstagskarte
lachen	Gras	jetzt	Weihnachtsmann
Mai	Gute Nacht	bergauf	Schneemann
Junge	Liebling	bergab	Schnee
Mädchen	um die Ecke	Pass auf!	Regen
rutschig	Haus		
heiß	Essen		
kalt	dasselbe		
Tasse	nicht dasselbe		
Teller	komm schon		
Schale	sich umdrehen		
Messer	armer Teddy		
Madeline	weggeben		
Löffel	Bauer		
Joghurt	Bauernhaus		
Goldfisch	Kuckucksuhr		
Salz	knacken		
Zucker	grünes Gras		
nass	Spielzeugeisen-bahn		
lesen			
Tageszeitung			
Sei still			
Feuer			

Anhang 2: Colins Wortschatz

Umarmung

Schlafanzug

kuscheln

Fußball

Snooker (Spiel)

Schau mich an

waschen

Zähne putzen

Milch

Brücke

Strohhalm

Tim und Struppi

Snowy (Name)

Jess

Grau

Nein, Martin

Nein, danke

Mickey

Karola

Baby

Da ist er

Da ist sie

Da ist Mama

Hier ist er

Hier ist sie

Garage

Benzin

Wasser

Stück

Monster

Tommy

Hilfe

Was ist das?

Hilf mir

Kissen

Hafen

Anhang 3: Sprachtherapie

Jill Neeson

Als »Speech and Language Therapist« (Anmerkung des Übersetzers: Am ehesten mit einer Logopädin in Deutschland vergleichbar) hatte ich zum ersten Mal im Dezember 1995 mit Colin zu tun. Damals war er 3 Jahre und 10 Monate alt und hatte in seinem örtlichen Gesundheitszentrum bereits einige Sitzungen Sprachtherapie hinter sich. Als ich ihn zu Hause besuchte, zeigte er sich als sehr aktives Kind. Als ich ihm einige Beschäftigungsmöglichkeiten anbot (Spielzeuge, Bücher, Puzzles, Tier- und Personenfiguren) näherte er sich kurz dem Tisch und den Gegenständen und entfernte sich dann wieder. Er zeigte keinerlei Interesse daran, Interaktionen zu beginnen oder auf Kommunikationsversuche, die an ihn gerichtet waren, zu antworten, gleich, ob es sich um verbale oder nonverbale Kommunikation handelte. Als er dieses für autistische Kinder so typische Verhalten des Annäherns und Wieder-Zurückziehens zeigte, benutzte er einige Worte, um die Gegenstände zu benennen, aber nicht, um nach ihnen zu verlangen. Er hatte kein Verständnis für einzelne Worte und war außerstande, Objekte nach ihrem Namen auszusuchen. Er reagierte weder auf seinen eigenen Namen noch auf Anweisungen wie »Setz dich hin«. Er zeigte kaum Blickkontakt, untersuchte die Gegenstände kurz, zeigte aber kein symbolisches oder fantasievolles Spiel. Angesichts der vorherigen Informationen und Testergebnisse und dieser Beobachtungen war klar, dass Colins Kommunikationsverhalten deutliche Defizite in Sprachentwicklung, sozialer Interaktion und im kreativen und Fantasiespiel aufwies. Die Ziele der Sprachtherapie zu diesem Zeitpunkt waren: Verbesserung des Blickkontakts, Verbesserung der Aufmerksamkeit und der Fokussierung, Durchhalten bei Aufgaben, Verbesserung antizipatorischer, also vorwegnehmender Fähigkeiten, Verbesserung von Hörfähigkeiten, Erinnerung, Verbessern des Sich-Abwechselns (»Ich bin dran – Du bist dran«).

Kommunikation ist ein Zwei-Weg-Verhalten, das eine Partnerschaft zwischen Kind und Betreuungsperson beinhaltet. Es war sehr wichtig, kurze Aktivitäten einzusetzen, die in sich schon verstärkenden Charakter und ein gutes Feedback sowohl für die Eltern wie auch für das Kind beinhalten. Das »Body Awareness Contact and Communication Programme« (Knill und Knill 1992) stellt hierfür eine gute Basis dar. Es fördert die Entwicklung der o. g. Verhaltensweisen durch Musik und Bewegung. Das Programm startete im Jahr 1996 und Colin suchte seinerzeit jede Woche die örtliche Ambulanz für eine 45-minütige Therapiesitzung auf. Die Sitzung beginnt immer mit einem Element des o. g. Programms. Colin fand dies sehr angenehm, sodass er gut auf weitere Arbeit seiner Sprachentwicklung vorbereitet wurde.

Therapieablauf

- Body-Awareness-Programm (zum Einstimmen auf die weitere Arbeit)
- Weitere Aktivitäten, um die Höraufmerksamkeit zu verbessern, z. B. Zusammenführen von Geräusch und Bild, Nachahmen von Geräuschen
- Spezifische Aufgaben der Sprachentwicklung einschl. wiederholten Rollentausches und Abwechselns, um Verständnis und expressive Fähigkeiten zu entwickeln; hierbei wurden auch Elemente aus dem Derbyshire Language Scheme (D.L.S.) (Masidlover und Knowles 1979) eingesetzt
- Spiele und spielerische Aktivitäten, um einfaches Fantasiespiel und Abwechseln zu fördern
- Jede Aufgabe war kurz. Oft war die Verstärkung bereits durch die Aktivität selbst gegeben, in anderen Fällen wurde Colin ein Lieblingsspielzeug oder Puzzle angeboten, wenn er eine Aufgabe erfüllt hatte.

In den ersten 4 Monaten dieser Therapie machte Colin große Fortschritte. Diese ergaben sich auch aus den Anregungen von anderen Professionellen und vor allem aus den täglichen Verstärkungen und der Generalisierung von Aufgaben, die seine Mutter zu Hause durchführte.

Beobachtete Verbesserungen

- Augenkontakt
- Hörfähigkeiten: Aufmerksamkeit, Zuhören und Hörgedächtnis
- Sprachverständnis: vom Einfach-Wort-Sprachverständnis bis zum Verständnis von Anweisungen mit 4 informationstragenden Worten (vgl. Derbyshire Language Scheme [D.L.S.], Masidlover und Knowles 1979)
- Aktive Sprache: In der Bildbeschreibung schaffte Colin nunmehr Äußerungen mit 5 Worten bzw. 3 miteinander verbundenen Inhalten, wie z.B.: »Die Teddybären sitzen auf der Kiste«.

Um diese Zeit, nämlich im April 1996, bemühten sich Colins Eltern sehr darum, ihm eine Regelschulbildung zu ermöglichen. Dies war seinerzeit in Nordirland sehr unüblich (Adams 1993).

Die Ausdauer der Eltern zahlte sich aus und Colin begann im September 1996 den Regelschulbesuch. Auch währenddessen wurde die Sprachtherapie fortgeführt. Colin hatte das Glück, in seiner integrativ arbeitenden Schule sehr engagierte Lehrer und Integrationshelfer vorzufinden. Das sprachtherapeutische Programm wird alle 14 Tage aktualisiert. Sowohl Lehrer wie Schulintegrationshelfer arbeiten mit Wiederholungen, Verstärkungen und Generalisierungen. Regelmäßig finden Absprachen mit den Eltern statt, alle Fortschritte sowie Colins weitere Bedürfnisse im Hinblick auf die Kommunikation werden regelmäßig wieder evaluiert. In der formalen Einschätzung ergab sich ein kontinuierlicher Fortschritt in der Zeit vom Oktober 1996 bis Februar 1998.

Sprachskala Nr. 3 für den Vorschulgebrauch (Zimmermann, Steiner und Pont 1991)

Chronologisches Alter	Äquivalenzalter	Standardergebnis	Perzentile
4 Jahre u. 2 Monate	2 Jahre u. 11 Monate	72	3 %

Clinical Evaluation of Language Fundamentals – Pre-School (Wiig, Secors und Semel 1992)

Chronologisches Alter	Äquivalenzalter	Standardergebnis	Perzentile
4 Jahre u. 11 Monate	3 Jahre u. 7 Monate	80	9 %
5 Jahre u. 7 Monate	4 Jahre u. 7 Monate	96	30 %
6 Jahre u. 0 Monate	6 Jahre u. 5 Monate	103	58 %

Die obigen Tabellen zeigen Colins chronologisches Alter zum Untersuchungszeitpunkt und die daraus errechneten Perzentile. Das Äquivalenzalter zeigt das Durchschnittsergebnis, das Kinder in der jeweiligen Altersgruppe erreichen. Ein Altersäquivalent vergleicht das Untersuchungsergebnis mit dem anderer Kinder im entsprechenden Alter. Der Standardwert zeigt, inwieweit ein Ergebnis vom Durchschnittswert abweicht. Die obigen Tests haben eine Standardverteilung. Damit liegen der Durchschnitt bei 100 und die Standardabweichung bei 15. Eine Standardabweichung ist das Kriterium für die Einschätzung eines Kindes als in der Sprachentwicklung gestört (d. h., dass ein Standardwert unter 85 als klinisch auffällig gilt). Die Perzentile gibt den Prozentsatz an, mit dem Kinder in einer Referenzgruppe genauso wie das untersuchte Kind oder noch schlechter abschneiden würden. Im chronologischen Alter von 4 Jahren und 2 Monaten war Colin in der 3 %-Perzentile, sodass er mit seinen Fähigkeiten nur den unteren 3 % der Referenzgruppe entsprach. Im chronologischen Alter von 6 hatte er eine Perzentile von 58 %, was bedeutet, dass er genau so gut wie oder besser als 58 % der Kinder in der Referenzgruppe war. Dies dokumentiert eine erhebliche Verbesserung in der Beobachtungszeit.

Colins aktuelles sprachtherapeutisches Programm umfasst:

1. Spezifische Sprachaufgaben
    a. Verbesserung von Colins Verständnis für abstrakte Lehrinhalte
    b. Verbesserung von Planung und Ablauf expressiver Sprache für Erzählaufgaben wie Bericht über ein Ereignis, Nacherzählen von Geschichten, Beschreibungen und Erklärungen
2. Aufbau von sozialen Interaktionsfähigkeiten: Bewusstsein von Selbst und Gegenüber, Selbstbeobachtung von Verhaltensweisen (Kelly 1996)

3. Gemeinsamer Umgang mit und Lösung von allgemeinen, kommunikativen und Verhaltensproblemen in der Schule, sowohl für fachspezifische Fragen als auch für solche der sozialen Interaktion

Als »Speech and Language Therapist« hatte ich meine erste Begegnung mit ABA während meiner Ausbildung in der Mitte der 1980er Jahre, als ABA nicht in positivem Licht dargestellt wurde. Daher war ich zunächst besorgt, dass Colins Eltern ABA einsetzten, um ihm bei seinen Verhaltensproblemen zu helfen.

Mir wurde klar, dass diese anfängliche Besorgnis auf der falschen Annahme beruhte, dass ABA aus wiederholtem »Dressieren« des Kindes in einer klinischen Atmosphäre abgekoppelt von der realen Welt und funktionalem Lernen von Kommunikation bestehen würde. ABA beruht im weiteren Sinne auf der Annahme, dass Verhalten dauernd wiederholt wird, weil es verstärkt wird. Auf diese Weise kann Verhalten verändert und gestaltet werden, wenn eine positive Verstärkung folgt, sobald ein gewünschtes Verhalten gezeigt wurde. Wenn ich meine eigene Berufstätigkeit als »Speech and Language Therapist« reflektiere, sind meine Ziele für ein Kind, dessen optimales kommunikatives Potenzial zu entwickeln, also in anderen Worten, sein Verhalten zu entwickeln und zu verändern. Jede Therapie beruht auf einer Serie von Aufgaben, die der Aufgabe innewohnende oder externe Verstärker beinhaltet. Bestimmte Zielverhaltensweisen werden wiederholt, verstärkt und in funktionalem Zusammenhang generalisiert. Für Eltern, die sich bereits mit ABA beschäftigen, ist das eine sehr vertraute Vorgehensweise. Programme der Sprachtherapie beruhen darüber hinaus auf genauer Beobachtung und formaler Einschätzung der Fähigkeiten und Bedürfnisse eines Kindes (Van der Gaag, 1996). Jedes Programm ist individuell und für das Kind spezifisch. Die Fähigkeiten des Kindes werden regelmäßig neu eingeschätzt und die Ziele neu angepasst. Für mich ist es äußerst wichtig, dass ein Sprachtherapeut die kommunikativen Fähigkeiten eines Kindes einschätzt sowie Ziele formuliert und Aktivitäten vorschlägt, um diese Ziele zu erreichen und zu generalisieren.

Insgesamt hat das Vorgehen der ABA viele Vorteile:

- Die Intensität der Arbeit
- Die Befähigung von Eltern, selbständig zu arbeiten
- Den positiven Zugang zum Kind (im Gegensatz zu dem »Er kann nicht, er will nicht, er tut nicht«, eine Haltung, die man häufig sieht)
- Den individualisierten und kindspezifischen Zugang
- Das breite Spektrum von Zielverhaltensweisen, z. B. Sprache, physische Fähigkeiten, Selbständigkeit
- Das interdisziplinäre Vorgehen
- Die methodische Konsequenz des Vorgehens

Anhang 4: Colins Tag

Hier schildern wir den Tagesablauf am Samstag, den 29. Juni 1996. Colin war 4 Jahre und 4 Monate alt. Dieser Tag wurde etwa 7 Monate nach Beginn der Behandlung dokumentiert. Damals spielten wir im Rahmen der Behandlung regelmäßig das »Guck-Spiel«. Zu Colins normalem Tagesablauf gehörte es bis dahin, morgens um 8:45 Uhr in die KiTa zu gehen und mittags gegen 12 Uhr wieder nach Hause zu kommen. Der hier dokumentierte Tag war allerdings der erste Ferientag; außerdem war es sehr regnerisch, sodass er nicht viel Zeit im Freien verbrachte.

7:30 Uhr Colin stand auf und ging mit Carol nach unten, um fernzusehen. Laura folgte ihm. Er zeigte ihr sein rotes Auto und sagte: »Rotes Auto von Mrs. Tweed« (einer Erzieherin in der KiTa).

7:40 Uhr Colin bat um Frühstück. Als er »Was möchtest du?« gefragt wurde, sagte er »Kohl« und lachte dabei. Dann spielten wir für 20 Sekunden das »Guck-Spiel«. Er nahm sich Toast, ging an den Kühlschrank und nahm Margarine heraus, holte Marmelade aus dem Regal und sprach dabei in kurzen Sätzen. Dann ging er zurück, um mit Ruth und Carol Frühstücksfernsehen zu schauen; diese frühstückten ebenfalls. Er beantwortete Fragen zu den Sendungen, etwa: »Was macht der da?«, »Was ist das?« und so weiter. Er sprach laut über interessante Details, wandte sich Laura zu, um ihr zu sagen: »Der Zug ist im Bahnhof.« Er kam zu mir, um mir zu sagen: »Felix fährt mit dem Zug, das ist albern.« Er setzte sich auf Lauras Knie und plapperte weiter – über Rotkäppchen und darüber, dass ein großes haariges Wesen auftaucht, das brüllt, lächelt und lacht. Er ging zu Ruth und setzte sich neben sie. Sie stellte ihm Fragen: »Was passiert da?«. Im Sitzen stupste er Ruth vorsichtig mit den Füßen an und sah fern. Er sagte zu Ruth: »Hier ist der Lehrer, da ist die Schule, es ist Zeit, zur Schule zu gehen.« Er stand auf und kletterte über Laura. (Er blieb nie lange wirklich still sitzen.) Er spielte »round and round the garden«. Laura fragte ihn: »Wo ist das rote Auto?«. Colin ging ins Wohnzimmer, um danach zu suchen. Laura sagte ihm, sie wisse, wo es sei. Er fragte: »Kann ich mein rotes Auto haben, Mami?«. Er ging zur Spülküche, um es zu holen (Laura öffnete die Tür). Er spielte auf der Matte (er sah jetzt nicht mehr fern). Er plapperte vor sich hin: »Es ist auf dem Hof.« Er ging ins Bad. Laura folgte ihm – er trocknete sich gerade die Hände ab. Er tat, als sei er gerade erst aus dem Bad gekommen, als er Laura »ein Handtuch rubbeln« sah. Er ging zurück zum Auto auf der Matte – »Auto kaputt«, er hantierte im Motorraum. Er sah auf, als laute Geräusche aus dem Fernseher kamen. Er holte sich den Abschleppwagen auf die Matte und reparierte das kaputte Auto. Laura ging zur Arbeit. Geoffrey (Colins Vater) und Ruth fuhren mit den Aufzeichnungen fort.

8:15 Uhr   Feuchte Flecken an der Hose auf beiden Knien. Colin versuchte, sie sauber zu machen. Er schaute sich sehr aufmerksam einen Piraten-Cartoon an.

8:19 Uhr   Er wandte sich wieder dem Spiel mit dem Auto zu und rieb an den Knien.

8:21 Uhr   Er saß auf Geoffreys Knien und sah fern.

8:29 Uhr   Er wechselte die Stühle, setzte sich auf einen Stuhl und sah sich um.

8:37 Uhr   Er sagte: »Mickey kämpft« und spielte »kämpfen« mit Carol und Geoffrey.

8:40 Uhr   Er ging sich die Zähne putzen.

8:42 Uhr   Er kletterte hinter Papa, der am Tisch saß, und sagte »mutig«.

8:49 Uhr   Er sang »Grand Old Duke of York« und fuhr mit dem Lastwagen um Geoffreys Hals herum.

8:55 Uhr   Er hockte immer noch singend hinter Geoffrey.

9:05 Uhr   Er bat um mehr Frühstück, »weil ich Hunger habe«.

9:30 Uhr   Er kletterte immer noch singend hinter Geoffrey herum. Er zog sich an.

9:45 Uhr   Matthew stand auf (endlich), Colin ging hin, um mit ihm zu spielen.

9:47 Uhr   Er ging zurück zu Geoffrey. Laura kam von der Arbeit zurück.

9:48 Uhr   Er sollte den Boden fegen. Er sagte »Hallo, Mami«, während er mit dem Lastwagen »Sand abladen« spielte. Er ging zu Geoffrey und umarmte ihn. Er bekam Süßigkeiten (er hatte den Frühstückstisch abgeräumt). Er rief »Ribbet« als Frosch-Geräusch und hüpfte, er tauschte seinen roten gegen Ruths grünen Frosch. Er zählte seine Süßigkeiten: »Ich habe sechs – minus eins – fünf – minus zwei – vier« und so weiter. Er aß die Süßigkeiten und verfolgte das Kinderprogramm.

Er spuckte ein kleines Weingummi aus. Laura gab ihm ein Taschentuch, er sagte: »Sauber machen«. Es lief Werbefernsehen. Er ging herüber zu Ruth, schaute sich die Coco-Pop-Werbung an und beantwortete Fragen: »Das ist ein Dinosaurier.« Er saß auf Ruths Knie: »Ballon kaputt« (Fernseher). Er gab Carol ein Weingummi, er gab Geoffrey eines, er hüpfte auf und ab und sagte »Papa geben«. Er rannte ins Wohnzimmer, um Süßigkeiten zu essen.

10:07 Uhr   Er lehnte sich beim Fernsehen an Geoffrey an. Er kam herüber zu Laura, sagte »Mickey kämpft« und schnappte lachend ihre Hand.

10:10 Uhr   Er schaukelte Matthew im Stuhl – Matthew hatte das rote Auto. Er sagte »Rotes Auto nehmen«, »Kann ich das rote Auto haben, Matthew, weil ich damit spiele?« – »Ja, ich hab's«. Er spielte mit dem roten Auto und dem Lastwagen.
Er ging mit Laura nach draußen, um die Milch hereinzuholen und die Blumen zu gießen. Er kitzelte Pussy (die Katze), als sie hereinkam, und rief »kitzel, kitzel«. Er rannte herum und rief: »Oh, meine Pflanze, oh, meine Pflanze«.

10:20 Uhr   Er machte Tanzschritte, er kitzelte Pussy (die aus ihrem Sessel aufsprang), hüpfte herum. Er ging ins Wohnzimmer, um mit den Autos zu spielen, rief und sang: »Die Vogelscheuche hüpfte hoch.« Er ging zurück in die Küche, schaute hoch zum Fernseher: »Da sitzt ein Batman fest.« Er rannte heraus und sagte: »Armer Batman.«

10:25 Uhr   Im Waschhaus (Laura stellte die Waschmaschine an). Er spielte mit dem Playmobilhaus und seinem roten Auto und sang dabei »Dingel dangel Vogelscheuche«.

10:32 Uhr   Er spielte mit Matthew – sie teilten sich das Auto und sahen fern.

10:37 Uhr   Er saß auf Geoffreys Knie, er streckte den linken Fuß hervor und wiederholte das Ende von »Rotkäppchen«.

10:48 Uhr   Er bat um ein Glas Milch (in der Spülküche). Er ergatterte die Domestos-Flasche: »Willst du kämpfen?«. Er verschwand wieder, um Werbung zu schauen.

10:50 Uhr   Er bat Matthew: »Rotes Auto, bitte, weil ich damit spielen will.« Er saß auf Geoffreys Schoß und plapperte: »An die Zugschienen stoßen« mit dem roten Auto (eine Anspielung auf die Fahrt zur KiTa).

11:00 Uhr   Gruseliges Skelett in der Fernsehsendung – er schaute hoch. Er sagte: »Kaputtes Fahrrad«, als man im Fernsehen sah, wie ein Lastwagen über ein Fahrrad fuhr. (Ein Junge im Fernsehen findet ein nagelneues gelbes

Fahrrad.) Er sagte: »Gelbes Fahrrad – rotes Fahrrad kaputt.« Er sang »Grand Old Duke of York«. Er fuhr mit dem Auto an Geoffreys Schulter hoch, »Wenn sie oben sind, sind sie oben«, und zeigte nach unten: »Wenn sie unten sind, sind sie unten.« (Der Text stammt aus dem Kinderlied »Grand Old Duke of York«.) Geoffrey stand auf. Er setzte sich in Geoffreys Sessel, sah fern und spielte mit dem roten Auto. Laura nahm ihm das rote Auto weg und bat um 20 Mal »Gucken«. Sie gab ihm das Auto – Suzanne nahm es und fragte ihn, wo er es bekommen habe. »Auto Geschenk« und »Mrs. Tweed gab rotes Auto«. Suzanne ließ es über den Boden fahren – Colin schnappte es sich und rannte damit weg.

11:10 Uhr Suzanne holte das rote Auto zurück und ließ es gegen die Wand fahren – er holte es sich zurück und ging damit ins Wohnzimmer (Laura folgte ihm). Er nahm die Reifen ab und steckte sie in den Müllwagen. Laura sagte ihm, er solle sie wieder ans Auto stecken; er rief »Müllauto«, schüttete die Reifen aus und steckte sie zurück ans Auto. Er schlug das »Uhr-lesen-Buch« auf und sagte bei elf Uhr: »Es ist Zeit, einkaufen zu gehen, und Mama ist müde. Zeit, rauszugehen.« Wir drehten die Zeiger auf ein Uhr, zwei Uhr usw. Er spielte allein mit dem Buch: »Zeit fürs Abendessen, Zeit zum Geschichtenerzählen« usw. Er baute aus dem Buch eine Brücke – er und Ruth schoben den Laster durch diesen Tunnel. Ruth und er plauderten. Ruth ging in die Küche, um dort Bücher zu sortieren, Colin blieb bei seinem Tunnel.

11:25 Uhr Er ging wieder in die Spülküche, während Laura an die Haustür gerufen wurde. Er warf das Auto in die Spüle – »ins Meer«. Die anderen bekamen Kartoffelchips. »Kann ich eine Tüte ›Rollers‹ haben, bitte, Mami, weil ich Durst habe.« »Was?« »Weil ich Hunger habe.« Er zählte bis 20 mit »gucken« – ein paar Fehlstarts, weil Suzanne mit seinem Auto herumfuhr. Dann bekam er Chips – er musste raten, in welcher Hand sie waren: »Sind sie in der linken Hand?«. Er aß »Rollers«. Er saß im Sessel, aß und guckte »Familie Feuerstein«. Carol setzte sich zu ihm auf den Sessel – er trat mit den Füßen gegen die Armlehnen, wackelte mit den Zehen usw. Die anderen gingen ins Waschhaus, um aufzuräumen. Er aß die Chips auf, rannte zu Laura und berührte ihre Wange. Er sagte »Wange tut weh« und tätschelte diese. Er nahm sich mehr Chips, musste sie aber wieder zurückgeben. Er warf die leere Packung in den Müll (nach eindringlicher Ermahnung). Er holte sich eine Packung Schokokekse – er musste sie wieder zurücklegen. Laura schloss die Tür und setzte ihn auf den Stuhl – er blieb sitzen.

11:45 Uhr Er zappelte herum und schaute »Familie Feuerstein«. Er ging ins Waschhaus, um mit den anderen Spielsachen und Schränke aufzuräumen. »Holen für Papa.« Er spielte am Computer. Er verließ den Computer, um seine Spielsachen aufzuräumen, und nahm zwei Teile vom Straßenkarten-Fußbodenpuzzle.

213

12:10 Uhr	Er spielte mit dem Fußbodenpuzzle und kleinen Autos: »Parken im Hof«, »Unfall« usw. Er sang »Old McDonald«, er spielte und sprach beim Autospiel.
12:30 Uhr	Er saß auf Geoffreys Rücken und schaute Grand Prix.
12:40 Uhr	Wieder im Waschhaus schaute er Suzanne dabei zu, wie sie die Farben auf dem Sega (Spielkonsole) einstellte, »Es ist grün – schwarz«.
12:50 Uhr	Er spielte in der Küche mit Spielsachen. Er sagte: »Papa, große Farben, komm gucken.« Er nahm Geoffreys Hand und führte ihn hinaus, um sich mit ihm den Sega anzuschauen. Er kam ins Wohnzimmer, um mit dem Auto zu spielen.
13:00 Uhr	Mittagessen – 20 Mal »gucken«, dann bekam er sein Mittagessen am Tisch mit den anderen.
13:05 Uhr	Er rannte ins Wohnzimmer, um zu spielen. Er kehrte an den Tisch zurück, um Melonen-Crunch zu essen. »Crunch essen«, »null Brot« »null, null«, er zählte leere Teller. Er tanzte auf dem Stuhl. Er musste sich wieder hinsetzen. Er aß mehr Zwiebelbrot.
13:10 Uhr	Er beendete das Mittagessen und ging nach oben – Laura folgte ihm – Lastwagen, Polizeiauto und Zugschienen waren auf dem Schlafzimmerfußboden verteilt, er redete ununterbrochen: »stop, stop«, »mit kleinen Spielsachen spielen« usw.
13:25 Uhr	Er wurde gerufen, herunterzukommen und nach draußen zu gehen. Er verlegte immer noch Zugschienen und baute Brücken. Er war allein im Schlafzimmer, aber Ruth war direkt gegenüber jenseits des Flurs und erledigte ihre Hausaufgaben auf dem Fußboden ihres Schlafzimmers.
13:30 Uhr	Er kam herunter und sagte: »Los, hochgehen, Bahnhof angucken, komm schon.« Er sollte Socken und Schuhe anziehen und nach draußen gehen, er sagte: »Nein danke, komm Zug angucken, nicht einkaufen gehen.«
13:40 Uhr	Matthew und Colin waren in ihrem Zimmer, Colin schubste Matthew in den Schrank und erzählte die Geschichte von Rotkäppchen (»die Oma in den Schrank stecken«). Als Laura mit Schuhen hereinkam, spielte er »round and round the garden«, während sie sie ihm anzog. Er ging mit Ruth nach unten, ging ins Waschhaus und spielte auf dem Sega (bis zum vierten Level), während wir die anderen von draußen einsammelten und den Hund hereinholten.

13:45 Uhr	Er stand auf und stieg ins Auto ein. Er redete hinten im Auto: »Papa, hab Licht, rassel rassel.« Die Kinder sahen ein Pferd mit einer Decke auf dem Rücken und sagten, es habe einen Mantel an. Er sagte: »Hat Hufeisen an« (wir hatten am Donnerstag eine Schmiede und Hufeisen auf dem »Offenen Bauernhof« Leslie Hill gesehen).
14:00 Uhr	Parkplatz in der Stadt. Colins »Wheels on the bus«-Kassette lief, er sang mit den Mädchen (Matthew protestierte, weil er es doof fand).
14:05 Uhr	Er stieg aus dem Kindersitz und versuchte, nach vorne zu klettern, um »round and round the garden« zu spielen. Er setzte sich wieder hin für »Grand Old Duke of York« (Laura hatte ihm gesagt, sie würde die Musik ausstellen, wenn er sich nicht hinsetzen würde). Matthew nahm das rote Auto. Colin bekam es zurück, als er sich angeschnallt hatte. Colin sang zur Kassette.
14:07 Uhr	Er zählte Autos im Parkhaus. Er sang »Going to town« mit Runaway Train. Geoffrey kam zurück, wir gingen zu Anns Haus im Nachbarort. (Ann ist Carols Freundin.) Ihre kleine Schwester kam herausgerannt, »Colin sehen« (sie ist vier Jahre alt). Er lächelte und sagte: »Hallo, Ellen.« Er sang auf dem Heimweg und aß Süßigkeiten.
14:40 Uhr	Zu Hause. Colin wollte nicht hereinkommen: »Nicht reingehen, draußen spielen«, aber es war zu stürmisch. Er sagte »Hallo, Rover« zum Hund. Er öffnete die Hintertür. Er wurde mit dem Wind hereingeweht und schloss die Tür ab. Er musste in die Küche gebracht werden. Er wurde ärgerlich und schlug Laura. Sie sagte ihm, er solle aufhören. Er schlug sie wieder. Sie nahm ihm das Auto weg, und er musste sich entschuldigen und sie umarmen. Sie gab ihm das Auto zurück. Er sagte »Auto malen«, als Laura schrieb. Er malte das Auto.
15:00 Uhr	Er aß ein Stück Kuchen am Tisch mit den anderen und sah fern (Sylvester und Tweety).
15:06 Uhr	Alan (Nachbarkind) kam. »Hallo, Alan.« Er wollte mit Matthew und Alan nach draußen gehen (aber sie wollten ihn nicht mitnehmen), aber er war einverstanden, ein wenig zu arbeiten, um seine Lieblingsspielsachen zu bekommen. 20 Mal »gucken« mit jeweils 5 Durchgängen.
15:30 Uhr	Sprachtherapie-Karten und Präpositionen. Er sagte: »Nach oben gehen, Alan und Matthew sehen.« Er rannte heraus und sagte: »Matthew, Alan, Bagger spielen.« (Sie waren in Matthews Zimmer.)

Anhang 4: Colins Tag

15:31 Uhr Er kam herunter und zählte dabei die Stufen. Er nahm das »Aufklapp-Buch« (nicht den Bagger, Alan wollte ihn nicht damit spielen lassen). Er beschloss, dass er die Spielsachen wollte (wie versprochen). Er ging nach oben, um »Garage holen, Lastwagen holen, Rakete holen« zu üben, »Achtung, da ist ein Bohrer« (Geoffrey bohrte jetzt).

15:37 Uhr Ruth und Colin spielten mit vier Spielsachen, Ruth war ihm nachgelaufen. Er redete immerzu – kurze Sätze, in denen er beschrieb, was er gerade machte. Er zeigte mir, wie man die Rakete an den Anhänger montiert – »da unten« –, während er kleine Gegenstände hineinsteckte. Er gesellte sich zu Ruth, als diese versuchte, die Schildkrötenburg zu reparieren.

15:45 Uhr Alan und Matthew kamen herunter. Alan wollte mit Spielsachen spielen. Colin ging auf die Toilette, kam aber schnell wieder zurück. Er spielte mit Alan mit der Garage – viele Anweisungen. Laura fragte ihn, wo »Rocksteady« war, und er sagte »Im Sitz« und ging zu Ruth (sie war beim Schloss), um es ihr zu zeigen. Er ging zurück zur Werkstatt und gab Alan den Abschleppwagen, um die Rampe hochzuschieben. Alan schloss die Schildkrötenburg, und Colin öffnete sie für ihn, als er darum bat.

15:50 Uhr Alan wollte nach draußen gehen. Suzanne gesellte sich zu Colin auf die Matte, sie schoben und zogen Gegenstände hin und her. Colin redete die ganze Zeit: »ins Gefängnis werfen« (Rocksteady).

16:00 Uhr Die Mädchen gingen nach draußen (das Kaninchen und das Meerschweinchen mussten gefüttert werden). Colin hörte auf, auf der Matte zu spielen.

16:03 Uhr Er ging auf die Toilette und wusch sich die Hände, trocknete sie ab, als er dazu angehalten wurde. Er kehrte zu den Spielsachen zurück; ging dann, um den Hund zu holen. Er ging zurück zum Spielzeug. Er beantwortete Fragen, während er spielte – zum Beispiel: »Welche Haarfarbe hat Ellen?« (schwierig, weil sie rot ist) usw. Die Mädchen kamen wieder herein.

16:15 Uhr Er ging ins Waschhaus. Ruth folgte ihm (Laura räumte die Spielsachen weg). Er spielte auf dem Sega.

16:20 Uhr Immer noch im Waschhaus. Er las nun ein Noddy-Buch. Zurück zum Sega – er bekam ein Extra-Leben in dem Spiel.

16:27 Uhr Er spielte mit Geoffreys Werkzeug, er »summte« für den Akkuschrauber. Laura ging aus dem Zimmer. Man konnte ihn »als Geoffrey« an die Tür der Spülküche hämmern hören.

16:30 Uhr	Er ging mit dem Werkzeug heraus. Als Laura hereinkam, hatte Suzanne den Fernseher eingeschaltet und sie schauten Werbung.
16:35 Uhr	Er spielte mit Karten. Er rannte zum Waschhaus; gab der Sega-spielenden Ruth Anweisungen: »Geld nehmen«, »Vogel abschießen«, »Vorsicht, Blasen«, »Extra-Leben bekommen« usw.
16:40 Uhr	Er rannte in die Küche. Im Fernsehen lief »Robo Cop«. Er setzte sich in den Schaukelstuhl.
16:50 Uhr	Er stand auf und ging ins Wohnzimmer. Ruth rief ihn ins Waschhaus.
16:54 Uhr	Alle aßen Kuchen am Küchentisch.
16:57 Uhr	Er bat um ein Glas Milch, wollte dann doch lieber Saft. 30 Mal »Gucken«.
17:00 Uhr	Er ging hoch (ins Kinderzimmer), um mit dem roten Auto zu spielen.
17:06 Uhr	Er ging wieder herunter, ins Waschhaus. Er rief dem bohrenden Geoffrey zu: »Unordnung.«
17:07 Uhr	Er spielte mit dem roten Auto auf der Matte in der Küche.
17:08 Uhr	Er ging die Treppe herauf – zählend. Ich fragte ihn, wohin er gehe. »Nach oben.« »Warum?« »Ich möchte mit Spielsachen spielen, und mit Alan, und mit Matthew« (sie hatten Colins Kassettenrekorder oben). Er tat, als spiele er Gitarre.
17:15 Uhr	Immer noch im Schlafzimmer; er lud Scrabble-Buchstaben auf den Müllwagen (die anderen saßen herum und hörten Musik).
17:19 Uhr	Alan und Matthew wurden nach unten gerufen (Alan sprang vom Etagenbett, er wiegt sehr viel und verursachte ein großes Getöse). Ruth brachte ein paar Noddy-Bücher und Spielsachen zu Colin, er setzte das Bodenpuzzle zusammen.
17:25 Uhr	Alan ging nach Hause. Colin sagte »Tschüß, Alan« und übernahm Matthews Sega-Spiel. Er rief nach Geoffrey, er wollte ihm etwas zeigen.
17:30 Uhr	Suzanne spielte »Chase HQ« und Colin rief ihren Punktestand.
17:36 Uhr	In der Küche. Geoffrey lag auf der Matte und las. Colin rollte sich auf seinem Rücken und jagte eine Melone über den Boden. Laura

nahm die Melone und er fing an, mit dem roten Auto um Geoffrey herum zu fahren.

17:40 Uhr Colin rollte auf Geoffreys Rücken und schaute halbherzig »Dad's Army«.

17:45 Uhr Er saß auf Geoffreys Schultern (auf dem Boden) und spielte »Round and round the garden«.

17:46 Uhr Er spielte am Küchentisch mit dem Feuerwehrwagen. Laura ging in die Küche, um das Abendessen vorzubereiten.

18:03 Uhr Laura folgte ihm ins Bad. Er hatte das Waschbecken gefüllt und wusch seine Autos und Trecker. Er kam herein und kippte Pussy aus dem Sessel (der Hund jagte sie).

18:05 Uhr Er spielte mit Matthew auf dem Sega.

18:07 Uhr Er las ein Buch.

18:09 Uhr Er spielte auf dem Sega.

18:15 Uhr Er deckte den Tisch »Gabel links, Messer rechts«, Salz und Pfeffer. Er ging nach oben ins Schlafzimmer.

18:27 Uhr Er wurde heruntergeholt zum Abendessen.

18:36 Uhr Er stand vom Tisch auf (er war nicht sehr hungrig). Er verließ den Raum in »Schritten«, dann rannte er wieder herein: »Komm, Suzanne, Hand halten, Suzanne, Computer spielen, weil ich will, Suzanne.« Suzanne stand vom Tisch auf und stellte es für ihn ein.

18:45 Uhr Er rannte herein und sagte: »Dunkel – dunkelrot.« Laura fragte, wer im Waschhaus sei, und er sagte: »Ruth, am Computer« (sie stellte die Farben merkwürdig ein). Er nahm einige Bücher mit ins Wohnzimmer, um zu »lesen«.

18:50 Uhr Er saß auf meinem Schoß und hörte sich eine neue Geschichte an (keine Zeitangabe), »Rumpelstilzchen«.

18:55 Uhr Das gefiel ihm, und er lachte viel – viel Augenkontakt. Er rannte ins Waschhaus, um mit Ruth am Computer zu spielen.

19:00 Uhr Er kam in die Spülküche und bat um eine Tasse Kaffee. 30 Mal »Gucken« (er hatte es erst falsch verstanden und machte es nur 13-mal). Er trank die Cola auf, ging heraus und setzte sich auf Geoffreys Rücken, um »Pets Win Prizes« zu schauen (Geoffrey tat, als schaue er gar nicht hin). Er legte sich hin und zappelte herum. Er steckte seine Füße unter Geoffreys Pullover, zog ihn über seine eigenen Knie und sagte: »Ins Bett gehen.« Er zog die Füße wieder heraus und hüpfte auf Geoffreys Rücken. Er wurde weggeschickt. »Superman« im Fernsehen. Er schaute Pussy im Sessel an – sagte »Böse« und musste »Entschuldigung« sagen –, er stupste sie an, und sie …

19:08 Uhr … kratzte ihn. Er ging heraus, um am Computer zu spielen.

19:10 Uhr Er kam wieder herein, kletterte auf Geoffreys Rücken und rief »Übungen«. Er ging nach oben, er sagte: »Hochgehen ins Zimmer.«

19:12 Uhr Ruth folgte ihm, und sie spielten mit dem Wasserhahn.

19:13 Uhr Er kam herunter mit dem roten Auto (Geoffrey machte sich Notizen).

19:15 Uhr »Tschüß, Auto, in die Garage fahren.« Er versteckte das Auto.

19:16 Uhr Er holte das Auto wieder hervor und spielte.

19:20 Uhr Er öffnete Rovers Schnauze: »Hai – Zähne – Hai.« Laura fragte ihn: »Ist Rover ein Hai?« »Nein.« »Ist er eine Katze?« Er starrte weiter Superman im Fernsehen an und wandte sich nicht ab, darum nahm Laura seinen Kopf und wendete ihn zu sich und wiederholte die Frage. Er sagte: »Nein, Rover ist ein Hundejunge.«

19:25 Uhr Etwas im Fernsehprogramm weckte Erinnerungen: »Colins Finger tut weh, hat Blut.« Er machte Witze: »Hallo, Matthew.« Matthew und er verstellten die Stimmen.

19:27 Uhr Er spielte ein Kampfspiel mit Matthew im Wohnzimmer.

19:30 Uhr Er spielte Kampfspiele im Wohnzimmer. Matthew ging, um mit dem Sega herumzuspielen. Colin begleitete ihn und machte sich dann mit Suzannes Wolle davon. Diese wurde ihm im Wohnzimmer wieder abgenommen.

19:37 Uhr Er saß auf Geoffreys Knien und sah fern. Er zappelte herum.

19:43 Uhr Er stand auf Geoffreys Knien und sah fern.

19:50 Uhr Im Waschhaus feuerte er die Sega-Spieler an (Suzanne und sich selbst). Er kroch in den Schrank, den Geoffrey gerade erst aufgebaut hatte, und stieß sich den Kopf.

20:00 Uhr   Er erteilte Suzanne immer noch Ratschläge am Computer: »Geld holen«, »Frosch holen«, »schneller laufen« usw.

20:10 Uhr   Er zog Socken und Schuhe an, um Carol von Ann abzuholen: »Rechter Fuß, linker Fuß« usw.

20:15 Uhr   Er beantwortete Fragen zu Rumpelstilzchen: »Wie heiße ich?«. Er nahm Geoffreys Hand und sagte: »Zum Auto gehen.« Er sang im Auto zur Kinderliederkassette. Er stieg bei Ann aus dem Auto aus und rannte herum, mit Ellen an der Hand. Er hielt den Hamster; er mochte den silberfarbenen. Er schrie, als Ann ihm im Auto den goldfarbenen Hamster aufs Knie setzte. Er sang auf dem Heimweg.

21:00 Uhr   Zu Hause. Er wollte nicht hereinkommen. Er fuhr mit dem Fahrrad, aber es war *sehr* kalt und stürmisch. Er zog sich einen Schlafanzug an, als wir drinnen waren – er wehrte sich bei Geoffrey, darum zog Laura ihn an. Er bat um Abendessen. 30 Mal »gucken« (3 Fehlstarts). Er suchte sich Essen aus – Carol wollte ihm keinen Kuchen geben, darum suchte er sich Rockys (süße Mais-Cerealien) aus. Sie fragte ihn nach der Autofahrt. Er erzählte uns, wo er gewesen war. Er putzte seine Zähne (Ruth). Er sammelte sein rotes Auto und das Feuerwehrauto ein.

21:10 Uhr   Er gab uns einen Gute-Nacht-Kuss und ging nach oben. Er ging mit dem Auto und dem Feuerwehrauto ins Bett. Die anderen gingen nacheinander hinein und wieder heraus und lasen ihm etwas vor (Ruth erneut), aber er stand nicht auf. Er schlief ein.

21:30 Uhr   Ich ging zur Arbeit. Keine weiteren Aktivitäten.

Literatur

Adams, F.J. (Hrsg) (1993) Special Education in the 1990s. Harlow: Longman.
Kelly, A. (1996) Talkabout. Bicester, Oxon: Winslow Press.
Knill, M., Knill, C. (1992) Body Awareness Contact and Communication. Cambridge: Living Development Aids. Living and Learning (Cambridge) Ltd.
Masidlover, M., Knowles, W. (1979) Derbyshire Language Scheme. Derby: Derbyshire County Council.
Van der Gaag, A. (1996) Communicating Quality 2. London: The Royal College of Speech and Language Therapists.
Wiig, E., Secors, W., Semel, E. (1992) Clinical Evaluation of Language Fundamentals Preschool. London: The Psychological Corporation. Harcourt Brace Jovanich, Inc.
Zimmerman, I., Steiner, V., Pond, R. (1991) Pre-School Language Scale – 3. London: The Psychological Corporation.

Register

A

ABA 76
ABA-/AVT-Multimediaschulung 44
ABA-Curriculum 169
ABA-Programm 170
ABC-Modell 56–57
Analyse 51
Angewandte Verhaltensanalyse 50, 69
Applied Behaviour Analysis 50, 69
– Anwendung 53
– Ausbildung 193
– Elternperspektive 50
– Ziel 52
Arbeitsfluss 60
Arbeitsmarkt 43
Asperger-Syndrom 20
Aufbau 50
Aufforderung 64
Aufrechterhaltung 149
Augenkontakt 59, 64, 68, 110, 170, 172–173, 185
Ausschleichen 63
Autismus 51, 69
Autismus-Spektrum-Störungen 69
– Arbeitsmarkt 43
– Autismusbegriff 19
– Diagnose 69
– Differenzialdiagnosen 25
– in Deutschland 17
– Inzidenz 70
– Jugend- und Erwachsenenalter 39
– Prävalenz 70
– Pseudotherapien 26
– Rechtsprechung 38
– Schulwahl 41
– Ursachen 21
– Zuständigkeiten 31, 70
Avoidance learning 58
AVT-/ABA-Angebote in der Bundesrepublik 44

B

Baseline 55, 115
Bedingungen 56
Behandlungsprogramme 52
Bildungssystem 155
Bremer Elterntraining 45
Bundesverband ABA-Eltern e. V. 45

C

Compliance 75

D

Daten aufzeichnen 55
Datenbasierte Entscheidungsfindung 56
Datenbasis 77
Daten-Tagebuch 56
Direkte Beobachtung von Verhalten 92
Discrete trials 63–64

E

Einfluss 70
Einheiten 62
Eins-zu-eins-Unterricht 63, 74
Einzel-Lernsituation 63
Entscheidungsfindung, datenbasierte 56
Erziehung 65
Escape learning 58
Extinction burst 67

F

Fading 63
Forschungsergebnisse 70
Frühförderung 104
Funktionale Analyse 85
Funktionale Bedingungsanalyse 57
Funktionale Beurteilung 85
Funktionale Verhaltensanalyse 93
Funktionsniveau 73

221

G

Generalisierung von Fähigkeiten 67
Generalisierung 162
Genetische Disposition 70
Gestaltung eines Lernprogramms 62
Gewünschte Verhaltensweisen 50
Grobmotorische Fähigkeiten 176
Grundlagen 50
Grundrate 55
Gruppenunterricht 74
Gutachten 104

I

Identifikation des Zielverhaltens 54
Imitation
 – verbale Imitation 60
Instruktion 64
Integrationshelfer 161
Interventionen 62
 – Intervention planen 54
 – Qualitätskriterien 37
 – spezifische und unspezifische 30
 – wirksame und unwirksame 26

K

Kanner-Syndrom 20
Kind 51
Kinder 64
Klassensetting 74
Kommunikationsfähigkeiten 155
Kommunikative Fähigkeiten verbessern 180
Konsequenz 57–58
 – unangenehme 58
Kontrollbedingung 94

L

Latenz 115
Lehren 63
Lernbereitschaft 170, 172, 187
Lerndurchgang 56
Lernen 63
Lernprogramm
 – Gestaltung 62
Lernumgebung
 – Gestaltung 63
Lernumwelt 52–53
Lernverhalten 170, 172
Lob 59
Logopäde 102
Löschen von Verhalten 65

M

Münsteraner Intensivtherapie 46
Mathematikaufgaben 182
Messung von Verhalten 55

N

Nachfolgende Bedingung 57–58
Nachteilsausgleich 42
Neuropsychologische Modellvorstellungen 23

P

Potsdamer Elterntraining 46
Precision Teaching 74
Prinzipien 50
Problemverhalten 54, 65, 103
 – Gründe 87
Programme 50
Prompt 62

R

Reaktion 57
Rollenspiel 158

S

Schuleintritt 75
Schulfähigkeiten 170
Schulische und vorschulische Fähigkeiten 178
Schulpsychologe 124
Schulwahl 41
Selbststimulierendes Verhalten 52
Setting 106
Shaping 64
Spezieller Förderbedarf 104
Spiel- und Freizeitfähigkeiten 172
Spielen und Beschäftigung 183
Spontane Verhaltenshäufigkeit 55
Systematische Manipulation 93

T

Target behaviour 54
Terminologie 17
Three-term contingency 57
Toilettentraining 174
Token 182
Trainingsbeginn 64

U

Unterricht 65
Unterrichtsformat 75

V

Verfahren 50
Verhalten 51
Verhalten definieren 53
Verhalten messen 54
Verhaltensanalytiker 52
Verhaltensbeobachtung 92
Verhaltensdefizite 52, 69, 108
Verhaltensequenzen 55
Verhaltensexzesse 52, 58, 69, 141
Verhaltensformung 64
Verhaltensforschung 69
Verhaltensintervention
– Zeitpunkt 73
Verhaltensinterview 91
Verhaltenskonsequenz 58
Verhaltensmessung 106
Verhaltensprinzipien 50
Verhaltensschritte 56
Vermeidungslernen 58
Versorgungssituation in Deutschland 24
Verstärker 58–59, 106, 177
– Beispiele 60
– Festlegung 61
– primärer 59
– sekundärer 59
Verstärkersystem 182
Verstärkung 58
– intermittierende 62
– kontinuierliche 62
– negative 58
– positive 58–59
Versuche 60
Vorangehende Bedingung 57
Vorbedingung 57
Vorgeburtliche Störung 70
Vorschulfähigkeiten 170
Vorurteile 191

W

Wutanfälle 174

Z

Zeigegesten 178
Ziel 75
Zielverhalten 54, 105
Zielverhaltensweisen 54

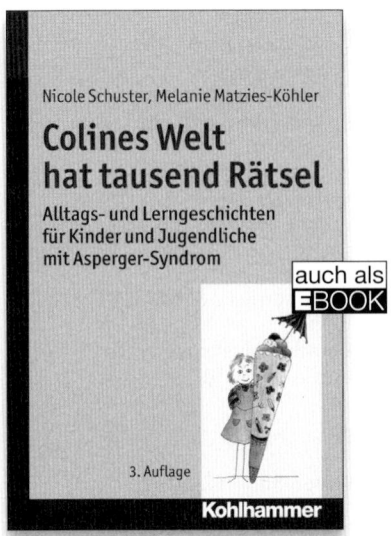

Nicole Schuster
Melanie Matzies-Köhler

Colines Welt
hat tausend Rätsel

Alltags- und Lerngeschichten
für Kinder und Jugendliche
mit Asperger-Syndrom

3. Auflage 2014
241 Seiten. Kart.
€ 24,99
ISBN 978-3-17-025701-6

Warum küssen sich Menschen, wenn sie sich mögen? Warum schmeckt Ketchup nur aus einer bestimmten Flasche so lecker? Für die Autistin Coline ist die Welt voller Rätsel. Zusammen mit ihrem Opa macht sie sich auf, die großen und kleinen Geheimnisse des Alltags verstehen zu lernen. Dabei erfährt Coline eine Menge über menschliche Verhaltensweisen und ihr Opa merkt, dass vieles, was wir täglich machen, mit Worten kaum zu erklären ist. Für die Leser sind in sozialen Anleitungen die wichtigsten Fragen von Coline beantwortet und durch viele praktische und alltagstaugliche Tipps ergänzt. Das Buch gibt damit nicht nur einen tiefen Einblick in die Weltsicht autistischer Menschen, sondern zeigt auch, wie man ihnen täglich helfen kann, das Leben leichter verstehen und bewältigen zu können.

Leseproben und weitere Informationen unter www.kohlhammer.de

W. Kohlhammer GmbH · 70549 Stuttgart
vertrieb@kohlhammer.de

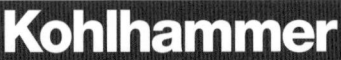